编委会成员

云南省"十二五"规划教材

中西医临床技能模拟实训教程

Simulated Training on Clinical Skills of Traditional Chinese Medicine and Western Medicine

张 宏 等著

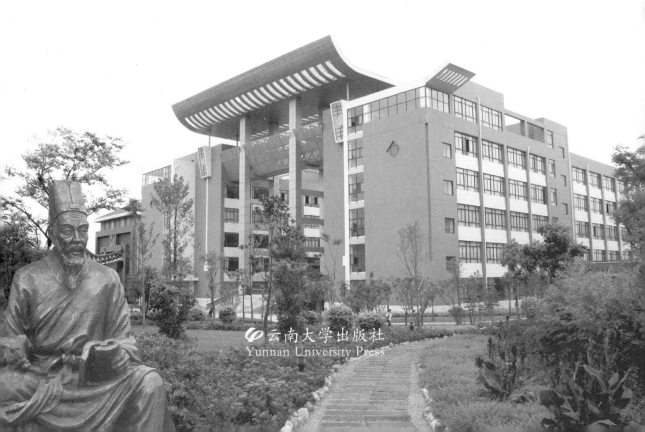

云南大学出版社

Yunnan University Press

图书在版编目（CIP）数据

中西医临床技能模拟实训教程 / 张宏等著. -- 昆明：
云南大学出版社，2013
ISBN 978-7-5482-1556-1

Ⅰ. ①中… Ⅱ. ①张… Ⅲ. ①中西医结合－临床医学
－教材 Ⅳ. ①R4

中国版本图书馆CIP数据核字(2013)第121213号

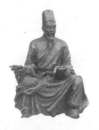

中西医临床技能
模拟实训教程

Simulated Training on Clinical Skills of
Traditional Chinese Medicine and Western Medicine

张 宏 等著

策划编辑：柴 伟 陈 曦
责任编辑：李 红
封面设计：王婳一

出版发行：云南大学出版社
印　　装：昆明卓林包装印刷有限公司
开　　本：787mm×1092mm　1/16
印　　张：27.25
字　　数：595千
版　　次：2013年6月第1版
印　　次：2013年6月第1次印刷
书　　号：ISBN　978-7-5482-1556-1
定　　价：60.00元

地　　址：云南省昆明市翠湖北路2号云南大学英华园内
邮　　编：650091
电　　话：(0871) 65031070　65033244
E－mail：market@ynup.com

序

　　随着我国医疗改革的深化和医疗环境的改变，实习生与医生、医院之间的关系也在不断发生新的变化。在临床实习过程中，让没有充分接受过模拟操作训练的实习医生直接实施临床操作是现行医疗规章制度不允许的，容易引发医疗纠纷、医疗意外等一系列问题。许多临床带教老师为了避免医疗纠纷的发生和医患矛盾的加剧，不愿让实习医生对急危重症患者、老年患者甚至一些普通患者实施检查与操作，从而使学生没有或很少有机会接触实际操作，导致临床操作技能及动手能力弱化。临床技能综合模拟实验教学中心的创建与《中西医临床技能模拟实训教程》（以下简称《教程》）的编写，成为解决这一现实问题的重要途径。

　　《教程》的编写紧密结合临床实际，突出中医特色，注重中西医结合，以临床常用基本操作和技能的模拟实训为重点，加强急诊医学技能等的训练，以期全面提升实习生动手操作能力，培养和提高中医、现代医学诊疗水平，弥补现今临床教学、临床见习、临床实习的不足，减少和避免临床带教与实习中医患矛盾的产生。

　　本书参编人员均来自云南中医学院第一附属医院临床一线，具有丰富的临床和教学经验，临床操作熟练规范，多数实验教学内容是他们临床多年的实践与带教的成果，在此对他们的无私奉献表示由衷的感谢！《教程》的编写均由临床各教研室主任或副主任审阅，并提出宝贵的修改意见，在此一并感谢！编写过程中，由于编者业务知识有限，编写经验不足，谬误之处在所难免，殷切希望各位同仁及读者批评指正。

编　者

2013 年 3 月 2 日

目　录

第一章　西医诊断基本技能

第一节　体格检查 ｜ 1

第二节　一般检查与头颈部、肺部检查 ｜ 19

第三节　心血管系统检查 ｜ 30

第四节　腹部及神经系统反射检查 ｜ 41

第五节　心电图检查 ｜ 51

第二章　急症学基本技能

第一节　心搏骤停与徒手心肺复苏 ｜ 57

第二节　除颤术 ｜ 61

第三节　心脏电复律术 ｜ 65

第四节　呼吸机应用技术 ｜ 68

第五节　环甲膜穿刺术 ｜ 71

第六节　环甲膜切开术 ｜ 74

第七节　气管插管与切开术 ｜ 77

第八节　三腔二囊管的应用 ｜ 81

第九节　插管洗胃术 ｜ 83

第十节　胃肠减压术 ｜ 86

第三章　西医外科学基本技能

第一节　西医外科实验概论 ｜ 89

第二节　无菌术 ｜ 94

第三节　外科手术基本操作技能 ｜ 98

第四节　清创换药 ｜ 105

第五节　外科包扎法 ｜ 108

第六节　离体肠管吻合 ｜ 110

第七节　表浅手术 ｜ 113

第八节　胸腔闭式引流术 ｜ 115

第四章 妇产科学基本技能

第一节 妇科检查 ｜ 119

第二节 产科四步触诊 ｜ 122

第三节 骨盆测量 ｜ 124

第四节 基础体温测定 ｜ 126

第五节 宫颈活组织检查 ｜ 128

第六节 输卵管通液术 ｜ 129

第七节 子宫输卵管造影术 ｜ 130

第八节 接 产 ｜ 132

第九节 尿妊娠试验 ｜ 134

第十节 诊断性刮宫 ｜ 135

第十一节 阴道后穹隆穿刺术 ｜ 137

第十二节 人工流产 ｜ 138

第十三节 宫内节育器的放置与取出 ｜ 140

第十四节 阴道镜检查 ｜ 141

第十五节 阴道分泌物检查法 ｜ 142

第十六节 阴道脱落细胞检查 ｜ 143

第十七节 宫颈刮片检查 ｜ 144

第十八节 羊膜腔穿刺引产术 ｜ 145

第十九节 宫腔镜检查 ｜ 146

第五章 儿科学基本技能

第一节 儿科徒手心肺复苏术 ｜ 148

第二节 儿科复苏气囊的使用 ｜ 151

第三节 儿科气管插管 ｜ 153

第四节 小儿体重测量 ｜ 156

第五节 小儿身高（身长）测量 ｜ 158

第六节 小儿头围测量 ｜ 160

第七节 小儿胸围测量 ｜ 161

第八节 小儿腹壁脂肪测量 ｜ 162

第九节　小儿前囟测量 ｜ 164

第十节　小儿血压测量 ｜ 165

第十一节　小儿物理降温 ｜ 166

第十二节　小儿超声雾化吸入疗法 ｜ 168

第十三节　小儿望指纹操作 ｜ 169

第十四节　小儿脉诊操作 ｜ 171

第十五节　小儿刺四缝操作 ｜ 172

第十六节　小儿捏脊疗法 ｜ 173

第六章　中医伤科学基本技能

第一节　夹板固定技术 ｜ 175

第二节　石膏固定 ｜ 179

第三节　骨牵引 ｜ 184

第四节　皮牵引 ｜ 189

第五节　创伤急救基本技术 ｜ 191

第六节　胸部外伤急救 ｜ 201

第七节　整复手法 ｜ 202

第八节　局部封闭 ｜ 205

第九节　关节腔穿刺 ｜ 206

第七章　传染病学基本技能

第一节　传染病报告制度及常用消毒剂的使用 ｜ 208

第二节　病毒性肝炎的认识 ｜ 214

第三节　胸腔穿刺术 ｜ 215

第四节　腰椎穿刺术 ｜ 218

第五节　腹腔穿刺术 ｜ 219

第六节　骨髓穿刺术 ｜ 223

第七节　心包腔穿刺术 ｜ 225

第八章　眼科学基本技能

第一节　动物眼球解剖 | 228

第二节　视力检查 | 233

第三节　视野检查 | 235

第四节　裂隙灯检查 | 238

第五节　眼底检查 | 246

第六节　眼压测量 | 250

第九章　耳鼻喉科学基本技能

第一节　前鼻镜、额镜检查 | 254

第二节　间接喉镜、压舌板检查 | 256

第三节　普通耳镜、电耳镜检查 | 259

第四节　音叉检查 | 261

第十章　中医内科学基本技能

第一节　舌　诊 | 264

第二节　脉　诊 | 268

第十一章　针灸学基本技能

第一节　手太阴、手阳明、足阳明及足太阴经络与腧穴 | 272

第二节　手少阴、手太阳、足太阳及足少阴经络与腧穴 | 283

第三节　手厥阴、手少阳、足少阳及足厥阴经络与腧穴 | 299

第四节　督脉、任脉及经外奇穴 | 311

第五节　毫针进针方法及基本手法训练 | 321

第六节　三棱针、皮肤针操作 | 327

第七节　电针操作 | 330

第八节　灸法和拔罐法 | 332

第十二章　推拿学基本技能

第一节　推拿手法测定仪的使用 | 342

第二节　摆动类手法 | 343

第三节　摩擦类手法 | 347

第四节　振动类手法 | 352

第五节　按压类手法 | 353

第六节　叩击类手法 | 356

第七节　运动关节类手法 | 358

第八节　复合类手法 | 362

第九节　推拿操作常规 | 363

第十节　轻重手法推拿家兔内关穴的镇痛作用观察 | 365

第十一节　推拿对人体肺活量的影响 | 366

第十三章　基础护理学基本技能

第一节　无菌技术基本操作 | 368

第二节　隔离技术操作 | 370

第三节　皮内、皮下、肌肉注射 | 372

第四节　静脉注射 | 375

第五节　密闭式静脉输液 | 376

第六节　鼻　饲 | 378

第七节　大量不保留灌肠 | 380

第八节　导尿术 | 383

第九节　吸　痰 | 385

第十节　给　氧 | 387

第十一节　洗　胃 | 389

第十四章　妇产科护理学基本技能

第一节　骨盆外测量 | 391

第二节　四步触诊法 | 392

第三节　接　产 | 394

第四节　双合诊 | 397

第十五章　儿科护理学基本技能

第一节　小儿头皮静脉输液 ｜ 399

第二节　婴幼儿灌肠 ｜ 400

第十六章　五官科护理学基本技能

第一节　视力检查 ｜ 402

第二节　色觉检查 ｜ 404

第三节　滴眼药水 ｜ 405

第四节　涂眼药膏 ｜ 406

第五节　结膜囊冲洗 ｜ 407

第六节　球结膜下注射 ｜ 408

第七节　鼻腔检查 ｜ 409

第八节　口咽检查 ｜ 410

第九节　耳镜检查 ｜ 411

第十节　音叉试验检查 ｜ 412

第十一节　外耳道滴药 ｜ 413

第十二节　外耳道冲洗 ｜ 414

第十三节　鼻腔滴药 ｜ 415

第十四节　鼻腔冲洗 ｜ 416

第十五节　鼻腔负压置换 ｜ 417

参考文献

第一章 西医诊断基本技能

第一节 体格检查

【目的要求】

（1）掌握体格检查视、触、叩、听的基本方法。

（2）熟悉人体各部分检查内容与方法。

【标本教具/仪器试剂】

上述内容的教学录像、听诊器、诊断床、模拟诊断人等。

【实验方法与技巧】

一、视 诊

视诊是以视觉观察患者全身或局部表现的诊断方法。视诊的适应范围很广，大体包括三个方面：一是全身状态的视诊，包括发育、营养、体型、意识、表情、体位、姿势、步态等有无异常；二是局部视诊，如皮肤、黏膜、舌苔、头颈、胸廓、腹部、四肢、肌肉骨骼和关节外形的异常；三是特殊部位的视诊，如鼓膜、眼底、支气管及胃肠黏膜。

视诊对某些疾病的诊断可提供有用的信息。

（1）体型对诊断某些疾病有参考意义，如无力型者常见于结核病、胃、十二指肠溃疡患者。超力型患者有患高血压、冠心病的趋向。

（2）特殊体位反映某些疾病的表现，如大量心包积液患者常端坐呼吸并有躯干向前倾斜以减轻心脏受压的症状；肾或胆绞痛患者在床上辗转不安或翻滚；全腹膜炎患者取屈膝仰卧，使腹肌松弛以降低腹内压减轻疼痛。

（3）观察步态、姿势，有无跛行等对脊柱、四肢、肌肉和神经系统疾病的诊断可提供一些可靠的线索。

（4）有时仅靠视诊可发现某些疾病的重要征象，如重度哮喘的喘息状态，充血性心衰的劳力性呼吸困难，严重感染的急性发热病容，严重循环衰竭的肢端发绀、发凉和出汗等。

二、触 诊

（一）浅部触诊法

将右手手指并拢，右手的平展部分或指腹放在腹壁上，轻柔地进行滑动触摸，每检查一个部位，手应提起并离开腹壁，有序地检查整个腹部。正常时腹肌柔软，如果腹肌强直，是由于腹膜炎症，腹膜受激惹腹肌痉挛所致，当腹肌高度紧张时可呈板状腹，见于全腹膜炎；局限性腹肌紧张可见于阑尾炎或胆囊炎等。

浅触诊适用于体表浅在的病变、关节、软组织以及浅部的动脉、静脉、神经、阴囊和精索等。浅触诊对腹部检查尤为重要，通过浅触诊可了解腹部压痛，腹直肌紧张或痉挛强直的区域。

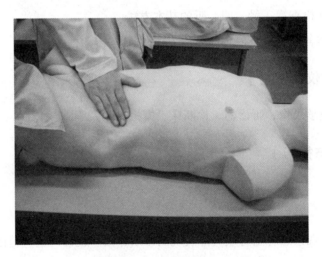

图 1-1　腹部浅触诊

（二）深部触诊法

嘱患者平卧、屈膝、张口平静呼吸，医生以一手或两手重叠，由浅入深，逐渐加压以达深部，主要用于检查腹内脏器大小和腹部异常包块等病变。

1. 深部滑行触诊法

医生将并拢的2、3、4指端，逐渐触向腹腔的脏器或包块，作上下左右滑动触摸。该法常用于腹腔深部的包块和胃肠病变的检查。

2. 双手触诊法

医生左手置于被检查脏器或包块后方，并将被检查部位或脏器向右手方向推动，有助于右手触诊，用于肝、脾、肾及腹腔肿物的检查。

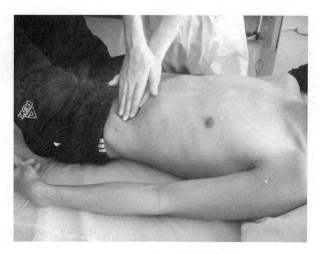

图 1 - 2　双手深部触诊法

3. 深压触诊法

以拇指或并拢的 2~3 个手指逐渐深压以探测腹腔深部病变部位，或确定压痛点，如阑尾压痛点、输尿管压痛点及胆囊压痛点等。

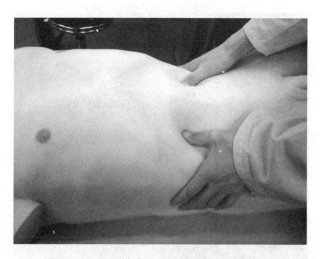

图 1 - 3　深压触诊法——输尿管压痛点检查

4. 反跳痛检查

在压痛点深压的基础上迅速将手抬起，并询问患者是否疼痛加剧或观察是否出现痛苦表情。

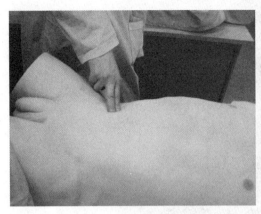 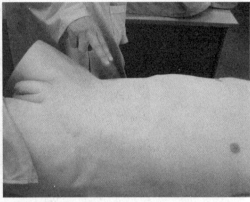

图1-4　反跳痛检查步骤1　　　　　　　　图1-5　反跳痛检查步骤2

5. 冲击触诊法

此法又称浮沉触诊法。将并拢的3～4个手指取70°～90°角，置于腹壁拟检查的相应部位，做数次急速而较有力的冲击动作，此时指端下可有腹腔肿大脏器浮沉的感觉。此法仅用大量腹水患者肝脾的触诊。

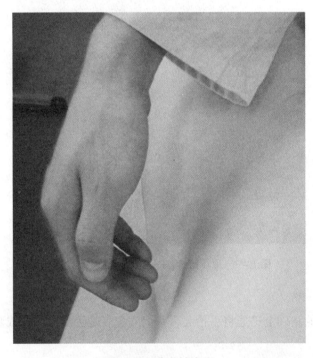

图1-6　冲击触诊法

三、叩　诊

（一）叩诊方法

根据叩诊的手法与目的不同可分为间接与直接叩诊法两种，以间接叩诊法使用最广。

1. 间接叩诊法

（1）检查者将左手中指第二指节紧贴于叩诊部位，其他手指稍微抬起，不要与体表接触，右手指自然弯曲，以中指指端叩诊左手中指第二指骨的前端，叩击方向应与叩诊部位的体表垂直。

（2）叩诊时应以腕关节与指掌关节的活动为主，避免肘关节及肩关节参与运动。

（3）叩击动作要灵活、短促、富有弹性，叩击后右手应立即抬起，以免影响音响的振幅与频率。

（4）一个叩诊部位，每次只需连续叩击 2~3 下，不能连续不断，否则影响叩诊音的分辨。

（5）叩击力量要均匀一致，便于判断叩诊音的变化与比较。

（6）叩击力量的轻重视不同的检查部位、病变性质、范围和位置深浅而定。轻叩法用于确定心、肝相对浊音界；中度叩诊法用于确定心、肝的绝对浊音界；重叩诊法用于距体表约 7cm 左右很深的病变部位。

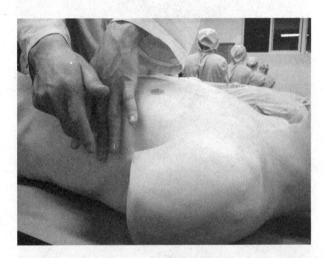

图 1-7 间接叩诊法

2. 直接叩诊法

检查者用右手中间的 3 指掌面或指端直接拍击或叩击被检查的部位，该法适用胸、腹部病变面积广泛或胸壁较厚的患者，如胸膜增厚、粘连或大量胸腔积液或腹水等。

（二）叩诊音

被叩击的组织或脏器因致密度、弹性、含气量以及与体表距离的不同，叩诊时产生的声音亦不同，临床上可分为清音、过清音、鼓音、浊音和实音。

四、听 诊

听诊是临床上诊断疾病的一项基本技能和重要手段，在诊断心、肺疾病中尤为重要，常用于听取正常呼吸音、病理呼吸音，各种心音、杂音及心律失常，肠鸣音、血管杂音等。

使用听诊器进行听诊的方法称间接听诊法，此法应用很广。医生用耳廓贴在受检者的体表进行听诊称直接听诊法，该法听到的音响很弱，很少使用，只在特殊情况或紧急情况时才使用。

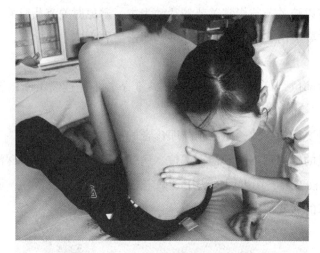

图1-8　直接听诊法

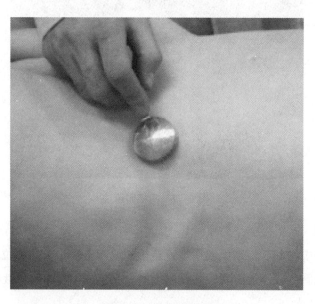

图1-9　间接听诊法

听诊器分成三部分：耳件、体件及软管。体件有两种：钟型件用来听低音调的声音，如二尖瓣狭窄的雷鸣样舒张期杂音；鼓型件用来听取高音调的声音，如主动脉瓣关闭不全的叹气样舒张早期杂音。

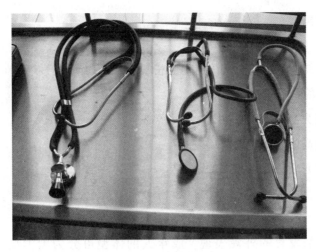

图 1 - 10 听诊器构造

五、嗅 诊

嗅诊是用嗅觉来判断发自患者的异常气味与疾病之间关系的方法，嗅诊往往能提供具有重要意义的诊断线索。

六、全身状态检查的基本内容

（一）性 别

正常人性征很明显，通过第二性征的检查即可判断。

了解性别的意义在于：性别与某些疾病的发生率有关；某些疾病对性征有影响；性染色体异常对性别和性征有影响。

（二）年 龄

年龄与疾病的发生及预后有密切的关系。年龄大小一般通过问诊即可得知，但在某些情况下，如昏迷、死亡或隐瞒年龄时则需通过观察进行判断。其方法是通过观察皮肤的弹性与光泽、肌肉状态、毛发的颜色和分布、面部与颈部皮肤的皱纹、牙齿的状态等进行大致的判断。

（三）生命征

生命征包括有体温、脉搏、呼吸与血压。本章重点介绍体温的测量。

（四）体 温

体温测量误差的常见原因：

（1）测量前未将体温计的汞柱甩到 35℃ 以下；

（2）采用腋测法时，未能将体温计夹紧；

（3）检测局部存在有冷热物品或刺激。

（五）发育与体型

1. 发　育

发育正常者，其年龄、智力与体格的成长状态处于均衡一致状态。

成人发育正常的指标包括：

（1）头的长度为身高的 1/7~1/8；

（2）胸围为身高的 1/2；

（3）双上肢展开后，左右指端的距离与身高基本一致；

（4）坐高等于下肢的长度。

2. 体　型

体型是身体各部发育的外观表现。成年人的体型可分为无力型、正力型、超力型三种。

（六）营养状态

营养状态与食物的摄入、消化、吸收和代谢等因素密切相关，可作为鉴定和评价疾病程度的标准之一。

营养状态一般较易评价，通常根据皮肤、毛发、皮下脂肪、肌肉的发育情况进行综合判断。最简便而迅速的方法是观察皮下脂肪充实的程度，其最适宜的部位在前臂曲侧或上臂背侧下 1/3。

1. 营养状态的分级

（1）良好。黏膜红润、皮肤光泽、弹性良好，皮下脂肪丰满而有弹性，肌肉结实，指甲、毛发润泽，肋间隙及锁骨上窝深浅适中，肩胛部和股部肌肉丰满。

（2）不良。皮肤黏膜干燥、弹性降低，皮下脂肪菲薄，肌肉松弛无力，指甲粗糙无光泽、毛发稀疏肋间隙及锁骨上窝凹陷，肩胛骨和髂骨嶙峋突出。

（3）中等。介于上述两者之间。

2. 营养状态异常

营养状态异常包括营养不良和营养过度两个方面。

（1）营养不良。由摄食不足或（和）消耗增多引起，当体重减轻至低于正常的 10% 时称为消瘦，极度消瘦者称为恶病质。

（2）营养过度。体内中性脂肪积聚过多，主要表现为体重增加，当体重超过标准体重的 20% 以上者称为肥胖。肥胖的最常见原因是热卡摄入过多，超过消耗量，此外与内分泌、遗传、生活方式、运动和精神因素有关。根据原因不同，肥胖可分为外源性和内源性两种。

①外源性肥胖。为摄入热量过多所致，表现为全身脂肪分布均匀，身体各个部位无异常改变，有一定的遗传倾向。

②内源性肥胖。主要为某些内分泌疾病所致。如肾上腺皮质功能亢进（Cushing 综合

征）所致向心性肥胖，以及甲状腺功能低下、肥胖性生殖无能综合征等。

（七）意识状态

凡能影响大脑功能活动的疾病均可引起不同程度的意识改变，称为意识障碍。根据意识障碍的程度，从轻到重可分为嗜睡、意识模糊、谵妄、昏睡以及昏迷。

（八）语调与语态

语调是指言语过程中的音调，如喉部炎症、结核和肿瘤引起的声音嘶哑，脑血管意外引起的发音困难，喉返神经麻痹引起音调降低和语音共鸣。

语态是指言语过程的节奏，异常时表现为语言节奏紊乱，出现语言不畅，快慢不均，音节不清，见于震颤麻痹、舞蹈症、手足徐动症等。

（九）面容与表情

由于疾病的困扰，病人常有异常的面容和表情。某些疾病尚可出现特征性的面容和表情，对疾病的诊断具有重要价值。常见病理性面容有：

（1）急性面容。

（2）慢性面容。

（3）贫血面容。

（4）肝病面容。

（5）肾病面容。

（6）甲状腺功能亢进面容。

（7）黏液性水肿面容。

（8）二尖瓣面容。

（9）肢端肥大面容。

（10）伤寒面容。

（11）苦笑面容。

（12）满月面容。

（13）面具面容。

（十）体 位

体位是指患者身体所处的状态。常见的体位有以下几种。

1. 自主体位

身体活动自如，不受限制。

2. 被动体位

患者不能自己调整或变换身体的位置。

3. 强迫体位

患者为减轻痛苦，被迫采取某种特殊的体位。

（十一）姿 势

姿势是指举止的状态。

（十二）步　态

步态是指走动时的姿态。当患某些疾病时可导致步态发生显著改变，并具有一定的特征性，有助于疾病的诊断。

（十三）皮　肤

1. 皮肤颜色

（1）苍白。

（2）发红。

（3）发绀。皮肤呈青紫色，以口唇、耳廓、面颊及肢端容易见到。见于还原血红蛋白增多或异常血红蛋白血症。

（4）黄染。皮肤呈黄色，主要见于黄疸，亦可见于摄入过多胡萝卜素者。与黄疸的区别是胡萝卜素所致黄染部位多在手掌、足底、前额及鼻部位，无巩膜黄染；而含黄色素药物所致黄染亦可有巩膜黄染，但黄疸可见巩膜黄染，以角膜周围最明显。

（5）色素沉着。生理情况下，身体的外露部分，以及乳头、腋窝、生殖器、关节、肛门周围等处皮肤色素较深。如这些部位的色素明显加深，或其他部位出现色素沉着，则提示为病理征象。

（6）色素消失。临床上常见的色素脱失有白癜、白瘢及白化症。

2. 湿　度

观察皮肤有无出汗或干燥。夜间睡后出汗为盗汗，多见于结核病。手脚皮肤发凉而大汗淋漓称为冷汗，见于休克和虚脱患者。

3. 弹　性

皮肤的弹性与年龄、营养状态、皮下脂肪及组织间隙含液量有关。检查皮肤弹性时，常选择手背或上臂内侧部位，以拇指和示指将皮肤提起，松下后如皮肤皱褶迅速平复为弹性正常，如皱褶平复缓慢为弹性减退。

（十四）皮　疹

皮疹多为全身性疾病的表现之一，是临床上诊断某些疾病的重要依据。检查皮疹时应仔细观察和记录其出现与消失的时间、发生顺序、分布部位、形态大小、颜色、压之是否褪色、平坦或隆起、有无瘙痒及脱屑等。临床上常见的皮疹有以下几种。

1. 斑　疹

斑疹表现为局部皮肤发红，一般不凸出皮面。

2. 玫瑰疹

为一种鲜红色圆形斑疹，直径 2～3mm，检查时拉紧皮肤或以手指按压可使皮疹消退，松开时又复出现，多出现于胸腹部。

3. 丘　疹

除局部颜色改变外，病灶凸出皮面。

4. 斑丘疹

在丘疹周围有皮肤发红的底盘。

5. 荨麻疹

为稍隆起皮面的苍白色或红色的局限性水肿，为速发性皮肤变态反应所致。

（十五）脱 屑

注意观察皮肤有无脱屑，以及皮屑的类型等。

（十六）皮下出血

皮下出血分为以下几种，小于 2mm 称为瘀点，3～5mm 称为紫癜，大于 5mm 称为瘀斑，片状出血并伴有皮肤显著隆起称为血肿。检查时，较少的瘀点应注意与红色的皮疹或小红痣进行鉴别，皮疹受压时一般可褪色或消失，瘀点和小红痣受压后不褪色，但小红痣于触诊时可感到稍高于皮面，且表面光滑。皮下出血见于造血系统疾病、重症感染、某些血管损害性疾病以及毒物或药物中毒等。

（十七）蜘蛛痣与肝掌

皮肤小动脉末端分支性扩张形成的血管痣，形似蜘蛛，称为蜘蛛痣。

1. 分布区域

上腔静脉分布区域内，如面、颈、手背、上臂、前胸和肩部等部位。

2. 检查方法

用棉签或火柴杆压迫蜘蛛痣的中心，其辐射状小血管网即消退，去除压力后又复出现。

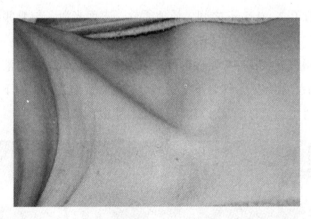

图 1－11 蜘蛛痣

一般认为蜘蛛痣与肝脏对雌激素的灭活作用减弱有关，常见于急、慢性肝炎或肝硬化。此外慢性肝病患者手掌大、小鱼际肌处常发红，加压后褪色，称为肝掌，发生机理与蜘蛛痣相同。

（十八）水 肿

皮下组织的细胞及组织间隙内液体积聚过多称为水肿。凹陷性水肿指局部受压后可出现凹陷；非凹陷性水肿指局部组织虽然有明显肿胀，但受压后并无明显凹陷，如黏液性水肿和象皮肿（丝虫病）。根据水肿的轻重，可分为轻、中、重三度。

1. 轻度水肿

轻度水肿主要见于眼睑、眶下软组织、胫骨前、踝部皮下组织，指压后可见组织轻度下陷，平复较快。

2. 中度水肿

全身组织均可见明显水肿，指压后可出现明显的或较深的组织下陷，平复缓慢。

3. 重度水肿

全身组织严重水肿，身体低位皮肤张紧发亮，甚至有液体渗出。此外，胸腔、腹腔等浆膜腔内可见积液，外阴部亦可见严重水肿。

（十九）皮下结节

检查皮下结节时，应注意其部位、大小、硬度、活动度、有无压痛等。

（二十）瘢 痕

瘢痕指皮肤外伤或病变愈合后结缔组织增生形成的斑块。外伤、感染及手术等可在皮肤上遗留瘢痕，为曾患有某些疾病的证据。

（二十一）毛 发

检查时注意毛发的颜色、分布及多少等。

（二十二）淋巴结

淋巴结分布于全身，一般体格检查仅能检查身体各部表浅的淋巴结。正常情况下，淋巴结较小，直径多在 0.2~0.5cm 之间，质地柔软，表面光滑，与毗邻组织无粘连，不易触及，亦无压痛。

表浅淋巴结呈组群分布，一个组群的淋巴结收集一定区域的淋巴液，头颈部淋巴结主要分布于耳前、耳后、乳突区、枕骨下区、颈后三角、颈前三角、颌下、颏下，躯体的淋巴结主要分布于锁骨上、锁骨下及腋窝、滑车上、腹股沟和腘窝。

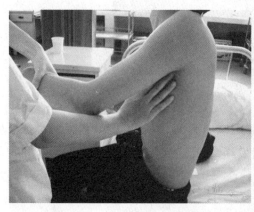
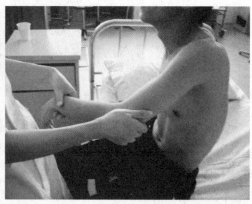

图 1-12 腋窝淋巴结检查　　　　　图 1-13 滑车上淋巴结检查

1. 浅表淋巴结的检查顺序

检查浅表淋巴结时，要求按一定的顺序进行，以免发生遗漏。其顺序为：耳前、耳后、乳突区、枕骨下区、颌下区、颏下区、颈后三角、颈前三角、锁骨上窝、腋窝、滑车上、腹股沟、腘窝等。

2. 浅表淋巴结的检查方法

检查采用双手或单手触诊法，由浅入深进行滑动触诊，并注意使局部皮肤或组织放松。

（1）颌下淋巴结。检查时嘱受检者头稍低。

（2）颈部淋巴结。检查时嘱受检者头稍低，并偏向检查侧。

（3）锁骨上窝淋巴结。受检者坐位或卧位，头部稍前屈，用双手进行触诊，左手触右侧，右手触左侧，由浅入深触摸至锁骨后深部。

（4）腋窝淋巴结。受检者坐位或仰卧位，医生以右手检查左侧，左手检查右侧，先检查左侧，医生左手握住受检者左腕部向外上方屈肘外展抬高约45°，右手指并拢，掌面贴近胸壁向上逐渐达腋窝顶部，滑动触诊，依次触诊腋窝后壁、内侧壁、前壁，再翻掌向外，同时将病人外展上臂下垂，触诊腋窝外侧壁。同法检查右侧。

（5）滑车上淋巴结。左手扶托受检者左腕部，屈肘90°，以小指抵在肱骨内上髁上，右手的示、中、环指并拢在肱二头肌与肱三头肌间沟中纵行、横行触摸。同法检查右侧。

（6）腹股沟淋巴结。腹股沟淋巴结分为两组，一组与腹股沟平行，另一组与股动脉平行，以右手横向、纵向触摸左右两侧腹股沟部位淋巴结。

发现肿大淋巴结时，应注意其部位、大小、数目、硬度、压痛、移动度、局部皮肤有无红肿、疤痕及瘘管等。

七、全身体格检查的顺序

（一）一般检查/生命体征

（1）准备和清点器械。

（2）检查者作自我介绍（姓名、职务等），并进行简短交谈以融洽医患关系。

（3）观察发育、营养、面容、表情和意识等一般状态。

（4）当受检者在场时洗手。

（5）测量体温（腋温，10min）。

（6）触诊桡动脉至少30s。

（7）用双手同时触诊双侧桡动脉，检查其对称性。

（8）计数呼吸频率至少30s。

（9）测右上肢血压。

（二）头颈部

（10）观察头部外形、毛发分布、异常运动等。

（11）触诊头颅。

（12）视诊双眼及眉毛。

（13）分别检查左右眼的近视力（用近视力表）。

（14）检查下睑结膜、球结膜和巩膜。

（15）检查泪囊。

（16）翻转上睑，检查上睑、球结膜和巩膜。

（17）检查面神经运动功能（皱额、闭目）。

（18）检查眼球运动（六个方位）。

（19）检查瞳孔直接对光反射。

（20）检查瞳孔间接对光反射。

（21）检查集合反射。

（22）观察双侧外耳及耳后区。

（23）触诊颞颌关节及其运动。

（24）分别检查双耳听力（摩擦手指）。

（25）观察外鼻。

（26）触诊外鼻。

（27）观察鼻前庭、鼻中隔。

（28）分别检查左右鼻道通气状态。

（29）检查上颌窦有无肿胀、压痛、叩痛等。

（30）检查额窦有无肿胀、压痛、叩痛等。

（31）检查筛窦有无压痛。

（32）观察口唇、牙齿、上腭、舌质和舌苔。

（33）借助压舌板检查颊黏膜、牙齿、牙龈、口底。

（34）借助压舌板检查口咽部及扁桃体。

（35）检查舌下神经（伸舌）。

（36）检查面神经运动功能（露齿、鼓腮或吹口哨）。

（37）检查三叉神经运动支（触双侧嚼肌，或以手对抗张口动作）。

（38）检查三叉神经感觉支（上、中、下三支）。

（39）暴露颈部。

（40）观察颈部外形和皮肤、颈静脉充盈和颈动脉搏动情况。

（41）检查颈椎屈曲及左右活动情况。

（42）检查副神经（耸肩及对抗头部旋转）。

（43）触诊耳前淋巴结。

（44）触诊耳后淋巴结。

（45）触诊枕后淋巴结。

（46）触诊颌下淋巴结。

（47）触诊颏下淋巴结。

（48）触诊颈前淋巴结浅组。

（49）触诊颈后淋巴结。

（50）触诊锁骨上淋巴结。

（51）触诊甲状软骨。

（52）触诊甲状腺峡部（配合吞咽）。

（53）触诊甲状腺侧叶（配合吞咽）。

（54）分别触诊左右颈动脉。

（55）触诊气管位置。

（56）听诊颈部（甲状腺、血管）杂音。

（三）前、侧胸部

（57）暴露胸部。

（58）观察胸部外形、对称性、皮肤和呼吸运动等。

（59）触诊左侧乳房（四个象限及乳头）。

（60）触诊右侧乳房（四个象限及乳头）。

（61）用右手触诊左侧腋窝淋巴结。

（62）用左手触诊右侧腋窝淋巴结。

（63）触诊胸壁弹性、有无压痛。

（64）检查双侧呼吸动度。

（65）检查双侧触觉语颤。

（66）检查有无胸膜摩擦感。

（67）叩诊双侧肺尖。

（68）叩诊双侧前胸和侧胸。

（69）听诊双侧肺尖。

（70）听诊双侧前胸和侧胸。

（71）检查双侧语音共振。

（72）观察心尖、心前区搏动（切线方向观察）。

（73）触诊心尖搏动（两步法）。

（74）触诊心前区。

（75）叩诊左侧心脏相对浊音界。

（76）叩诊右侧心脏相对浊音界。

（77）听诊二尖瓣区（频率、节律、心音、杂音、心包摩擦音）。

（78）听诊肺动脉瓣区（心音、杂音、心包摩擦音）。

（79）听诊主动脉瓣区（心音、杂音、心包摩擦音）。

（80）听诊主动脉瓣第二听诊区（心音、杂音、摩擦音）。

（81）听诊三尖瓣区（心音、杂音、摩擦音）。

上述心脏听诊，先用膜式胸件，再酌情用钟式胸件补充。

（四）背　部

（82）请受检者坐起。

（83）充分暴露背部。

（84）观察脊柱、胸廓外形及呼吸运动。

（85）检查胸廓活动度及其对称性。

（86）检查双侧触觉语颤。

（87）检查有无胸膜摩擦感。

（88）请受检者双上肢交叉。

（89）叩诊双侧后胸部。

（90）叩诊双侧肺下界。

（91）叩诊双侧肺下界移动度（肩胛线）。

（92）听诊双侧后胸部。

（93）听诊有无胸膜摩擦音。

（94）检查双侧语音共振。

（95）触诊脊柱有无畸形、压痛。

（96）直接叩诊法检查脊柱有无叩击痛。

（97）检查双侧肋脊点和肋腰点有无压痛。

（98）检查双侧肋脊角有无叩击痛。

（五）腹　部

（99）正确暴露腹部。

（100）请受检者屈膝仰卧，放松腹肌，双上肢置于躯干两侧。

（101）观察腹部外形、对称性、皮肤、脐及腹式呼吸等。

（102）听诊肠鸣。

（103）听诊腹部有无血管杂音。

（104）叩诊全腹。

（105）叩诊肝上界。

（106）叩诊肝下界。

（107）检查肝脏有无叩击痛。

（108）检查移动性浊音（经脐平面先左后右）。

（109）浅触诊全腹部（自左下腹开始、逆时针方向）。

（110）深触诊全腹部（自左下腹开始、逆时针方向）。

（111）训练受检者作加深的腹式呼吸 2～3 次。

（112）在右锁骨中线上单手法触诊肝脏。

（113）在右锁骨中线上双手法触诊肝脏。

（114）在前正中线上双手法触诊肝脏。

（115）检查肝—颈静脉回流征。

（116）检查胆囊点有无压痛。

（117）双手法触诊脾脏。

（118）如未能触及脾脏，嘱受检者右侧卧位，再触诊脾脏。

（119）双手法触诊双侧肾脏。

（120）检查腹部触觉（或痛觉）。

（121）检查腹壁反射。

（六）上　　肢

（122）正确暴露上肢。

（123）观察上肢皮肤、关节等。

（124）观察双手及指甲。

（125）触诊指间关节和掌指关节。

（126）检查指关节运动。

（127）检查上肢远端肌力。

（128）触诊腕关节。

（129）检查腕关节运动。

（130）触诊双肘鹰嘴和肱骨髁状突。

（131）触诊滑车上淋巴结。

（132）检查肘关节运动。

（133）检查屈肘、伸肘的肌力。

（134）暴露肩部。

（135）视诊肩部外形。

（136）触诊肩关节及其周围。

（137）检查肩关节运动。

（138）检查上肢触觉（或痛觉）。

（139）检查肱二头肌反射。

（140）检查肱三头肌反射。

（141）检查桡骨骨膜反射。

（142）检查 Hoffmann 征。

（七）下　肢

（143）正确暴露双下肢。

（144）观察双下肢外形、皮肤、趾甲等。

（145）触诊腹股沟区有无肿块、疝等。

（146）触诊腹股沟淋巴结横组。

（147）触诊腹股沟淋巴结纵组。

（148）触诊股动脉搏动，必要时听诊。

（149）检查髋关节屈曲、内旋、外旋运动。

（150）检查双下肢近端肌力（屈髋）。

（151）触诊膝关节和浮髌试验。

（152）检查膝关节屈曲运动。

（153）检查髌阵挛。

（154）触诊踝关节及跟腱。

（155）检查有无凹陷性水肿。

（156）触诊双侧足背动脉。

（157）检查踝关节背屈、跖屈运动。

（158）检查双足背屈、跖屈肌力。

（159）检查踝关节内翻、外翻运动。

（160）检查屈趾、伸趾运动。

（161）检查下肢触觉（或痛觉）。

（162）检查膝腱反射。

（163）检查跟腱反射。

（164）检查 Babinski 征。

（165）检查 Oppenheim 征。

（166）检查 Kernig 征。

（167）检查 Brudzinski 征。

（168）检查 Lasegue 征。

（八）肛门直肠（仅必要时检查）

（169）嘱受检者左侧卧位，右腿屈曲。

（170）观察肛门、肛周、会阴区。

（171）戴上手套，示指涂以润滑剂行直肠指检。

（172）观察指套有无分泌物。

（九）外生殖器（仅必要时检查）

（173）解释检查的必要性，注意保护隐私。

（174）确认膀胱已排空，受检者取仰卧位。

a. 男性。

（175）视诊阴毛、阴茎、冠状沟、龟头、包皮。

（176）视诊尿道外口。

（177）视诊阴囊，必要时检查提睾反射。

（178）触诊双侧睾丸、附睾、精索。

b. 女性。

（179）视诊阴毛、阴阜、大小阴唇、阴蒂。

（180）视诊尿道口及阴道口。

（181）触诊阴阜、大小阴唇。

（182）触诊尿道旁腺、巴氏腺。

（十）共济运动、步态与腰椎运动

（183）请受检者站立。

（184）指鼻试验（睁眼、闭眼）。

（185）检查双手快速轮替运动。

（186）观察步态。

（187）检查屈腰运动。

（188）检查伸腰运动。

（189）检查腰椎侧弯运动。

（190）检查腰椎旋转运动。

第二节　一般检查与头颈部、肺部检查

【目的要求】

（1）掌握正常人体一般检查及头颈部、肺部检查内容与方法。

（2）常见肺部异常体征的观察。

【标本教具/仪器试剂】

上述内容的教学录像、听诊器、诊断床、模拟诊断人等。

【实验方法与技巧】

一、头部检查

（一）头发、头皮和头颅

头发、头皮和头颅检查时应注意头发颜色、疏密度、脱发及其临床意义。头颅正常包括大小、外形正常且无异常活动，懂得头颅大小的测量方法。小颅即小儿囟门过早闭合，方颅为前额左右突出，头顶平坦呈方形，脑积水颅为额、顶、颞及枕部突出膨大呈圆形，颜面相对较小。

（二）眉毛、眼睑

1. 眼　睑

应注意眼睑皮肤、形状和运动，尤其是上睑是否下垂、闭合有否障碍等。

2. 结膜与巩膜

检查时需将眼睑外翻，充分暴露巩膜与结膜。翻转上睑时，用示指和拇指捏起上睑中部边缘，嘱受检者向下注视，此时轻轻向前下方牵拉，然后示指向下压迫睑板上缘，拇指将睑缘向上捻转，即可将上睑翻开。检查下睑结膜时，嘱受检者向上看，拇指置于眼眶下缘将眼睑向下拉，即可将巩膜与下睑结膜显露出来。

正常结膜呈粉红色，检查时注意其是否充血、苍白、黄染、有出血点等。正常巩膜为瓷白色，检查时注意有无黄染等。

3. 角　膜

正常人角膜无色、透明而有光泽。检查时用笔形手电由角膜斜方照射进行视诊，观察角膜光泽、透明度、有无云翳、白斑、溃疡、软化及新生血管。

4. 虹膜与瞳孔

注意观察虹膜的颜色、形状、纹理及清晰度，瞳孔检查非常重要，它可提供部分中枢神经的生命征象。检查时注意以下几方面。

（1）瞳孔形状和大小。在一般光线下，正常瞳孔直径为 3～4mm，两侧等大正圆。小于 2mm 为缩小，大于 6mm 为瞳孔散大。

（2）对光反射。用笔形手电从斜方照入瞳孔，观察瞳孔收缩情形。当光源照射受检瞳孔时，瞳孔立即缩小，移去光源后迅速复原，称直接对光反射；当光源照射一侧瞳孔时，对侧未受照射瞳孔也立即缩小，称为间接对光反射（也称交感反射）。

（3）调节反射与会聚反射（辐辏反射）。嘱受检者注视 1m 远以外检查者示指，然后将示指迅速移近距眼球 10cm 左右处，正常反应是两侧瞳孔缩小，称为调节反射，重复上述检查，但示指缓慢移近受检者眼球，此时两侧眼球同时向内聚合，称为会聚反射。

5. 眼球运动检查

检查者与受检者面对面相距为 50～60cm 而坐，嘱受检者头部固定，检查者以示指为注视目标，让受检者在 6 个方向上凝视，一般顺序是左→左上→左下→右→右上→右下。眼球震颤检查方法，检查者嘱受检者头部不动，眼球随检查者手指指示方向（约 30cm 距离处）垂直、水平运动数次，观察眼球是否出现一系列有规律的快速往返运动。双侧眼球发生细小的有规律的来回摆动称为眼球震颤。

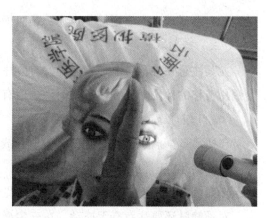

图 1 - 14　瞳孔间接对光反射检查

（三）鼻　窦

检查额窦压痛时，一手扶住受检者枕后，另一手拇指或示指置于眼眶上缘内侧，用力向后上方按压。

检查上颌窦压痛时，双手拇指置于受检者颧部，其余手指分别置于受检者的两侧耳后，固定其头部，双拇指向后方按压。

检查筛窦压痛时，双手扶住受检者两侧耳后，双侧拇指分别置于鼻根部与眼内眦之间，向后方按压。

（四）口腔黏膜

注意有无麻疹的 Koplik 斑（第二磨牙颊黏膜处出现帽针头大小的白色斑点），口腔黏膜有无蓝黑色色素沉着，见于 Addison 病。

（五）口咽检查

头部后仰，口张大，发"啊"音，医师用压舌板在舌的前 2/3 与后 1/3 交界处迅速下压，在照明配合下可清楚地看到软腭、软腭弓、扁桃体和咽后壁，扁桃体肿大分三度：不超过咽腭弓者为Ⅰ度；超过咽腭弓者为Ⅱ度；达到或超过咽后壁中线者为Ⅲ度。

（六）口腔气味

尤其是重症病人，如糖尿病酮症酸中毒时，呼出烂苹果味，尿毒症病人可发出尿味，肝坏死者可有肝臭味，有机磷农药中毒口腔中能闻到大蒜味。

（七）腮　腺

腮腺肿大，主要考虑腮腺炎（急性流行性腮腺炎、化脓性腮腺炎）和腮腺肿瘤。

二、颈部检查

（一）颈前三角和颈后三角的划分

颈前三角为胸锁乳突肌内缘、下颌骨下缘与前正中线之间的区域，颈后三角为胸锁乳突肌后缘、锁骨上缘与斜方肌前缘。

（二）颈部的姿势与运动

颈部活动包括直立、伸出和转动是否自如，有无头部向一侧偏斜（斜颈）。嘱受检者做颈部自由活动，疼痛则见于炎症、颈肌损伤、肥大性脊椎炎、结核等。

（三）颈部淋巴结

尤其注意锁骨上淋巴结有无肿大，应注意大小、硬度、活动度，这是肺癌和胃癌等肿瘤最易转移的部位。还要注意颈前、颈后有无淋巴结肿大或气体样囊肿。

（四）颈部血管

包括颈部静脉的充盈，一般说来在立位或坐位时颈静脉未能见及，若取30°~45°的平卧位静脉充盈度超过正常水平，提示静脉压增高，见于右心衰竭，心包积液，上腔静脉阻塞综合征。

在安静时出现增强的颈动脉搏动，可见于主动瓣关闭不全、甲亢、高血压等。

对颈静脉还要注意有无搏动，在三尖瓣关闭不全时可出现颈静脉搏动，应注意颈动脉搏动和颈静脉搏动鉴别，颈静脉搏动一般只要轻压其搏动便可消失。

（五）甲状腺

甲状腺分峡部和侧叶，检查时包括视、触、听。

1. 视　诊

正常情况下除青春发育期女性可见稍大的甲状腺外，甲状腺一般不可见。观察甲状腺的大小和对称性，受检者头轻度后仰，然后喝口水或做吞咽动作，可见甲状腺随吞咽动作而向上移动。视诊不能确定轮廓及性质时，可借助于触诊。

2. 触　诊

正常甲状腺峡部位于环状软骨下的气管环上，两侧叶向后围绕气管两侧，部分被胸锁乳突肌覆盖，两侧对称，质地柔软。触诊有从前面触诊和后面触诊两种方法。

（1）从后方触诊甲状腺。检查者位于受检者身后，双手拇指置于受检者颈后部，其余四指绕至颈部前下方，示指和中指尖于环状软骨下方触诊甲状腺峡部。检查右叶时请受检者头微侧向右方，检查者以左手指将甲状腺轻推向右侧，以右手触摸甲状腺右叶的大小、形状、质地，有无结节、压痛及震颤。同法检查甲状腺左叶。

（2）从前面触诊甲状腺。检查者立（坐）于受检者对面，检查右叶时受检者头略向右倾，检查者以右手大拇指将甲状腺推向右侧，用左手拇指触摸甲状腺右叶，换手检查左叶。亦可用单手触诊，检查右叶时，检查者以左手拇指置于环状软骨下气管左侧，将甲状腺推向右侧，其余三指触摸甲状腺右叶。再用右手检查左叶。

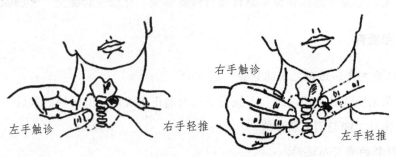

图1-15　甲状腺触诊示意图

当触及肿块时，嘱受检者做吞咽动作，若肿块随吞咽上下移动，证实为甲状腺肿块，可借此与颈前其他肿块相鉴别。

3. 听　诊

发现甲状腺肿大时，应以听诊器钟型件置于甲状腺上进行听诊。甲状腺功能亢进时，由于甲状腺动脉血流加速，可听到连续性或收缩期血管杂音。

（六）气　管

气管位于颈前正中部，检查时医师将示指和环指置于两侧胸锁关节上，观察中指是否在示指和环指中间，或将一中指置于气管与两侧胸锁乳突肌之间的间隙，根据两侧间隙是否等宽来判定气管是否在中间或偏移。

三、胸部检查

（一）胸部的体表标志

胸部骨性标志如下：

1. 胸骨角

胸骨角又称 Louis 角。由胸骨柄与胸骨体的连接处向前突起而成。其两侧分别与左右第 2 肋软骨连接，为计数肋骨和肋间隙顺序的主要标志，标志支气管分叉、心房上缘和上下纵隔交界，相当于第 5 胸椎的水平。

2. 脊柱棘突

脊柱棘突是后正中线的标志，以第 7 颈椎棘突最为突出。其下为胸椎的起点，常以此处作为计数胸椎的标志。

3. 肩胛下角

肩胛下角为肩胛骨的最下角。两上肢自然下垂时，肩胛下角平对第 7 或第 8 肋骨水平，或相当于第 8 胸椎的水平，可作为后胸部计数肋骨的标志。

4. 肋脊角

肋脊角为第 12 肋骨和脊柱构成的夹角，其前为肾脏和输尿管所在的区域。

5. 腹上角

腹上角为左右肋弓在胸骨下端汇合处所形成的夹角，又称胸骨下角，相当于横膈的穹隆部。正常大小约 70°～110°，其后为肝脏左叶、胃及胰腺的所在区域。

（二）体表画线

1. 前正中线

前正中线即胸骨中线。为通过胸骨正中的垂直线。

2. 锁骨中线

锁骨中线为通过锁骨的肩峰端与胸骨端两者中点的垂直线，即通过锁骨中点向下的垂直线。

3. 腋前线

腋前线为通过腋窝前皱襞沿前侧胸壁向下的垂直线。

4. 腋中线

腋中线为自腋窝顶端于腋前线和腋后线之间向下的垂直线。

5. 腋后线

腋后线为通过腋窝后皱襞沿后侧胸壁向下的垂直线。

6. 肩胛线

肩胛线为双臂下垂时通过肩胛下角与后正中线平行的垂直线。

7. 后正中线

后正中线即脊柱中线。为通过椎骨脊突,或沿脊柱正中下行的垂直线。

（三）胸部常用的凹陷和分区

1. 腋　窝

为上肢内侧与胸壁相连的凹陷部。

2. 胸骨上窝

为胸骨柄上方的凹陷部,正常气管位于其后。

3. 锁骨上窝

为锁骨上方的凹陷部,相当于两肺上叶肺尖的上部。

4. 锁骨下窝

为锁骨下方的凹陷部,相当于两肺上叶肺尖的下部。

5. 肩胛上区

为肩胛冈以上的区域。

6. 肩胛下区

为两肩胛下角的连线与第 12 胸椎水平线之间的区域。

7. 肩胛间区

为两肩胛骨内缘之间的区域。

（四）胸壁、胸廓与乳房

1. 胸　壁

胸壁着重检查以下各项:

（1）静脉。正常胸壁静脉不易显现,当上腔或下腔静脉阻塞时,可见胸壁静脉充盈或曲张。

（2）皮下气肿。胸部皮下组织有气体积存时称为皮下气肿。以手按压皮下气肿的皮肤,可出现捻发感或握雪感,听诊可闻及类似捻发音。

（3）胸壁压痛。可见于肋间神经炎、肋软骨炎、胸壁软组织炎、肋骨骨折及白血病患者。

（4）肋间隙。吸气时肋间隙回缩提示呼吸道阻塞。肋间隙膨隆见于大量胸腔积液、张力性气胸、严重肺气肿，亦可见于胸壁肿瘤、主动脉瘤、婴儿和儿童心脏明显肿大者。

2. 胸　廓

（1）正常胸廓。正常胸廓两侧大致对称，呈椭圆形。成年人胸廓前后径较左右径为短，两者比例约为1∶1.5。

（2）异常胸廓。

①扁平胸。为胸廓呈扁平状，其前后径不及左右径的一半。见于慢性消耗性疾病及瘦长体型者。

②桶状胸。为胸廓前后径增加，等于或超过左右径，见于严重肺气肿，老年或矮胖体型者。

③佝偻病胸。为佝偻病所致的胸廓改变。多见于儿童，它包括佝偻病串珠、肋膈沟、漏斗胸、鸡胸。

④胸廓一侧变形。胸廓一侧膨隆多见于大量胸腔积液，气胸或一侧严重代偿性肺气肿。一侧平坦或下陷常见于肺不张、肺纤维化、广泛性胸膜增厚和粘连等。

⑤胸廓局部隆起。多见于心脏明显肿大、心包大量积液、主动脉瘤及胸内或胸壁肿瘤、肋软骨炎和肋骨骨折等。

⑥脊柱畸形引起的胸廓变形。严重的脊柱前凸、后凸或侧凸均能导致胸部两侧不对称，肋间隙增宽或变窄，常见于脊柱结核等。

3. 乳　房

（1）视诊。包括对称性、表面情况、乳头、皮肤回缩、腋窝和锁骨上窝等。

（2）触诊。一般由外上象限开始，左侧沿顺时针方向，右侧沿逆时针方向进行，最后触诊乳头，注意硬度和弹性、有无压痛及包块等。

乳房的常见病变有急性乳腺炎和乳腺肿瘤等。

（五）肺和胸膜检查

肺和胸膜的检查，一般应包括视、触、叩、听四个部分。其中以听诊最为重要。

1. 视　诊

（1）呼吸运动。正常男性和儿童以腹式呼吸为主，女性以胸式呼吸为主。肺炎、严重肺结核、胸膜炎等肺或胸膜疾病时，可使胸式呼吸减弱，腹式呼吸运动增强；而阑尾炎、腹膜炎、大量腹腔积液、肝脾重度肿大、腹腔内巨大肿瘤以及妊娠后期等情况时，则腹式呼吸减弱，胸式呼吸相对加强。

上呼吸道部分阻塞患者，因气流不能顺利进入肺，故当吸气时呼吸肌收缩，造成肺内负压极度增高，从而引起胸骨上窝、锁骨上窝及肋间隙向内凹陷，称为三凹征。因吸气时间延长，又称为吸气性呼吸困难，常见于气管阻塞，如气管异物。下呼吸道阻塞患者，因气流呼出不畅，呼气用力，引起肋间隙膨隆，呼气时间延长，称为呼气性呼吸困难，常见于支气管哮喘、阻塞性肺气肿。

（2）呼吸频率、节律和深度的变化。正常成人静息状态下，呼吸频率为 16～20 次/分，呼吸与脉搏之比为 1:4，节律均匀整齐，深浅适宜。病理状态下，可出现呼吸频率、节律和深度的变化。如脑炎、脑膜炎、颅内高压及某些中毒时可表现为潮式呼吸（Cheyne-Stokes 呼吸）和间停呼吸（Biots 呼吸）；严重代谢性酸中毒时出现 Kussmaul 呼吸；胸部发生剧烈疼痛时可出现抑制性呼吸；神经衰弱、精神紧张或抑郁症患者常有叹息样呼吸。

2. 触　诊

（1）胸廓扩张度。即呼吸时的胸廓动度。一侧胸廓扩张度受限，见于大量胸腔积液、气胸、胸膜增厚和肺不张等。

一般在胸廓前下部检查，因为该处呼吸运动度最大。检查者双手置于受检者胸廓前下部对称部位，左右拇指分别沿两侧肋缘指向剑突，手掌和其余 4 手指置前侧胸壁。嘱受检者作深呼吸，比较两手的动度。

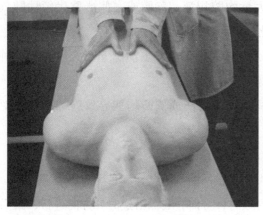
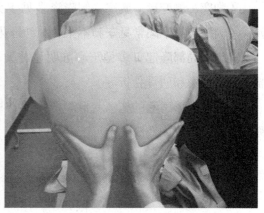

图 1-16　前胸部胸廓扩张度检查　　　　　图 1-17　后胸部胸廓扩张度检查

（2）触觉语颤。触觉语颤的强弱主要取决于气管、支气管是否通畅，胸壁传导是否良好。

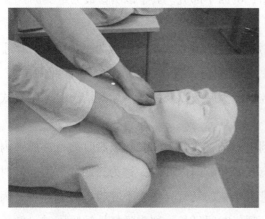
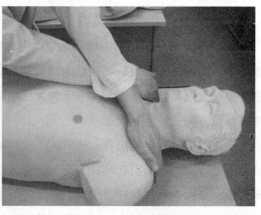

图 1-18　触觉语颤检查 1　　　　　图 1-19　触觉语颤检查 2

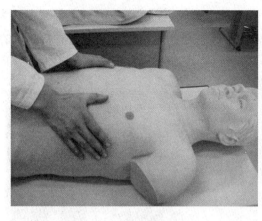 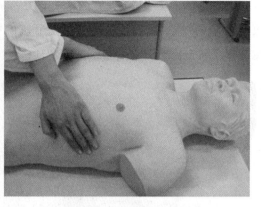

图1-20　触觉语颤检查3　　　　　　　　图1-21　触觉语颤检查4

检查者将双手掌尺侧缘或掌面放在胸壁的对称部位，然后嘱受检者重复发出"yi"的长音，或者发出"1、2、3"，比较两手掌感受的震颤强度。触觉语颤的强弱受到发音的强弱、音调的高低、胸壁的厚薄以及气道通畅程度的影响。男性、成人和消瘦者较女性、儿童和肥胖者强，前胸上部比下部强，右上胸比左上胸强。

（3）胸膜摩擦感。正常人胸膜腔内有少量液体起润滑作用，故呼吸时胸壁感受不到摩擦感。急性胸膜炎时，因纤维蛋白沉着于两层胸膜，使其表面变得粗糙，呼吸时脏层和壁层胸膜相互摩擦，受检者可触及，称为胸膜摩擦感。

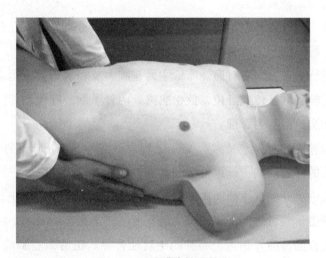

图1-22　胸膜摩擦感检查

当受检者呼吸时，检查者用手掌触诊胸壁，若有类似皮革相互摩擦的感觉，即胸膜摩擦感。一般在前下侧胸壁容易触及，因为该处胸廓活动度最大，深吸气末尤其明显。

3. 叩　诊

叩诊分为间接叩诊和直接叩诊两种。

（1）叩诊音分类。分为清音、鼓音、过清音、浊音和实音。

（2）正常胸部叩诊音。正常胸部叩诊为清音，其音响强弱和高低与肺脏的含气量的多少、胸壁的厚薄以及邻近器官的影响有关。一般前胸上部较下部为浊；右肺上部较左肺为浊；背部较前胸部位为浊；右腋下受肝脏的影响叩诊稍浊；而左腋前线下方有胃泡的存在，叩诊呈鼓音，又称为 Traube's 鼓音区。

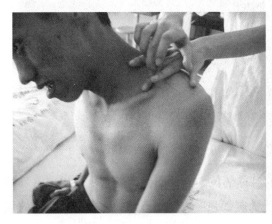

图 1 - 23　肺尖叩诊

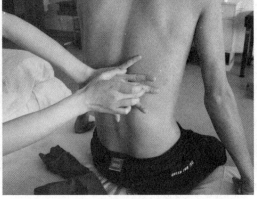

图 1 - 24　肺下界叩诊

（3）肺界的叩诊。

①间接叩诊法。检查者以左手中指为板指，平贴肋间隙，并与肋骨平行，但在叩肩胛区时，板指可以与脊柱平行。叩诊用右手中指指端叩击板指第 2 节指骨前端，每次叩 2 ~ 3 次。叩击力量需均匀，轻重适当。

②直接叩诊法。检查者将右手 2 ~ 4 指并拢，以其指腹对胸壁进行直接拍击，或以指尖进行叩击，以了解不同部位声音的改变。

在叩诊时应进行上下、左右对照。叩诊主要是腕关节和掌指关节运动，肩关节和肘关节应尽量不动。受检者取坐位或卧位，放松肌肉，两臂下垂，呼吸均匀。检查顺序为从上到下，从前胸到侧胸，最后为背部。

③肺上界。即肺尖的上界，又称为 Kronig 峡，正常为 5cm。肺上界变窄或叩诊浊音，常见于肺结核所致的肺尖浸润、纤维性变和萎缩；增宽常见于肺气肿。

自斜方肌前缘中央开始，逐渐叩向外侧和内侧，直至清音变浊为止。正常人其内侧为颈肌，外侧为肩胛带。两者之间距离即肺尖的宽度，正常为 5 ~ 6cm。

④肺前界。正常的肺前界相当于心脏的绝对浊音界。正常人右肺前界在胸骨线位置，左肺前界在胸骨旁线第 4 至第 6 肋间隙处，相当于心脏绝对浊音界。

⑤肺下界。正常人平静呼吸时肺下界在锁骨中线上位于第 6 肋间隙，腋中线上位于第 8 肋间隙，肩胛线上位于第 10 肋间隙。

⑥肺下界移动度。相当于深呼吸时横膈移动范围。首先叩出平静呼吸时肺下界，然后嘱受检者作深吸气并屏住气，同时向下叩肺下界，作标记；待受检者恢复平静呼吸后再嘱其作深呼气，并屏住气，再叩肺下界，作标记。两个标记之间的距离即肺下界移动度。检查肺下界移动度一般沿叩肩胛线叩诊，也可沿锁骨中线或腋中线叩诊。正常人肺下界移动度为 6 ~ 8cm。

4. 听　诊

（1）听诊方法。受检者取坐位或仰卧位，保持呼吸均匀，口微张开以免空气通过口唇发出声音。听诊从肺尖开始由上而下，从前胸到侧胸，最后听背部。应左右、上下对称进行对比听诊。发现异常时，可嘱受检者深呼吸或咳嗽再听诊，注意有无变化。

（2）正常呼吸音。

①气管呼吸音。

②支气管呼吸音。正常人于喉部，胸骨上窝，背部第6、7颈椎及第1、2胸椎附近均可闻及。

③支气管肺泡呼吸音。正常人于胸骨两侧第1、2肋间隙，肩胛间区第3、4胸椎水平以及肺尖前后部可闻及。

④肺泡呼吸音。

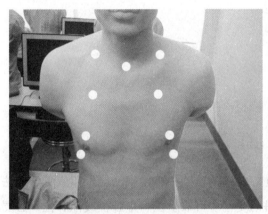 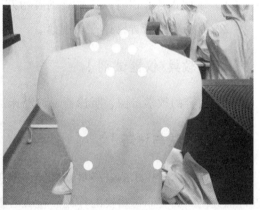

图1-25　前、侧胸部听诊区　　　　　　　图1-26　后胸部听诊区

（3）异常呼吸音。

①异常肺泡呼吸音。包括肺泡呼吸音减弱或消失；肺泡呼吸音增强；呼气音延长；断续性呼吸音和粗糙性呼吸音等。

②异常支气管呼吸音。如在正常肺泡呼吸音部位听到支气管呼吸音，则为异常的支气管呼吸音，或称管样呼吸音，常由肺组织实变、肺内大空腔和压迫性肺不张等因素引起。

③异常支气管肺泡呼吸音。常见于支气管肺炎、肺结核、大叶性肺炎初期或在胸腔积液上方肺膨胀不全的区域。

（4）啰音。啰音按性质不同可分为下列几种：

①湿啰音。又称水泡音，系吸气时气体通过呼吸道内的分泌物时形成的水泡破裂所产生的声音；或为小支气管壁因分泌物黏着而陷闭，当吸气时突然张开重新充气所产生的爆裂音。其特点为呼吸音外的附加音，断续而短暂，一次连续多个出现，于吸气时或吸气终末较为明显，部位恒定，性质不易变，中小水泡音可同时存在，咳嗽后可减轻或消失。按音响强度可分为响亮性和非响亮性；按呼吸道腔径大小和腔内渗出物多少可分为粗、中、

细湿啰音和捻发音。

②干啰音。其特点为持续时间长，吸气、呼气相均可听到，以呼气相明显，性质、强度及部位均易变，数量上在瞬间可有明显增减。可分为高调（哨笛音）和低调（鼾音）两种。

（5）语音共振。可分为支气管语音、胸语音、羊鸣音和耳语音几种。

（6）胸膜摩擦音。最常听到的部位是前下侧胸壁，常见于纤维素性胸膜炎、肺梗塞、胸膜肿瘤及尿毒症等患者。

第三节　心血管系统检查

【目的要求】

（1）掌握正常心血管系统检查内容与方法。
（2）常见心血管异常体征的观察。

【标本教具/仪器试剂】

上述内容的教学录像、听诊器、诊断床、模拟诊断人等。

【实验方法与技巧】

尽管近代诊断技术的发展日新月异，但在心脏病的诊断中，用视、触、叩、听的方法进行检查仍然具有非常重要的作用。检查心脏时受检者可取坐位、坐卧位或仰卧位，必要时取其他体位如左侧卧位、前倾坐位等。

一、视　诊

（一）心前区

某些先天性心脏病患者，由于儿童期即已患心脏病，心脏明显增大可致心前区胸廓隆起，称心前区隆起。成人有大量心包积液时可见心前区饱满。严重的胸廓畸形如鸡胸、脊柱严重变形等可影响心脏功能。

（二）心尖搏动

心尖搏动指心脏收缩时在左下前胸壁可见的局部搏动。正常人的心尖搏动一般位于左侧第 5 肋间锁骨中线内 0.5~1cm 处，范围 2~2.5cm。体形肥胖者或女性乳房垂悬时不易看见。视诊心尖搏动时，检查者视线应与受检者心尖搏动处相切。

病理情况下，心尖搏动可有位置、范围、强度、节律和频率等的变化，除心脏本身的病变外，胸部甚至腹部的疾病都可影响心尖搏动。如在左心室肥大、甲状腺功能亢进或发热等情况下，心尖搏动可增强；而在心肌炎、大量心包积液、左侧胸腔积液时心尖搏动可弥散并减弱或消失。

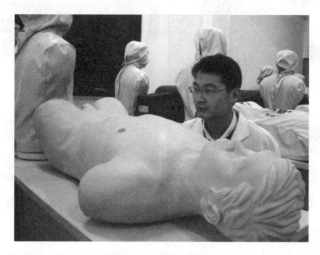

图 1 - 27 心脏视诊

（三）大血管搏动

主动脉扩张、主动脉瘤、肺动脉扩张时，可在胸骨两侧第 2 肋间处（心底部）或其他相应的部位见到搏动。

二、触 诊

（一）心尖搏动

当视诊看不到心尖搏动时可借触诊检查。检查者先用右手全掌置于受检者心前区，然后逐渐缩小到用手掌尺侧小鱼际，再到示指、中指指腹并拢同时触诊，以确定心尖搏动的准确位置、强度、频率、范围和有无抬举感等，也可用单一示指指腹最后确认心尖搏动位置。此法称"两步法"。

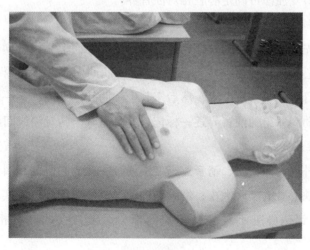

图 1 - 28 心尖搏动触诊 1

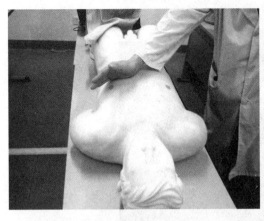 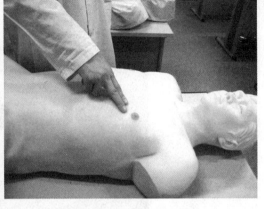

图 1-29　心尖搏动触诊 2　　　　　　　　　　图 1-30　心尖搏动触诊 3

（二）心前区震颤

检查者用手掌尺侧缘接触受检者心前区胸壁时感到细而快的震动感，犹如用手触睡眠中猫胸部时的感觉，故又称"猫喘"。

（三）心包摩擦感

心包膜纤维素渗出时，可致表面粗糙，心脏收缩时脏层与壁层心包摩擦产生的振动可传致胸壁，产生心包摩擦感，常可在胸骨左缘第 4 肋间触及。

三、叩　诊

叩诊的目的在于确定心脏（包括所属的大血管）的大小、形状及其位置。

（一）叩诊方法

以左手中指作为叩诊板指，平置于心前区拟叩诊的部位。当受检者取坐位时，板指与肋间隙垂直；若受检者为平卧位，则板指与肋间平行。以右手中指借右腕关节活动叩击板指，以听到声音由清变浊即可确定心脏相对浊音界。

（二）叩诊顺序

通常的顺序是先叩左界，再扣右界；每侧叩诊按由下而上、由外向内的顺序进行。左侧浊音界的叩诊从心尖搏动外 2~3cm 处开始，逐一肋间向上，直至第 2 肋间；右侧浊音界叩诊时先沿右锁骨中线叩击肝上界，然后于其上一肋间由外向内逐一肋间向上叩诊，直至第 2 肋间。对各肋间叩得的浊音界逐一标记，并测量其与胸骨中线间的垂直距离。

（三）正常心脏浊音界

在沿肋间隙由外向内叩诊时，清音逐渐变成浊音，此为心脏的相对浊音界，表示已到达心脏的边界，反映心脏的实际大小；继续向内叩诊，浊音逐渐变为实音，此为心脏的绝对浊音界，表示已到达心脏不被肺脏遮盖的部分。正常人的心脏相对浊音界范围见表1-1：

表1-1　正常人的心脏相对浊音界范围

右界（cm）	肋　　间	左界（cm）
2~3	Ⅱ	2~3
2~3	Ⅲ	3.5~4.5
2~3	Ⅳ	5~6
	Ⅴ	7~9

注：左锁骨中线距胸骨中线为8~10cm。

　　心浊音界受多种因素的影响，如心脏本身病变或移位及胸膜、肺、心包、纵隔甚至叩诊力量等心脏以外的因素均可影响其大小，因此叩诊测量心脏大小应与触诊心尖搏动的发现结合起来考虑。

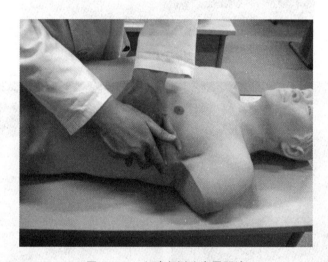

图1-31　心脏左侧浊音界叩诊

四、听　诊

　　心脏听诊是心脏物理诊断中最重要的组成部分，也是较难掌握的方法。通过听诊可获得心率、节律、心音变化和杂音等多种信息，不仅可提供解剖诊断，还可作出病理生理分析。因此，心脏听诊非常有助于心血管疾病的诊断与鉴别诊断。

（一）部位与方法

1. 听诊区

　　心脏各瓣膜开放与关闭时所产生的声音传导至体表最易听清的部位称心脏瓣膜听诊区，与其解剖部位不完全一致。传统的听诊区有5个，分别为：

（1）二尖瓣听诊区。位于心尖搏动最强点，又称心尖区。

（2）肺动脉瓣听诊区。位于胸骨左缘第2肋间。

（3）主动脉瓣听诊区。位于胸骨右缘第2肋间。

（4）主动脉瓣第二听诊区。位于胸骨左缘第3肋间。

（5）三尖瓣听诊区。在胸骨下端，剑突下偏左或偏右。

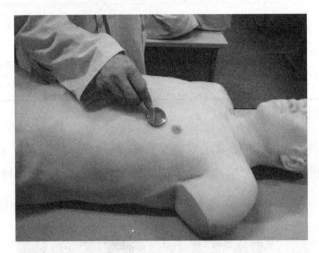

图1－32　二尖瓣听诊区

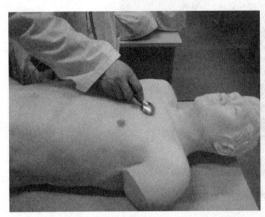

图1－33　肺动脉瓣听诊区

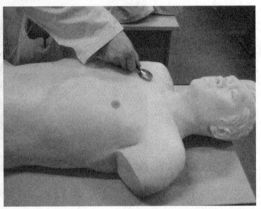

图1－34　主动脉瓣听诊区

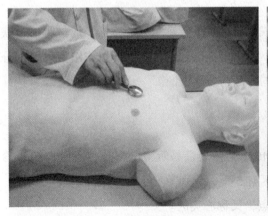

图1－35　主动脉瓣第二听诊区

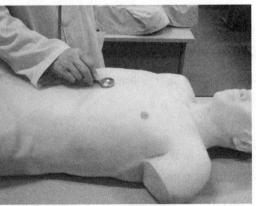

图1－36　三尖瓣听诊区

2. 听诊方法步骤

一般从心尖区开始至肺动脉瓣区，再依次为主动脉瓣区、主动脉瓣第二听诊区和三尖瓣区。也可从心尖搏动处开始听诊，逐渐移到胸骨下端左侧，再沿胸骨左侧逐一肋间向上听诊至左第2肋间后再移至胸骨右缘第2肋间。或者在心底部先听诊，此时听诊步骤与上述相反。有时也可按瓣膜病变好发部位的次序进行，即二尖瓣区、主动脉瓣听诊区、主动脉瓣第二听诊区、肺动脉瓣区、三尖瓣区。

3. 听诊器的选择与使用

听诊器包括胸件、连接管和耳件。耳件应适合检查者的外耳孔大小及外耳道的方向。连接管在保证检查者方便并与病人有适当距离的前提下，尽量以短为宜。胸件应包括钟型和膜型两种。钟型件易听清低调的心音和杂音等，如第3、4心音及二尖瓣狭窄时的杂音，膜型件则易听清高调的杂音和肺部呼吸音等。为避免遗漏低调的心音、杂音，听诊时最好先用钟型件听诊，再用膜型件轻压胸壁听诊。

4. 受检者体位

为防止漏听杂音，按常规应在病人坐位、平卧位时听诊。疑有二尖瓣狭窄者，嘱其取左侧卧位进行听诊，疑有主动脉瓣关闭不全，宜取坐位且上身前倾。

（二）听诊内容

1. 心　率

心率指每分钟的心跳次数。计数心率应至少听诊1min，尤其在心律不整齐时，不能以计数周围动脉的搏动次数来代替心率。通常心率是指静息时的心率，如心率快于100bpm，应嘱受检者静坐（卧）5~10min后再计数。正常人心率为60~100bpm，大多数为70~80bpm，女性稍快，老年人偏慢，3岁以下儿童多在100bpm以上。

2. 心　律

心律指心脏跳动的节律。正常的心跳节律是规整的，部分健康人尤其是儿童和青年有与呼吸有关的窦性心律不齐（一般无临床意义），表现为吸气时心率快而呼气时心率慢。

听诊所能发现的心律失常最常见的有期前收缩和心房颤动。期前收缩时可闻及在规整心跳的基础上出现提早的心跳，此心跳的第一心音常增强，而其后的心跳间隙常延长。每一次窦性心搏后都有一次期前收缩时听诊呈二联律；每两次窦性心搏后有一次期前收缩时，听诊则呈三联律。心房颤动时心律完全不规则且第一心音强弱不等，并常有脉率少于心率的现象。

3. 正常心音

一次正常心搏的心音，在心音图记录上可有四个成分，依次为第一、二、三、四心音，临床记录中用S1、S2、S3、S4表示。听诊时一般只能听到S1和S2，部分儿童和青少年有S3，通常听不到S4，如听到第四心音，多属病理情况。

4. 异常心音

（1）心音响度改变。心音的响度受一些生理或病理情况的影响可发生变化，如运动、情绪激动、发热、贫血时心音可变响，而急性心肌梗死、重症心肌炎、心包积液等可使心音减弱，心脏外的因素常可使心音减弱，如肥胖、肺气肿、左侧胸腔积液等。在某些病理情况下心音的响度改变只发生在第一心音或第二心音。

（2）心音分裂。正常时左右心室的收缩、舒张活动并不同步，左室略领先于右室，收缩期二尖瓣关闭稍早于三尖瓣，而舒张期主动脉关闭较肺动脉瓣稍早。一般情况下，这种差别人耳不能分辨，听诊时仍为单一的第一心音和第二心音。当这种不同步的时距加大（>0.04s）时，即瓣膜关闭的时间差增加时，可出现听诊的心音分裂。

（3）音质改变。当心率较快，舒张期缩短而时限接近收缩期时，心音听诊如钟摆状，称之钟摆律，又叫胎心律。见于严重心肌病变。

5. 额外心音

第一心音和第二心音以外的心音称额外心音，可出现在收缩期或舒张期。收缩期额外心音有收缩期喷射音，收缩中、晚期喀喇音等。舒张期额外心音有病理性第三心音，病理性第四心音，二尖瓣开放拍击音，心包叩击音和医源性额外音（人工瓣膜和安置人工起搏器后的额外音）等。

6. 心脏杂音

与心音不同，杂音是一种具有不同频率、不同强度、持续时间较长的心音以外的混杂音。杂音的不同特性，对某些心脏病有重要诊断价值。听到一个杂音，应根据其出现的时间、起源的部位、传导方向、性质、强度及与呼吸、体位变化的关系等来判断它的临床意义。

（1）收缩期杂音。出现收缩杂音的常见心脏病变见下表1-2。

表1-2　出现收缩杂音的常见心脏病变

病　变	杂音特点	伴发表现	临床意义
二尖瓣关闭不全	部位：心尖部 时间：全收缩期 传导：左腋下 强度：柔和至响亮，响亮时常伴震颤 音调：中到高 性质：吹风样 影响因素：吸气时杂音不增强	第一心音常减弱，心尖部出现第二心音反映左室容量负荷增加 其他：左心室扩大的体征 风湿性心脏病、特发性二尖瓣脱垂、乳头肌功能不全、左心室内扩大等	

续 表

病 变	杂音特点	伴发表现	临床意义
三尖瓣关闭不全	部位：胸骨左下缘 时间：全收缩期 传导：胸骨右侧和剑突区，可能到左锁骨中线，但不到腋下 强度：变化不定 音调：中等 性质：吹风样 影响因素：吸气时杂音响度增强	有时可在胸骨左下缘闻及第三心音 其他：右心室扩大的体征 右心衰竭、扩张，导致三尖瓣环相对扩大	
室间隔缺损	部位：左第3、4和5肋间 时间：全收缩期 传导：广泛 强度：响亮，伴震颤 音调：高 性质：常较粗糙	由于杂音响亮，第二心音常较模糊，可有肺动脉瓣第二音亢进 先天性	
主动脉瓣狭窄	部位：胸骨右缘第2肋间 时间：收缩中期 传导：颈部，有时可向胸骨左缘下端、心尖部传导 强度：有时响亮并伴震颤 音调：中等 性质：粗糙 影响因素：坐位上身前倾时明显	主动脉瓣第二心音减弱并延长，有时可以有第二心音的逆分裂；先天性心脏病病人中可闻及收缩期喀喇音 其他：左心室扩大的体征	风湿性心脏病、先天性或退行性病变等
肺动脉瓣狭窄	部位：胸骨左缘第2肋间 时间：收缩中期 传导：响亮时，可传向左肩、左颈 强度，不定，响亮时可伴震颤 音调：中等 性质：粗糙	肺动脉瓣第二音减弱，可有明显的第二心音分裂，在收缩早期可及喀喇音 其他：可有右心室扩大的体征	先天性多见，多发生于儿童

（2）舒张期杂音。舒张期杂音几乎总提示为心脏病变。最常见的有主动脉瓣关闭不全的舒张早期递减型杂音、二尖瓣狭窄的舒张早或晚期隆隆样杂音（见表1-3）。

表1-3 舒张期杂音

病 变	杂音特点	伴发表现	临床意义
主动脉瓣关闭不全	部位：胸骨左缘第2和4肋间 时间：舒张早期 传导：心尖，可能传到胸骨右缘 音调：高 性质：吹风样 影响因素：坐位上身前倾并呼气后屏气最清晰	在反流严重时出现第三心音或第四心音，脉压增加并可闻及舒张期杂音 其他：左心室扩大的体征、周围血管体征	风湿性心脏病、感染性心内膜炎、主动脉根部扩张的主动脉瘤等
二尖瓣狭窄	部位：心尖部 时间：舒张早期或晚期 传导：较局限 强度：1~4级 音调：低 影响因素：左侧卧位、呼气末增强	第一心音增强，在第二心音后杂音前可闻及开瓣音；若有肺动脉高压，可闻及肺动脉瓣第二音增强并分裂。部分病人可有肺动脉瓣区舒张期杂音 其他：有右心室扩大的体征，心影呈"梨"形	风湿性心脏病

三尖瓣狭窄时，可在胸骨下端左缘闻及舒张期隆隆样杂音，临床罕见。

（3）连续性杂音。动脉导管未闭时，主动脉内的血压无论在收缩期还是在舒张期都高于肺动脉，因此在心脏搏动的整个周期中，血液不断从主动脉经过未闭的动脉导管注入肺动脉，产生湍流形成杂音。可在胸骨左缘第2肋间隙及其附近区域听到一连续、粗糙类似机器转动的声音，又称机器声样杂音。连续性杂音也可见于动静脉瘘。连续性杂音有别于同一瓣膜同时在收缩期和舒张期出现的双期杂音，应注意加以区分。

7. 心包摩擦音

在心包炎症时，由于炎症渗出使心包的脏层、壁层粗糙，在心脏收缩和舒张时相互摩擦，产生一种音质粗糙的表浅的声音，称为心包摩擦音。其可出现在收缩期和舒张期，其发生与心脏活动有关，而与呼吸无关。借此可与胸膜摩擦音鉴别。该音在胸骨左缘第3、4肋间隙处可闻及，在坐位、前倾、屏住呼吸时更为明显。

五、血管检查方法与主要内容

（一）脉　搏

动脉血管内的压力随着心脏节律性的舒缩而升降，从而血管壁也相应地出现一次次的扩张和回缩，称为动脉脉搏，简称脉搏。

检查脉搏时，必须选择较浅表的动脉，一般用桡动脉，在某些情况下需检查颈动脉、股动脉、肱动脉、足背动脉甚至颞浅动脉、耳前动脉等。通常用示指、中指、环指的指腹，平放于桡动脉的近手腕处，轻压至感觉搏动最强。检查时要注意两侧对比，必要时还要作上下肢脉搏对比。

1. 脉　率

每分钟脉搏搏动的速率称为脉率。一般脉率与心率是一致的，因此可使心率增快的因素均可增加脉率，反之亦然。

2. 节　律

脉搏的节律通常是心脏节律的反映。正常人的脉搏节律通常是规则的。如果节律不规则，则应注意与其相关病理状况。

3. 强　弱

脉搏的强弱或大小取决于动脉充盈度和周围血管的阻力，与心搏量和脉压有关。心搏量增加，周围动脉的阻力较大，脉搏强大，称洪脉，反之，动搏弱小，称为细脉或丝脉。

（二）异常脉搏

临床上常见的异常脉搏有以下几种：

1. 水冲脉

脉搏骤起骤降，急促有力，多见于脉压增大的情况下。检查时，可紧握受检者手腕掌面，并将其手臂高举过头，水冲脉可明显触知。常见于主动脉瓣关闭不全、动脉导管未闭等疾病。

2. 交替脉

交替脉为一种节律正常而强弱交替出现的脉搏，这是由于心室的收缩强弱交替所引起，常见于高血压性心脏病、急性心肌梗死等。

3. 重搏脉

正常脉波在其下降期中有一重复上升的脉波，但较第一个波低，不能触及。在肥厚型梗阻性心肌病等某些病理情况下，此波增高而可以触及，称为重搏脉。

4. 奇　脉

奇脉指吸气时脉搏明显减弱或消失。常见于心脏压塞或严重心包缩窄等疾病。

（三）血管杂音

在主动脉瓣关闭不全、动脉导管未闭等脉压增大的情况下，可在股动脉和肱动脉处听到枪击音，加压时，可听到收缩期和舒张期的双重杂音。在甲状腺功能亢进时可在甲状腺部位听到病理性动脉杂音。在动静脉瘘时，可在病变部位听到连续性血管杂音。主动脉瓣狭窄时，可在右侧颈动脉处听到收缩期血管杂音；肾动脉狭窄时，可在腹部脐周、腰背部听到收缩期血管杂音。

1. 静脉杂音

颈静脉营营声属无害性杂音，肝硬化门静脉高压引起腹壁静脉曲张时，可在脐周或上腹部闻及连续性静脉营营声。

2. 动脉杂音

甲状腺功能亢进时甲状腺侧叶可闻及连续性动脉杂音。多发性大动脉炎的狭窄病变部位可听到收缩期杂音。肾动脉狭窄时在上腹部或腰背部闻及收缩期杂音。肺内动静脉瘘在胸部相应部位有连续性杂音。冠状动静脉瘘则在心前区出现表浅柔和的连续性杂音或双期杂音。

3. 周围血管征

周围血管征包括水冲脉、枪击音、Duroziez 双重杂音、毛细血管搏动征，主要见于主动脉瓣关闭不全、甲状腺功能亢进、严重贫血等。

六、血 压

（一）测量方法

1. 直接测压法

经皮穿刺将导管由周围动脉送至主动脉，导管末端接监护测压系统，自动显示血压值。本法仅适用于危重疑难病例。

2. 间接测量法

袖带加压，以血压计测量。血压计有汞柱式、弹簧式和电子血压计，诊所或医院常用汞柱式。

（1）操作规程。受检者半 h 内禁烟，在安静环境下休息 5～10min，取仰卧或坐位。通常测右上肢血压，右

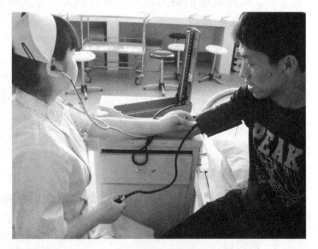

图 1-37 汞柱式血压计

上肢裸露伸直并轻度外展，肘部置于心脏同一水平，将气袖均匀紧贴皮肤缠于上臂，使其下缘在肘窝以上约 3cm，气袖之中央位于肱动脉表面。检查者扪及肱动脉搏动后，将听诊器胸件置于搏动上（不能塞在气袖下）准备听诊。然后，向袖带内充气，边充气边听诊，待肱动脉搏动声消失，再升高 20～30mmHg 后，缓慢放气，双眼视线随汞柱下降，平视汞柱表面根据听诊结果读出血压值，当听到动脉搏动第一响为收缩压；当声音消失时的血压

值即舒张压。收缩压与舒张压之差值为脉压，舒张压加 1/3 脉压为平均动脉压。

（2）血压标准。正常成人血压标准的制定经历了多次改变，主要根据大规模流行病学资料分析获得。根据 1999 年 10 月中国高血压联盟参照了 WHO. ISH 指南（1999）公布的中国高血压防治指南的新标准，18 岁以上成人正常血压，收缩压小于 130mmHg，舒张压小于 85mmHg；正常高值：收缩压小于 130mmHg，舒张压小于 89mmHg。

（3）血压变动的临床意义。

①高血压。测量值受多种因素的影响，如情绪激动、紧张、运动等。若采用标准测量方法，至少 3 次非同日血压值达到或超过 140/90mmHg，或仅舒张压达到或超过标准，即可认为高血压。高血压是动脉粥样硬化和冠心病的重要危险因素，也是心力衰竭的重要原因。

②低血压。凡血压低于 90/60～50mmHg 时称低血压。见于严重病症，如休克、心肌梗死、急性心脏压塞等。但也有患者自述一贯血压偏低，一般无症状。

第四节　腹部及神经系统反射检查

【目的要求】

（1）掌握正常腹部检查内容与方法。
（2）常见腹部异常体征的观察。

【标本教具/仪器试剂】

上述内容的教学录像、听诊器、诊断床、模拟诊断人等。

【实验方法与技巧】

一、观看上述内容教学录像

腹部主要由腹壁、腹腔和腹腔内脏器组成。腹部范围上起膈，下至骨盆，腹部上以两侧肋弓下缘和胸骨剑突与胸部为界，下至两侧腹股沟韧带和耻骨联合，前面和侧面由腹壁组成，后面为脊柱和腰肌。腹部检查应按视诊、听诊、叩诊及触诊的顺序进行，尤以触诊最为重要。

二、腹部体表标志及分区

为了正确描写体征的部位和范围，常借助于腹部的天然体表标志，人为地画线将腹部划分为几个区。

（一）腹部体表标志

常用腹部体表标志如下：

1. 肋弓下缘

由第 8～10 肋软骨连接形成的肋弓，肋弓下缘是腹部体表的上界。

2. 胸骨剑突

为腹部体表的上界。

3. 腹上角

两侧肋弓的交角。

4. 脐

位于腹部中心，向后投影相当于第 3～4 腰椎之间。

5. 髂前上棘

髂嵴前方突出点，是腹部九区法的标志和骨髓穿刺的部位。

6. 腹直肌外缘

相当于锁骨中线在腹部的延续。

7. 腹中线（腹白线）

为胸骨中线在腹部的延续。

8. 腹股沟韧带

是腹部体表的下界。

9. 耻骨联合

两耻骨间的纤维软骨连接，共同组成腹部体表下界。

10. 肋脊角

两侧背部第 12 肋骨与脊柱的交角。

（二）腹部分区

目前常用以下分法：

1. 四区法

通过脐画一水平线与一垂直线，两线相交将腹部分为四区，即左、右上腹部和左、右下腹部。

2. 九区法

由两侧肋弓下缘连线和两侧髂前上棘连线为两条水平线，左右髂前上棘至腹中线连线的中点为两条垂直线，四线相交将腹部划分为井字形九区。即左、右上腹部（季肋部），左、右侧腹部（腰部），左、右下腹部（髂窝部）及上腹部、中腹部（脐部）和下腹部（耻骨上部）。

三、腹部检查

（一）视　诊

进行腹部视诊前，嘱受检者排空膀胱，取低枕仰卧位，两手自然置于身体两侧，充分暴露腹部（从肋弓下缘、剑突至腹股沟韧带和耻骨联合）。室内必须温暖，光线要充足，最好利用自然光线，因为在灯光下常不能辨别皮肤的某些变化，如皮肤黄染等。光源应从头部或侧面射来，这样有利于观察腹部表面隆起、凹陷、蠕动和搏动。检查者应立于受检者的右侧，自上而下进行全面观察，有时检查者需要将视线降低至腹平面，从侧面呈切线方向观察腹部细小征象。

腹部视诊的主要内容有腹部外形、呼吸运动、腹壁静脉和腹壁皮肤等。

1. 腹部外形

应注意腹部外形是否对称，有无全腹或局部的膨隆或凹陷。

（1）正常腹部外形。在发育营养良好的青壮年和运动员平卧时，前腹壁大致处于肋缘至耻骨联合同一平面或略为低凹，称为腹部平坦，坐起时脐以下部分稍前凸。

（2）全腹膨隆。平卧时前腹壁明显隆凸于肋缘与耻骨联合的平面，称为全腹膨隆。全腹膨隆时，常需测量腹围，观察膨隆程度和变化。测量方法是让受检者排尿后，取平卧位，用软尺经脐绕腹一周，所测得周长即为腹围，通常以 cm 为单位。

（3）局部膨隆。腹腔内脏器肿大、腹内肿瘤、炎性包块、胃肠胀气、局限性积液、腹壁上肿物等在病变处可见前腹壁局部隆起，称为局部膨隆。应注意膨隆的部位、外形、是否随呼吸或体位而移动、有无搏动等。

（4）全腹凹陷。仰卧位时见前腹壁明显低于肋缘与耻骨联合的平面称腹部凹陷，称舟状腹。

（5）局部凹陷。较少见，可见于腹壁疝（白线疝、脐疝、腹股沟疝或切口疝）和手术后腹壁瘢痕。

2. 呼吸运动

正常人腹壁随呼吸上下起伏，即为腹式呼吸运动。

3. 腹壁静脉

正常人腹壁皮下静脉一般不能看见，较消瘦或皮肤白皙的人常隐约可见。

4. 腹壁皮肤

腹壁皮肤检查包括有无皮疹、色素沉着、腹纹和瘢痕等。

（二）听 诊

听诊时受检者取平卧位，检查者将已温暖的听诊器的胸件置腹壁上，有步骤地在腹部进行全面听诊，听诊主要内容有肠鸣音、振水音、血管杂音、摩擦音及妊娠 5 个月以上的胎儿心音。

1. 肠鸣音

肠鸣音的听诊应在触诊、叩诊前进行，可以避免外加因素的刺激使肠蠕动发生变化，通常在脐周听诊。正常情况下，肠鸣音每分钟 4~5 次，其声响和音调变异较大，只有靠医生的经验来判定是否正常。肠鸣音每分钟达 10 次以上，音调高亢响亮，称肠鸣音活跃或亢进，如肠鸣音高亢呈叮当金属声，见于机械性肠梗阻。若持续听诊 3~5min，未听到肠鸣音，称为肠鸣音消失，多见于麻痹性肠梗阻。

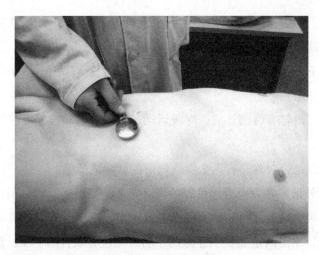

图 1 - 38　肠鸣音听诊

2. 振水音

受检者取仰卧位，检查者用一耳凑近上腹部，或用听诊器胸件置于上腹部，然后用稍弯曲的右手指连续而迅速地冲击其上腹部，如能听到气、液撞击的声音，即为振水音。胃内有多量液体及气体存留时可出现振水音。

3. 血管杂音

腹部血管杂音对诊断某些疾病有一定作用，听诊中不应忽视。血管杂音有动脉性和静脉性杂音。动脉性杂音的听诊主要在腹主动脉、肾动脉、髂动脉及股动脉处进行。静脉性杂音为连续的嗡鸣声或"潺潺"声，无收缩期与舒张期性质。常出现于脐周或上腹部，尤其是腹壁静脉曲张严重处。此音提示门静脉高压时的侧支循环形成。

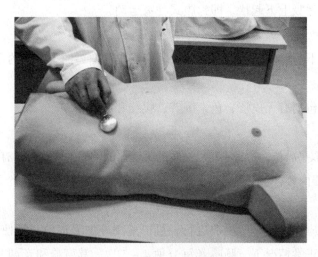

图 1 - 39　腹部血管杂音听诊

4. 摩擦音

正常人腹部听诊不应听到摩擦音，若闻及摩擦音应注意其相关的病变。

（三）叩　诊

1. 腹部叩诊

一般采用间接叩诊法较为可靠。正常情况下，腹部叩诊除肝、脾所在部位呈浊音或实音外，其余部位均呈鼓音。

2. 肝脏及胆囊叩诊

用间接叩诊法确定肝上界时，一般都是沿右锁骨中线、右腋中线和右肩胛线，由肺区向下叩向腹部。当由清音转浊音时，即为肝上界，又称肝相对浊音界。再向下叩 1 ~ 2 肋间，则浊音变为实音，称肝绝对浊音界（亦为肺下界）。正常人肝上界在右锁骨中线上位第 5 肋间，右腋中线上位于第 7 肋间，右肩胛线上位于第 10 肋间。肝下界与胃、结肠等重叠，很难叩准，故多用触诊确定。正常人在右锁骨中线上，肝上、下界之间距离为 9 ~ 11cm。

肝区叩击痛的检查方法，是检查者将左手掌平置于右胸下部，右手握拳，叩击在左手手背上。正常人肝脏无叩击痛，而在肝炎、肝脓肿者肝区可有叩击痛。

胆囊位于深处，临床上不能用叩诊检查其大小，仅能检查胆囊区有无叩击痛，有叩击痛时，是胆囊炎的重要体征。

3. 脾脏叩诊

如同肝叩诊一样采用间接叩诊法。在左腋中线上，由肺区向下叩诊，由清音转为实音，即为脾所在。

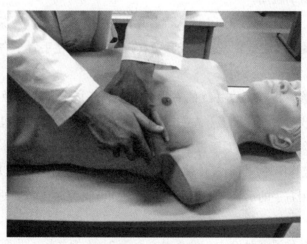

图 1 - 40　脾脏叩诊

4. 胃泡鼓音区叩诊

胃泡鼓音区位于左前胸下部肋缘以上，约呈半圆形，为胃底穹隆含气所致。检查时在左锁骨中线前胸下部，自上而下作间接叩诊，由肺区清音变为鼓音，即为胃泡鼓音区的上界，再作水平方向叩诊鼓音区大小。

5. 肾脏叩诊

受检者取坐位或侧卧位，检查者将左手掌平放于肋脊角处，右手握拳用尺侧以轻到中等的力量叩击左手背。

6. 膀胱叩诊

当膀胱触诊不满意时，可用叩诊来判断膀胱膨胀的程度，一般由脐水平线叩向耻骨联合。如发现由鼓音转浊音，且浊音区一直延续到耻骨联合上缘，并隐没于其后，呈圆形浊音区，则可能为胀大的膀胱。

（四）触　诊

触诊是腹部检查的主要方法，为了达到满意的腹部触诊，受检者应排尿后取低枕仰卧位，两手自然置于身体两侧，两腿屈起稍分开，以使腹肌松弛，作张口平静腹式呼吸，使膈下脏器随呼吸上下移动。检查者应位于其右侧，检查时手掌应保持温暖。触诊一般先从健康部位或从左下腹部开始，循逆时针方向，由下而上，先左后右，逐步移向病变区域。并注意病变区与健康区进行比较，边检查边观察受检者的反应与表情，对精神紧张或有痛苦者，应给以安慰和解释，亦可边触诊边与其交谈，转移其注意力而减少腹肌紧张以完成检查。

1. 触诊方法

（1）浅部触诊。检查者将右手轻轻放在受检者的腹部，利用掌指关节和腕关节的协调动作，轻柔地进行滑动触摸。

（2）深部触诊。可用手指掌面由浅入深，逐渐加压以达到深部。深部触诊应使腹壁压陷至少达2cm。当受检者腹壁较厚或检查者力气较大，可用左手置于右手背部，两手重叠同时用力加压触诊。

①深部滑行触诊。检查者以并拢的右手食、中、环指末端逐渐触向腹腔内脏器或包块，在被触及脏器或包块上作上下、左右的滑动触摸，以探知脏器或包块的形态和大小。

②双手触诊。检查者将左手置于被检查脏器或包块的后腰部，并将检查部位推向右手方向，这样除可起固定作用外，同时又使被检查脏器或包块更接近体表，以利于右手触诊。

③深压触诊。用右手的示、中指逐渐深压，以探测腹腔深在病变的部位，或确定腹腔压痛点。

④冲击触诊。又称浮沉触诊法。检查时右手第 $2 \sim 4$ 指并拢，并弯曲成 $70° \sim 90°$，置放于腹壁上相应的部位，作数次急速而较有力冲击动作，使腹水在脏器表面暂时移去，脏器随之浮起，在冲击时即会出现腹腔内脏器在指端浮沉的感觉，这种方法一般只用于大量腹水时肝、脾、腹腔包块的触诊。

2. 触诊内容

（1）腹壁触诊。

①腹壁紧张度。正常人腹壁有一定张力，但触之柔软，较易压陷，称为腹壁柔软。腹

部病变者，全腹腹壁紧张度增加或局部腹壁紧张度增加，甚至出现板样强直。

②充盈的腹壁静脉检查。有的受检者腹壁静脉充盈或曲张，此时应检查静脉血的流向。

检查腹壁静脉的血流方向应选择一段上下走行、没有分支的静脉，检查者将一手的示指和中指并拢紧压在该段静脉上，然后将一手指沿静脉向外推移，使两手指间一段血管缺血坍陷，至一定距离后，放松这一手指，另一指仍紧压不动，如这一段挤空静脉很快充盈，则血流方向是从放松的一端流向紧压手指一端。再同法放松另一手指，看静脉充盈速度，即可看出血流方向。

③压痛和反跳痛。正常人腹部触压时不引起疼痛，重压时仅有一种压迫感。真正的压痛多来自腹壁和腹腔内病变。检查者用手触诊腹部出现压痛后，手指仍压于原处稍停片刻，使压痛感觉趋于稳定，然后迅速将手抬起，如此时受检者感觉腹痛骤然加重，并常伴有痛苦的表情或呻吟，称为反跳痛。反跳痛是腹腔内脏器的炎症已累及腹膜壁层的征象，当突然抬手时腹膜被牵拉而引起剧烈疼痛。

（2）脏器触诊。

①肝脏触诊。可采用单手触诊法、双手触诊法和钩指触诊法。

单手触诊法：检查者将右手掌平放于受检者右上腹部，中间三指并拢，掌指关节和腕关节自然伸直，使示指的桡侧缘面向肋缘，或示指与中指的指端指向肋缘，自脐水平线或估计肝下缘的下方开始触诊，自下而上与受检者的腹式呼吸动作密切配合，呼吸时腹壁松弛下陷，右手手指及时向腹深部加压，吸气时受检者腹壁隆起，手指向肋缘方向探触下移的肝缘，如此反复进行，手指逐渐向肋缘方向移动，直到触到肝下缘或肋缘为止。

双手触诊法：检查者的右手位置同单手法，而用左手托住患者的右后腰，左手拇指置于右季肋部，触诊时左手向上推，使肝下缘紧贴前腹壁而下移，并限制了右下胸在吸气时扩张，以增加膈下移的幅度，可提高触诊的效果。

钩指触诊法：适用于儿童和腹壁薄软者，触诊时，检查者位于受检者右肩旁，面向其足部，将右手掌搭在其右前胸下部，右手第2至第5指屈曲呈钩状，嘱受检者作深而慢的腹式呼吸运动，检查者手指随吸气而更进一步屈曲指关节，这样手指指腹容易触到下移的肝下缘。肝脏触诊的内容有肝脏的大小、质地、表面和边缘状况、压痛、搏动、摩擦感、震颤。正常成人的肝脏质地柔软，触之如噘起之口唇，表面光滑，边缘整齐且厚薄一致，无压痛、搏动、摩擦感和震颤。

②脾脏触诊。受检者取仰卧位，或右侧卧位。仰卧位时受检者双腿屈曲，取右侧卧位时，右下肢伸直，左下肢屈曲。检查者触诊手法与肝脏触诊手法大致相同，常用单手触诊法、双手触诊法或钩指触诊法，所不同的是双手触诊法时，检查者的左手绕过受检者的腹前方，手掌置于左后腰，四指自然并拢，触诊的右手平放于髂嵴连线的左侧前腹壁上，手指与左季肋缘垂直，先沿左锁骨中线逐渐向左季肋缘触摸，如未触到，可再沿左腋前线或

左胸骨旁线进行检查。亦可用钩指触诊法，检查者位于其左肩附近，面向其足部，检查者右手的第 2 至第 5 指屈曲成钩状，对着左季肋缘迎触下移的脾下缘。

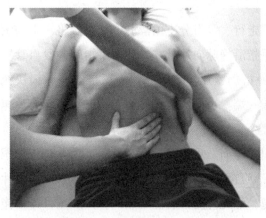 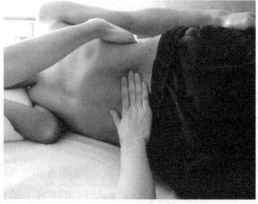

图 1-41　双手法触诊脾脏　　　　　　图 1-42　右侧卧位双手法触诊脾脏

正常情况下脾不能触及。内脏下垂或左侧胸腔积液、积气时膈下降，可使脾向下移位，除此以外，能触到脾脏则提示脾肿大。

触及脾脏时要注意其大小、质地、表面、压痛和摩擦感等。

脾肿大的描述：临床上，常将脾肿大分为轻、中、高三度。深吸气时，脾缘不超过肋下 2cm 为轻度肿大；超过 2cm 至脐水平线以上，为中度肿大；超过脐水平线或前正中线则为高度肿大巨脾。

③胆囊触诊。可用单手滑行触诊法或钩指触诊法检查。

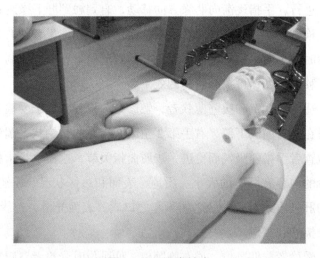

图 1-43　胆囊触诊

检查者将左手拇指指腹勾压于受检者右肋下胆囊点处，其余四指平放于右胸壁，然后嘱受检者缓慢深吸气。在吸气过程中，发炎的胆囊下移时碰到用手按压的拇指，即可引起疼痛，此为胆囊触痛征阳性，如因剧烈疼痛而致吸气中止，称 Murphy 征阳性。

④肾脏触诊。检查肾脏一般采用双手触诊法，受检者可取平卧位或立位。卧位时，触诊右肾，嘱其两腿屈曲，并作较深呼吸，检查者立于其右侧，以左手掌托住其右腰部，并向上推动，右手掌平放在上腹部腹直肌外缘，手指方向大致平行于右肋缘而稍横向。当受检者吸气时，若能触到光滑圆钝的脏器可能为右肾下极。若用双手夹持肾下极，受检者常有酸痛或类似恶心的不适感。触诊左肾时，左手越过受检者前方而托住左腰部，右手掌平放于其左腹直肌外缘，依前法双手触诊左肾。如卧位未触及肾，还可让受检者站立床旁，检查者位于其侧面作双手触诊。

⑤膀胱触诊。正常膀胱空虚时不易触及，只有当积尿、充盈胀大时才可能触及。检查时一般采用单手滑行触诊法。受检者取仰卧屈膝位，检查者用右手自脐开始向耻骨方向触摸。

⑥腹部包块触诊。除以上主要脏器触诊外，腹部还可能触及一些包块，应注意其位置、大小、形态、质地、移动度和有无搏动，包括肿大或移位的脏器、炎症包块、囊肿、肿大淋巴结以及肿瘤肿块、肠内粪块等，应注意鉴别。

四、神经系统反射检查

（一）浅反射

刺激不同部位的皮肤或黏膜引起的反射称浅反射。临床上常见的浅反射有角膜反射、腹壁反射、提睾反射、跖反射等。

检查腹壁反射时，受检者仰卧，双下肢屈曲并拢，放松腹部。用钝针或木签由外向内轻划腹壁。反射作用为该侧腹肌收缩，脐孔略向刺激侧偏移。上、中、下腹壁反射中枢分别为胸髓 7～8、9～10、11～12 节段。

（二）深反射

指以叩击骨膜或肌腱的方式而引起相应骨骼肌收缩的牵张反射，因通过肌梭等深部感受器传入而得名。

深反射检查的记录方式一般为：（－）无反应；（＋）迟钝或减弱；（＋＋）正常；（＋＋＋）反射活跃；（＋＋＋＋）反射亢进。

1. 肱二头肌反射

检查者以左手托扶受检者放松后屈曲的肘部，并以拇指置于肱二头肌腱上，以叩诊锤轻叩拇指甲背，正常反应为肱二头肌收缩，肘关节屈曲。反射弧中枢在颈髓 5～6 节段。

2. 膝腱反射

受检者平卧位，检查者一手在托起膝关节，使髋、膝关节屈曲135°左右（受检者坐位时，一侧下肢髋、膝关节90°屈曲，对侧被检下肢架于其上并自然悬垂），轻叩髌骨下方的股四头肌腱。正常反应为股四头肌收缩，下肢伸展。反射弧中枢在腰髓 2～4 节段。

3. 跟腱反射

受检者仰卧，下肢外旋外展位，髋、膝关节屈曲，检查者一手推压足掌使踝关节过伸，轻叩跟腱。正常反应为腓肠肌收缩，足向跖面屈曲。反射弧中枢在骶髓 1～2 节段。

4. 病理反射

其指上运动神经元尤其是锥体束受损时，高级中枢对脑干和脊髓的抑制功能消弱，低级中枢功能过度释放而出现的异常反射。

（1）上肢病理反射。

①Hoffmann 征。检查者左手持受检者腕关节上方，右手以中、示指夹持受检者中指，稍向上提，使受检者腕部轻度过伸，掌指放松微屈，然后以右拇指迅速弹刮受检者中指甲背。阳性反应为除中指外的其余四指轻微掌屈，多见于颈髓病变。

②握持反射。用手指轻抚受检者手掌或指掌面，阳性反应为不自主地握住检查者的手指，明显者强握放，有时伴有摸索反射。多见于对侧运动前区病变。

（2）下肢病理反射。

虽然刺激方法不同，但是阳性结果表现一致，即拇趾背伸，其他四趾呈扇形展开。

①Babinski 征。用竹签或钝针沿患者足底外侧缘，由后向前至小趾跟部并转向内侧，阳性反应为拇趾背伸，余趾呈扇形展开。

②Chaddock 征。用竹签或钝针在外踝下方足背外缘，由后向前划至趾跖关节处，阳性表现同 Babinski 征。

③Oppenheim 征。检查者用拇指及示指沿受检者胫骨前缘用力由上向下滑压，阳性表现 Babinski 征。

④Gordon 征。检查时用手以一定力量捏压腓肠肌，阳性表现同 Babinski 征。

⑤Gonda 征。将手置于受检者足外侧两趾背面，向跖面按压后突然放松，阳性表现同 Babinski 征。

以上 5 种体征临床意义相同，以 Babinski 征价值最大。

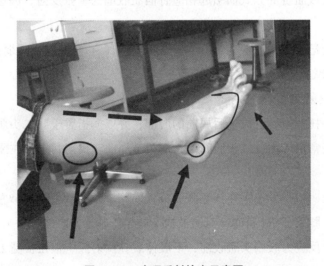

图 1－44　病理反射检查示意图

5. 脑膜刺激征

为脑膜受激惹的体征，见于脑膜炎、蛛网膜下腔出血和颅压增高等病况。

（1）颈强直。

受检者仰卧，颈部放松，检查者左手托受检者枕部，右手按于其胸前做屈颈动作检查。被动屈颈时如抵抗力增强，即为颈部阻力增高或颈强直。在除外颈椎或颈部肌肉局部病变后即可认为有脑膜刺激征。

（2）Kernig 征。

受检者仰卧，一侧髋关节屈成直角后，膝关节也在近乎直角状态时，检查者将受检者小腿抬高伸膝。正常人膝关节可伸达135°以上。如伸膝受阻且伴疼痛与屈肌痉挛，则为阳性。

（3）Brudzinski 征。

受检者仰卧，下肢伸直，检查者一手托起受检者枕部，另一手按于其胸前。当头部前屈时，双髋与膝关节同时屈曲则为阳性。

第五节 心电图检查

【目的要求】

（1）了解心电图产生原理及常用导联。

（2）掌握心电图机的正确操作，包括导联连接方法、操作步骤和注意事项。

（3）掌握正常心电图各波形的图像、正常值、意义和测量法。

（4）掌握心电图报告的书写及分析心电图的方法。

【标本教具/仪器试剂】

心电图机、心电图纸、75％酒精、分规、直尺、生理盐水、棉球、正常心电图及心电图报告单。

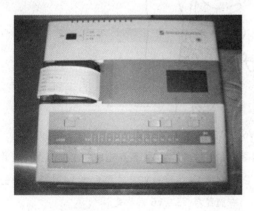
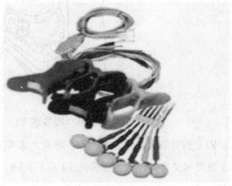

图1-45 心电图机

【实验方法与技巧】

一、示教心电图机

示教心电图机的使用，讲解注意事项、操作步骤，然后同学分小组，在老师带领下同学间相互作图练习。

（1）检查供电电源电压与机器规定电压是否相符。

（2）检查心电图机画笔，各个控制旋钮是否都在零或固定位置，若不在，要旋回规定位置。

（3）检查机器及导线、附件是否齐全、完整。

二、操作步骤

（1）向受检者讲解检查心电图的意义，告知检查无疼痛，无损害，打消顾虑，消除紧张情绪，使其肌肉放松，嘱其仰卧在检查床上。

（2）接好地线，并再检查一遍接地是否可靠。

（3）接好电源线，打开电源开关，进行机器预热。

（4）按规定接好导联线，先做好受检者思想工作并征得同意，然后将受检者的双侧腕部及两侧内踝上部暴露，并用酒精纱布擦洗脱脂，使皮肤发红。然后涂上导电液体（生理盐水），保持皮肤与电极良好接触，将电极板按照：右上肢→红色夹子、左上肢→黄色夹子、左下肢→绿色夹子、右下肢→黑色夹子（此线与地线相通）、胸前→白线的要求固定好（注：夹子金属片紧贴患者腕及内踝内侧）。

常规导联：肢体导联（4个）和胸前导联（单极导联6个）。

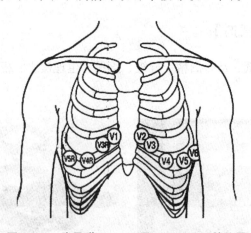

图 1-46 胸导联 V1～V6 及 V3R～V5R 的位置

注：V1：胸骨右缘第4肋间；V2：胸骨左缘第4肋间；V3：V2 与 V4 两点连线中点；V4：左锁骨中线与第5肋间相交处；V5：左腋前线 V4 水平；V6：左腋中线 V4 水平；V7：左腋后线 V4 水平；V8：左肩胛线 V4 水平；V9：左脊旁线 V4 水平；RV3-RV6：右胸部与 V3-V6 对称处。

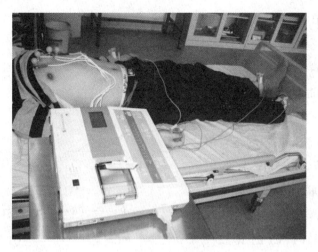

图 1 - 47　连接导联线

（5）校正心电图机的走纸速度（一般为 25mm/s）、画笔的位置（调试在图纸正中），并设定标准电压，校正后使其 10mm＝1mV，波幅为×1，并根据需要设定机电滤波和交流电滤波。

（6）设定模式为自动，后按"开始"键，为自动记录各导联图形，如有某一导联图形不清楚可用手动模式，按左、右键选择后以"开始"键加打某一导联图形。

（7）手动模式按左、右键选择导联，以"开始"键按次序记录Ⅰ、Ⅱ、Ⅲ、aVR、aVL、aVF、V1、V2、V3、V4、V5、V6 十二个导联的心电图。

（8）检查完后再核对一遍有无遗漏、伪差等，并在心电图纸上标好导联名称、受检者姓名及检查时间。

（9）将导联开关关闭，然后关闭电源开关，拆除各导线。

三、将所做之图进行各种波段、波形、心电轴、心率的测量，并熟悉其名称及书写方法

四、心电图波形及各部分的意义

（一）P　波

代表心房激动时的电位变化。

正常心电图Ⅰ、Ⅱ导联 P 波向上，而 aVR 导联 P 波倒置；aVL、Ⅲ及 V1、V2 等导联 P 波可向上，倒置，或呈双向。

正常向上的 P 波顶部圆滑，时限 <0.12s，振幅 <0.25mV。

（二）PR 间期

表示激动经过心房、房室结、房室束到达心室的时间。正常时限 0.12~0.20s，婴儿及心跳较速者，PR 间期可较短。PR 间期延长常代表房室传导阻滞。

（三）QRS 波群

代表心室激动时的电位变化。正常 QRS 波群时间 <0.12s。在肢体导联，每个导联 QRS 波群振幅的绝对值相加 ≥0.5mV，若 <0.5mV 称低电压。胸导联每个导联 QRS 波振幅绝对值相加应 ≥0.8mV。在胸导联中 V1 的 R 波一般 ≤1.0mV，V5 的 R 波一般 ≤2.5mV，若电压过高，常提示心室肥大。

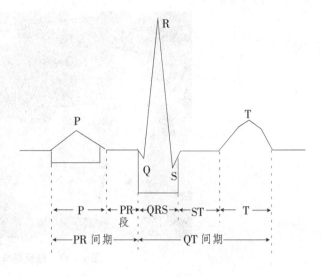

图 1-48　心电图波形的构成

（四）J　点

QRS 波群的终末与 ST 段起始之交接点。

（五）ST 段

起自 QRS 波群终点至 T 波起点，代表心室缓慢复极，应在零电位线，可稍向上或向下偏移（向下偏移 ≤0.05mV，向上 ≤0.1mV，但在 V1、V2 导联中向上偏移可达 0.3mV，V3 ≤0.5mV）。ST 段上下偏移超过正常范围，可见于多种疾病。

（六）T　波

代表心室快速复极时的电压变化。正常情况下，T 波方向与 QRS 波群主波方向一致（如在 aVR 导联 T 波倒置，而 V5 导联 T 波向上）。T 波振幅在肢导联一般是 0.2~0.6mV，在胸导联可能高达 1.2~1.5mV，一般 T 波振幅应不小于同一心动周期 R 波的 1/10。T 波改变的意义需结合临床资料加以解释，一般可见于心肌病变。

（七）QT 间期

代表心室激动开始到复极完毕所需的时间，此段时间随心搏速率而改变。心率快，QT 间期短；心率慢，QT 间期较长。正常范围 0.32~0.44s。QT 间期延长可见于心肌病变。

（八）U　波

U 波是在 T 波之后的一个较低的波，一般方向与 T 波一致，应较 T 波为低，通常不超过 0.05mV，但 V3 导联的 U 波有时可达 0.3mV，U 波特别明显时可见于低血钾情况。

五、心电图的测量和分析方法

（1）测量波幅及时限。心电图纸上印有一系列大小的方格，由横线和竖线组成。横线的间隙是 1mm（1mm 等于 0.1mV），每五条横线有一较粗的横线，代表 0.5mV，横线用以测量心电图波的波幅即电压（通常用 mm 或 mV 来表示）。竖线的间隔是 1mm，相当于 0.04s，每五条竖线有一粗线，两粗线间的时间是 0.2s，心电图各波及段的时限均以 s 为单位表示。心电图的测量用两脚小分规进行。

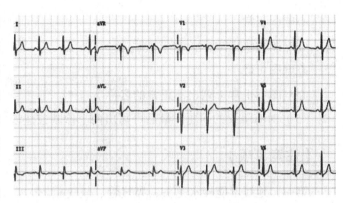

图 1-49　十二导心电图

（2）将各导联心电图按标准肢导联，加压单极肢导联及胸前导联排列。检查心电图描记质量是否完好，有无遗漏及误差。

（3）分析每个心动周期是否有 P 波，P 波与 QRS 波群关系是否正常，确定心脏的节律。

（4）分析 QRS 波群形态及时限，确定其为室上性形态（正常形态）还是室性形态（畸形、宽大），或是室内差异传导。

（5）分析 P 波与 QRS 波的关系，确定房室间传导关系、传导时间，传导关系有固定关系、不固定关系或完全无关。

（6）分析 P 波与 QRS 波群节律的规律性，有无提早或推后出现，并依其形态特点及 P-R 的关系，判断节律是否异常。

（7）分析 PR 间期、ST 段、QT 间期及 T 波形态和方向，确定心肌有无损害或缺血、电解质紊乱、药物影响等。

六、心电图报告书写方法

（1）根据申请单填写一般项目及临床诊断。

（2）根据心电图的测量分析方法，测出心房率、心室率、PR 间期、QT 间期，P-QRS-T 是否顺序发生等确定心律，并测出心电轴。

心率计算方法：60s 除以 P-P 间隔时间，即得每分钟心率。例如 P-P 间隔为 0.8s，则心率 =60÷0.8=75 次/分。如遇心房颤动等心律不齐，则计 3s 内 QRS 波群数，乘以 20，即为每分钟心室率。同法可测心房率。

（3）通过对 P 波、QRS 波的形态大小和它们间的关系，以及 ST 段、T 波、QT 间期的分析，准确简要写出心电图特点。

（4）总结以上心电图特点，写出心电图诊断意见，主要为：

节律（心律）次/分

心电轴偏移否（必要时注意度数）

心电图正常否

心电图正常

心电图大致正常

心电图可疑

心电图不正常（列出不正常的名称）

（5）对有争议的问题，最后可写出两个诊断或建议，然后签名。

【注意事项】

第一，地线不能接水龙头、煤气管、氧气瓶。

第二，如果显示的任何一个 ECG 波形太小或者被削波，则可以改变屏幕上其中一个或全部 ECG 波形的大小。改变调整系数只会改变屏幕上 ECG 波形的目视外观，并不影响监护仪分析的 ECG 信号。要用固定的调整系数来改变屏幕上所有的 ECG 波形的大小：

（1）波幅 ×0.5 可让波形大小减半；

（2）波幅 ×1 可显示没有缩放的波形；

（3）波幅 ×2 可让波形大 1 倍；

（4）波幅 ×4 可让波形大 4 倍。

第三，ECG 滤波设定定义了如何对 ECG 波形进行平滑处理。滤波减小了对信号的干扰，如果信号受高频或低频干扰，就必须用此设定。

（1）50Hz 交流干扰；

（2）35Hz 肌电干扰；

（3）100Hz 低频干扰。

第二章　急症学基本技能

第一节　心搏骤停与徒手心肺复苏

【目的要求】

（1）掌握单人及双人徒手心肺脑复苏的程序与操作。

（2）熟悉心肺脑复苏的指征。

（3）通过对模拟人徒手心肺复苏操作进行评测。

（4）了解中医药对脑功能的保护作用。

【标本教具/仪器试剂】

教学录像、心肺复苏模拟人（安尼、汤姆模型）、简易呼吸器。

【实验方法与技巧】

一、评估现场安全、判断意识

评估现场安全时，如处于危险环境则应采取相应措施。

（一）确定患者的意识状态以及判断脉搏、呼吸

轻拍患者肩部并呼唤，如无反应，触摸患者颈动脉，可先触及喉结，然后在靠近抢救者一侧向旁滑移 2~3cm，在气管旁软组织处轻轻触摸颈动脉搏动，检查不要超过 10s，未触及搏动表明心搏已停止，注意避免可能将自己手指的搏动误认为患者的脉搏，同时判断呼吸是否存在，即用耳贴近患者口鼻，眼睛观察患者胸部有无起伏，面部感觉患者呼吸道有无气体排出，耳听患者呼吸道有无气流通过的声音，如患者颈动脉停止搏动并意识丧失即可诊断为猝死。判断时限在 5s 以上、10s 以内完成。

（二）呼　救

一旦初步确定患者猝死，即呼救以招呼周围的医生或护士前来协助抢救，在院外则须呼叫"120"急救车。

（三）体　位

去枕并将患者仰卧放置于地上或硬板床上，如为软床，则应在患者背部垫一宽度超过

床沿和够长的硬板，解开患者上衣。抢救者跪或站立于患者右肩颈侧。

二、C—人工循环

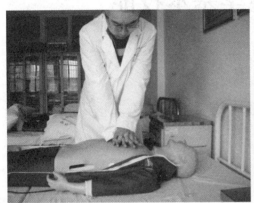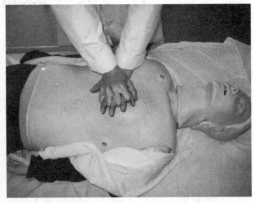

图 2 - 1　胸外心脏按压

C—人工循环通常采用胸外心脏按压术。按压部位在胸骨中、下 1/3 交界处，以一手掌根部放在按压区，将另一手的掌根重叠放于其手背上，两手手指交叉抬起，使手指脱离胸壁。抢救者双臂绷直，双肩在患者胸骨上方正中，垂直向下用力按压，利用上半身体重和肩臂部肌肉力量。按压应平稳、有规律地进行，不能间断，不能冲击式地猛压。下压及向上放松的时间大致相同，按压频率成人及儿童均为 100 次/分，下压深度为 3～5cm，按压 30 次，注意用力均匀适度以免造成肋骨骨折、气胸、血胸等并发症。

三、A—畅通呼吸道

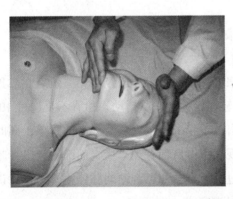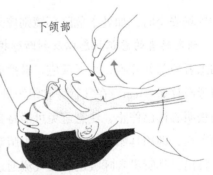

图 2 - 2　仰额抬颏法开放气道

心搏、呼吸骤停的患者因其舌根下坠，引起气道阻塞，宜用仰头举颏法使之通畅。即一手在小鱼际下压前额使头部后仰，另一手的示指与中指置于下颌骨近下颏处，抬起下颏，并清理口腔异物（痰、血、义齿、呕吐物等）。以右手示指沿患者口腔右侧壁进入口腔并钩出异物以保持气道通畅。

四、B—人工呼吸

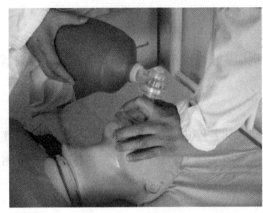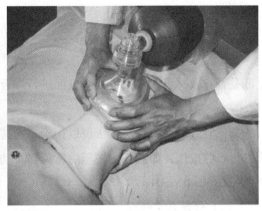

图 2 - 3　简易呼吸器

在没有条件的情况下采用口对口人工呼吸法。若患者牙关紧闭或口腔有严重损伤时可改用口对鼻人工呼吸，因婴幼儿口鼻开口均较小，位置又很靠近，可作口对口鼻人工呼吸。操作时注意：

（1）在保持呼吸道通畅和患者口部张开的位置下进行。

（2）用按于患者前额一手的拇指与示指捏闭患者的鼻孔。

（3）抢救者以平常吸气量，张开口贴紧并把患者的口部完全包住。

（4）向口内吹气，以患者胸有起伏为度；频率 12 ~ 14 次/min。

（5）一次吹气完毕后，应即与患者口部脱离，轻轻抬头眼视患者胸部，吸入新鲜空气，以便作下一次人工呼吸，同时放松患者鼻孔，此时患者胸部向下塌陷，有气流从口鼻排出。

（6）每次吹入气量约为 800 ~ 1 000mL，吹气量不要过大，吹气时要暂停按压胸部。

（7）抢救开始首先全力吹气两口，以扩张萎陷肺脏，以后每按压胸部 30 次后，通气两次，即 30∶2。亦可应用"S"形的急救口咽吹气管或用口对口呼吸专用面罩代替直接口对口人工呼吸。

（8）在有简易呼吸器的条件下，尽量使用呼吸器，以达到更好的通气效果，手法为"3C"手法，呼吸器面罩尖部朝上以左手拇指和示指将面罩固定于患者口鼻部并确保密闭，另外三个手指固定下颌部以确保气道开放；后以右手挤压气囊 2/3，频率 12 ~ 14 次/min，通气 2 次。有条件可行气管插管或气管切开术。

按压通气以 30∶2 比例连续操作 5 个周期，判断复苏效果（颈动脉搏动及自主呼吸判断）或根据监护仪数据判断效果。单人操作 5 个周期后若复苏无效者，更换人员继续行复苏术。

【注意事项】

一、心肺复苏有效的指标

心肺复苏术操作是否正确，主要靠平时严格训练，掌握正确的方法。而在急救中判断复苏是否有效，可以根据下列五方面进行综合考虑：

（一）颈动脉搏动

按压有效时，每一次按压可以摸到一次搏动，如若停止按压，搏动亦消失，此时应继续进行心脏按压，如若停止按压后脉搏仍跳动，则说明病人心跳已恢复；按压有效时可测到血压在 60/40mmHg 左右。

（二）出现自主呼吸

自主呼吸出现，并不意味可以停止人工呼吸，如果自主呼吸微弱，仍应坚持口对口呼吸。

（三）瞳　孔

复苏有效时，可见瞳孔由大变小，如瞳孔由小变大、固定、对光反射消失则说明复苏无效。

（四）神　志

复苏有效，可见病人有眼球活动，睫毛反射与对光反射出现，甚至手脚开始活动。

（五）面色（口唇）

复苏有效，可见面色由紫绀转为红润。若变为灰白，则说明复苏无效。

二、终止心肺复苏的指征

心肺复苏应坚持连续进行，抢救中不可武断地作出停止复苏的决定。在医院内如有条件确定下列指征时，可考虑终止心肺复苏：

（一）脑死亡

脑死亡的诊断标准如下：

（1）有明确病因，而且为不可逆性。

（2）脑干反射消失。

（3）对疼痛无运动反应（昏迷）。

（4）呼吸停止，$PaCO_2 \geq 8.0Kpa$（60mmHg）。

（5）6h 重复检查结果无变化。

（二）无心跳及脉搏

有以上脑死亡诊断标准的（1）至（4）点，加上无心跳，再加上已作心肺复苏 30min 以上，可以考虑病人真正死亡，可终止复苏。

第二节　除颤术

【目的要求】

（1）掌握自动体外除颤器（AED）的操作步骤。

（2）熟悉除颤成功的因素（患者方面的因素、操作因素）。

（3）了解及早除颤的理论依据。

（4）通过对自动体外除颤器（AED）的操作进行评测。

【标本教具/仪器试剂】

自动体外除颤器（AED）、除颤电极、复苏安妮、心电监护仪、导电膏、生理盐水、纱布。

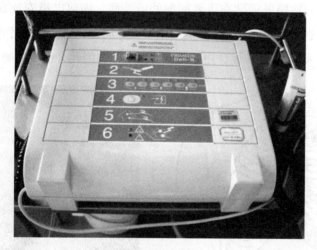

图 2-4　AED

【实验方法与技巧】

一、适应证

（1）快速室性心动过速伴血液动力学紊乱，QRS 波增宽不能与 T 波区别者。

（2）心室扑动。

（3）心室颤动。

早期除颤在心搏呼吸骤停患者的复苏中占有重要地位。及早除颤的理论依据是，大部分（80%~90%）成人突然、非创伤性心搏骤停的最初心律失常为心室颤动，除颤则是对心室颤动最为有效的治疗。然而，随着时间的推移，除颤成功的机会迅速下降，每过 1 分钟约下降 7% ~ 8%。数分钟内室颤将转变为心跳停搏。

现在，已将现场 CPR 的步骤由 A、B、C 扩展为 A、B、C、D。所有参与基础生命支持人员，如他们有机会接触和处理心搏骤停患者，则必须装备自动体外除颤器，接受操作训练，并允许他们在必要时应用除颤器。

二、自动体外除颤器（AED）的操作步骤

（1）了解患者病情状况，评估者意识、心电图状态以及是否有室颤波。

（2）除颤机处于完好备用状态，准备抢救物品、导电糊、电极片，治疗碗内放纱布 5 块，摆放有序。

（3）暴露胸部，清洁监护导联部位皮肤，帖电极片，连接导联线。

（4）正确开启除颤仪，调至监护位置；观察显示仪上心电波形；检查除颤仪后报告"设备完好，电量充足，连线正常，电极板完好"。

（5）报告心律"病人出现室颤，需紧急除颤"（准备时间不超过 30s）。

将一次性使用的除颤电极贴在患者胸廓的前外侧。即前电极安放在胸骨右侧锁骨下区，侧电极安放在躯干的左前左乳头外侧腋中线处。因为，对心搏骤停患者电极安放在前外侧更为方便，且大部分 AED 设计用 II 导联解读心律，因此必须用前侧位安放电极。

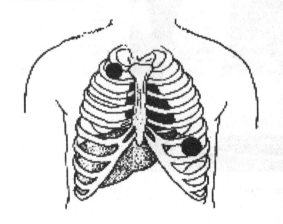

图 2 - 5　电极安放示意图 1

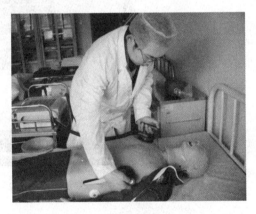

图 2 - 6　电极安放示意图 2

（6）将病人摆放为复苏体位，迅速擦干患者皮肤。

（7）选择除颤能量，单相波除颤用 360J，直线双相波用 120J，双相指数截断（BTE）波用 150 ~ 200J。若操作者对除颤仪不熟悉，除颤能量选择 200J。确认电复律状态为非同步方式。

（8）迅速擦干患者胸部皮肤，手持电极板时不能面向自己，将手控除颤电极板涂以专用导电糊，并均匀分布于两块电极板上。

（9）电极板位置安放正确（"STERNVM"电极板上缘放于胸骨右侧第二肋间，"A-PEX"电极板上缘置于左腋中线第 4 肋间），电极板与皮肤紧密接触。

（10）充电，口述"请旁人离开"。

（11）电极板压力适当，再次观察心电示波（报告仍为室颤）。

（12）环顾病人四周，确定周围人员无直接或间接与患者接触（操作者身体后退一小步，不能与患者接触）。

（13）双手拇指同时按压放电按钮电击除颤（从启用手控除颤电极板至第一次除颤完毕，全过程不超过20s）。

（14）除颤结束，检查脉搏，如无脉搏，继续作CPR 1min，再次除颤。除颤成功，则报告"除颤成功，恢复窦性心律"。

（15）移开电极板，旋钮回位至监护，清洁除颤电极板。

（16）协助病人取舒适卧位，报告。密切观察生命体征变化，继续做好后续治疗。

（17）电极板正确回位，关机。

三、AED 操作面板

AED操作仪器面板有三个按钮：

绿色：开关（ON/OFF）；黄色：分析（analysis）；红色：电击（shock）。操作时尚有语音和文字提示。

【注意事项】

许多患者方面因素和操作因素将影响除颤的结局。患者方面的因素包括除颤前室颤和CPR的时间、心肌的功能状态、酸碱平衡、缺氧和应用某些抗心律失常药。除颤成功率有时可经应用某些药物如肾上腺素而提高。操作因素包括时间、除颤电极位置、电能水平和经胸阻抗等。

一、时间影响

除颤成功最重要的因素是时间，从室颤开始到除颤的时间愈长，成功可能愈小。及早开始恰当的CPR可增加除颤成功的可能，可延长除颤得以成功的时限，但CPR并不能终止室颤。

二、电极位置影响

除颤成功的第二个重要因素是电极的位置，两个电极的安置应使心脏（首要是心室）位于电流的径路中。

三、电　能

目前常规的单相波除颤电能为成人首次200J，若首次除颤未能成功，则第二次除颤可用 200 ~ 300J，而第三次和以后的除颤，则宜用 360J；双相指数截断波（BTE）用 150 ~ 200J。假如在成功的除颤后再发生室颤，则可用前次使患者室颤转复的电能。成人体重并非是影响除颤电能需要量的重要因素，儿童除颤时所需电能则较成人为低。儿童心室颤动很少见，在儿童终末期心律失常中约少于 10%。如为室颤，则建议初次除颤为 2J/kg，如不成功，则以后的电击能量宜倍增。

四、经胸阻抗（TTI）

TTI 是除颤成功的第四个重要因素。成功的除颤需有足够的电流通过胸部使处于危急状态的心肌除极。TTI 以欧姆测定，表示电流通过身体的阻力，阻力愈大，则电流愈小，电击的能量和 TTI 决定确切到达心脏的电流量。虽能选择正确的电击能量，除颤技术也必须正确，以克服经胸阻抗和释放的能量最大限度地到达患者。

五、除颤禁忌证

（1）慢性心房颤动，病程 >1 年。

（2）风湿性心脏病患者，左心房内径 >45mm，或严重心功能不全。

（3）合并洋地黄中毒或严重电解质紊乱（例如低钾血症）。

（4）风湿活动期或心肌炎急性期。

（5）未能有效控制或纠正心房颤动的病因或诱因（例如甲状腺功能亢进、心肌梗死、肺炎等）。

（6）检查发现心房内血栓或近期血栓栓塞史。

（7）电复律后，患者不能耐受长期抗心律失常药物治疗。

（8）既往二次电复律成功，并且服用维持窦性心律的抗心律失常药，但短期内心房颤动复发。

（9）合并高度或完全性房室阻滞，或病态窦房结综合征（已安装起搏器者除外）。

（10）慢性心房颤动患者不能接受抗凝治疗者。

六、并发症

（1）心律失常：室颤或心动过缓。

（2）呼吸抑制、喉痉挛：可能由镇静剂对呼吸中枢抑制或电击本身引起。

（3）低血压：电击后的短时降低或心肌损伤有关。

（4）心肌损伤：可发生急性肺水肿，心肌酶升高。

（5）栓塞：肺栓塞或其他部位栓塞，可用抗凝治疗。

（6）皮肤烧伤：由电极板与皮肤连接不紧密所致。

第三节 心脏电复律术

【目的要求】

（1）掌握心脏电复律概念。

（2）掌握心脏电复律的适应证、操作步骤。

（3）了解心脏电复律工作原理、对机体的影响及并发症。

（4）通过心脏电复律实际操作进行评测。

【标本教具/仪器试剂】

除颤仪、复苏安妮、心电监护仪、导电膏、生理盐水、纱布。

【实验方法与技巧】

一、同步电复律

（一）概　念

用电能来治疗异位性快速心律失常，使之转复为窦性心律的方法。

（二）适应证

（1）新近发生的房扑是同步电复律的最佳适应证或房颤，在去除诱因或使用抗心律失常药物后不能恢复窦律者。

（2）室上性心动过速，非洋地黄中毒引起，并对迷走神经刺激或抗心律失常治疗不起反应者。

（3）室性心动过速，对抗心律失常治疗不起反应或伴有血液动力学紊乱者。

（4）预激综合征并快速房颤。

（5）顽固性室上速。

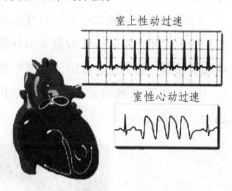

图2-7　室上性与室性心动过速

（三）电复律能量选择

一般情况是 ECG 波形振幅越大，所需能量越小。

1. 室速（VT）

一般10J 既足以成功复律。

2. 房　扑

房扑可用20～25J 转复为窦律，能量太低（5～10J）可使房扑转化为房颤，不宜使用，建议转复房扑的初始能量选择20J，如无效，再选择50～100J重新复律。

3. 室上速（SVT）

50～100J的能量能转为窦性心律。

4. 房　颤

房颤复律常需100～150J，有时超过200J。初始复律能量可选择100J，如不成功，可加用较大能量200J和300J。

5. 洋地黄中毒

对怀疑洋地黄过量或亚临床中毒者，均宜从5～10J开始。

（四）操作步骤

（1）做好术前准备。对低钾血症患者补充钾盐到正常范围。心衰者使其恢复到代偿功能阶段，停用洋地黄类药物24～48h。有风湿活动者，应予控制到静止状态，有亚急性细菌性心内膜炎者，应在血培养转阴、炎症消退后。试用奎尼丁0.1g，观察对药物有无过敏。

（2）做好思想工作，消除患者对电击的恐惧心理。应在空腹时进行电击复律，术前嘱患者排尿。

（3）描记12导联常规心电图，供术后对照。这些导联并使同步触发用。

（4）病人卧于绝缘床（木板床最好）上，静脉缓慢滴注5%葡萄糖液作为紧急给药途径。

（5）接通复律器的电源，打开电源开关，置"人体"于"同步"档，校验同步性能，监护的示波屏上要选择R波最大的导联（勿用主波向下的导联），以触发同步电路。接好电极板导线。按下充电电钮，达到要求能量（一般为50J）。

（6）如疑有病窦综合征，可给阿托品0.5mg，对有室性早搏者，可静注利多卡因50～100mg。

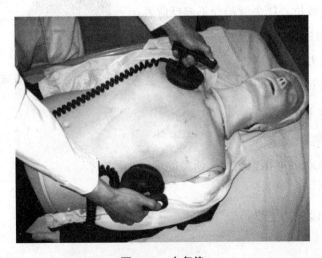

图2-8　电复律

（7）涂导电膏于电极板上或用浸有盐水的纱布包裹电极板。

（8）以上步骤都准备完毕，给患者静脉注射安定时，待患者进入安静状态，将两个电极板分别用力压在胸骨左缘第2肋间与心尖部，同时观察术者及其周围人员与患者及病床处于绝缘状态下，迅速按下放电按钮。

（9）观察示波屏是否复律成功。如未复律，可间歇2～3min后再电击一次。电能是从50J开始，每次增加20～50J，最大能量不宜超过300J，一般可电击4～5次。如果发生室颤，应立即关闭同步电路，改为非同步电击，用200～300J。

（10）操作完毕，关闭电源，复原按钮，清理电极板，按规定位置准确摆好。

二、非同步电复律

（1）接通电源。

（2）选择非同步模式。

（3）涂导电糊或包盐水纱布。

（4）从充电100～150J开始。

（5）把两个电极板分别用力压在胸骨右缘第2肋间与心尖部。

（6）确保周围人员绝缘时按钮放电。

（7）观察心电监护上是否复跳。

（8）若未复跳，继续按压心脏，间隔1～2min后可再予电击。

三、体内复律

用勺状电极板，夹住心脏电击，宜在60J以下。

四、电复律禁忌证

（1）洋地黄过量所致的心律失常，可以使直流电所致的室性心动过速的域值下降，电击后可引起心室纤颤等严重的心律失常。

（2）严重低钾血，可使室颤阈值降低。

（3）房颤、房扑伴高度或完全性房室传导阻滞。

（4）病态窦房结综合征。

（5）近期有栓塞史者，电击后可能有栓子脱落形成血栓。

（6）已用大量抑制性抗心律失常药物者，电击后可影响正常心律的恢复。

五、电复律并发症

（1）心律失常。如室颤或心动过缓等。

（2）呼吸抑制、喉痉挛。可能由镇静剂对呼吸中枢抑制或电击本身引起。

（3）低血压。电击后的短时降低或心肌损伤有关。

（4）心肌损伤。可发生急性肺水肿，心肌酶升高。

（5）栓塞。肺栓塞或其他部位栓塞，可用抗凝治疗。

（6）皮肤烧伤。由电极板与皮肤连接不紧密所致。

第四节 呼吸机应用技术

【目的要求】

（1）掌握机械通气适应证、操作步骤、参数调节的一般原则。

（2）熟悉机械通气的通气模式。

（3）了解机械通气工作原理、对机体的影响及并发症。

（4）通过机械通气实际操作进行评测。

【标本教具/仪器试剂】

呼吸机、复苏安妮。

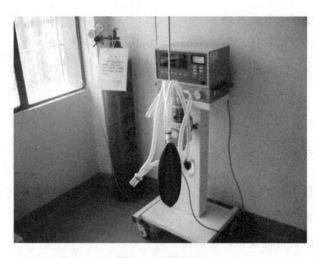

图2-9 呼吸机

【实验方法与技巧】

一、呼吸机应用适应证

（1）急性呼吸衰竭。如电击、溺水、脑血管意外、药物中毒或神经肌肉疾患所致呼吸微弱、停止，或心跳、呼吸骤停病人。

（2）严重肺水肿或急性呼吸窘迫综合征。

（3）失代偿的慢性呼吸衰竭病人。

（4）呼吸功能严重损害的肺部疾病。为减轻心肺生理负担，可应用辅助呼吸并配合呼吸道药物治疗。

（5）哮喘严重发作。特别是 $PaCO_2$ 上升，出现意识改变时。

（6）外科手术前后呼吸功能的维护。

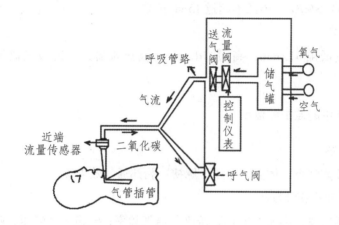

图 2 – 10　呼吸机通气原理图

二、机械通气调节的原理和一般原则

（一）吸氧浓度

吸氧浓度一般为 35% ~ 65%，长期吸入 50% ~ 60% 氧可引起氧中毒。如吸氧浓度在 69% 以上，才能保持 $PaO_2\% > 8.0kPa$，应考虑采用 PEEP 配合。

（二）通气频率、潮气量、每分钟通气量调节

1. 通气频率

通气频率一般 12 ~ 24 次/min。

2. 潮气量（VT）

潮气量 400 ~ 600mL，以往采用 10 ~ 15mL/kg，目前多采用 5 ~ 8mL/kg。

3. 每分通气量（Vmin）

每分通气量为 6 ~ 10L/min。

（三）吸呼比

一般采用 1∶1.5 ~ 2.5，反比通气 <1。有些呼吸机在压力控制通气时，可以调整吸气时间，确定吸呼比，吸气时间一般为 0.8 ~ 1.3s。容量切换

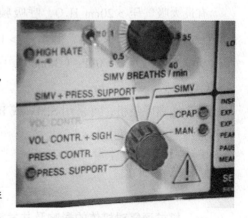

图 2 – 11　调节开关

型呼吸机则要调节潮气量、频率和吸气流速，确定吸呼比。

（四）吸气流速

成人 40～80L/min，平均 60L/min。

（五）PEEP 调节

先给予 0.3～0.5kPa（3～5cm H_2O），视反应逐渐增加，每次增加 0.2～0.3kPa（2～3cm H_2O），使 SaO_2 >90%，最高不超过 15cm H_2O。

（六）报警设定

每分钟通气量低限 4L/min，高限 10L/min。高压报警，一般设定高压报警 3～4kPa（30～40cm H_2O）。

三、通气治疗中的监护和监测

（一）临床观察

观察生命体征如呼吸、体温、血压、脉搏、胸部通气效果等。

（二）通气指标及各种监护

吸入、呼出潮气量，终末呼出 CO_2 浓度，通气频率，气道压力峰压，呼气阻力，肺顺应性，吸入 O_2 浓度和血氧饱和度等。

（三）实验室观察

动脉血气分析，血、尿常规，肝、肾功能，电解质，痰培养加药敏等。

（四）胸片、心电图

四、呼吸机的撤离

机械通气治疗的关键是撤离呼吸机，要根据病人临床表现，实验室检查及通气力学检查，做好缜密判断。

（一）常用的指标

有最大吸气压 >20cm H_2O，呼吸频率 <30 次/min，每分通气量 <10L/min，VD/VT（死腔气量/潮气量） <0.4，肺活量 >15mL/kg，动脉血气氧分压 >8.0kPa（60mmHg），肺泡动脉氧分压差 <4.0kPa（30mmHg）。

（二）步　骤

逐步撤离呼吸机，可采用 SIMV 或 PSV，通过降低呼吸频率或吸气压，锻炼患者呼吸肌，最终撤离呼吸机。

【注意事项】

一、机械通气对机体的影响及并发症

第一，血压改变。正压通气通过使胸腔负压转为正压，造成静脉回流受阻，回心血量

减少，中心静脉压上升，血压下降。

第二，可抑制胃肠蠕动，出现腹胀。脑静脉回流受阻出现脑水肿，ACTH 分泌增高或血容量下降，出现尿少等。

第三，肺气压伤。发生率 1% ~ 30% ，可出现气胸，纵隔气胸，对机械通气造成很大困难。

第四，支气管肺部感染，特别是气管开放后易出现交叉感染。

第五，机械通气并发症，如管道脱离，管道气囊漏气，吸入气体湿化不够，气管插管腔内出现痰堵等。

二、机械通气病人的护理

（一）病人通气情况观察

如胸部活动幅度、心率、血压、神经反射及皮肤有无发绀等，特别要注意病人有无矛盾通气，管道有无漏气、脱管、痰堵等。

（二）观察呼吸机是否运转正常

如潮气量、每分钟通气量、吸氧浓度、呼吸频率、外周血氧饱和度等。

（三）其他护理

定期吸痰，定时翻身，防止褥疮，注意口腔护理，避免交叉感染，定期湿化气道。

第五节　环甲膜穿刺术

【目的要求】

（1）掌握环甲膜穿刺术的适应证及禁忌证。

（2）熟悉环甲膜穿刺术的术前准备。

（3）掌握环甲膜穿刺术的操作步骤。

（4）了解环甲膜穿刺术的注意事项。

（5）通过环甲膜穿刺术实际操作进行评测。

【标本教具/仪器试剂】

环甲膜穿刺模型、环甲膜穿刺针或 7 ~ 9 号注射针头或用作通气的粗针头、无菌注射器、1% 丁卡因（地卡因）溶液或所需的治疗药物，必要时准备支气管留置给药管（可用输尿管导管代替），消毒液（碘伏）。

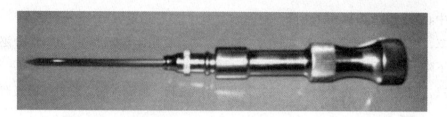

图 2 - 12　环甲膜穿刺针

【实验方法与技巧】

一、适应证

（1）为喉、气管内其他操作准备。

（2）注射治疗药物。

（3）导引支气管留置给药管。

（4）缓解喉梗阻，湿化痰液。

二、禁忌证

有出血倾向者。

三、术前准备

（1）详细了解病史，进行体格检查和必要的实验室检查，如血常规、血小板计数、出凝血时间、活化部分凝血活酶时间及凝血酶原时间等。

（2）向患者或家属详细说明环甲膜穿刺术的目的、意义、安全性和可能发生的并发症。简要说明操作过程，消除患者顾虑，取得配合，并签署知情同意书。

（3）穿刺前，检查插管用具是否齐全合用。

（4）术者及助手常规洗手，戴帽子、口罩。

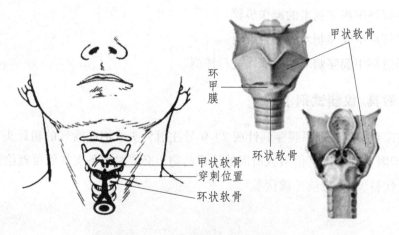

图 2 - 13　环甲膜穿刺示意图

四、操作步骤

（1）患者平卧或斜坡卧位，头后仰。

（2）环甲膜前的皮肤按常规用碘伏消毒。

（3）左手示指和拇指固定环甲膜处的皮肤，右手持注射器垂直刺入环甲膜，到达喉腔时有落空感，回抽注射器有空气抽出。

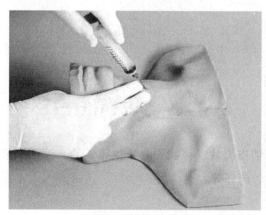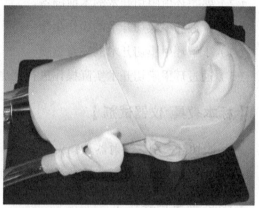

图 2 – 14　穿刺模型

（4）固定射器于垂直位置，注入 1% 丁卡因溶液 1mL，然后迅速拔出注射器。

（5）再按照穿刺目的进行其他操作。

（6）穿刺点用消毒干棉球压迫片刻。

（7）若经针头导入支气管留置给药管，则在针头退出后，用无菌纱布包封固定。

五、术后处理

整理用物，医疗垃圾分类处置，并作详细穿刺记录。

【注意事项】

第一，穿刺时进针不宜过深，避免损伤喉后壁黏膜。

第二，必须回抽有空气，确定针尖在喉腔内才能注射药物。

第三，注射药物时嘱患者勿吞咽及咳嗽，注射速度要快，注射完迅速拔出注射器及针头，以消毒干棉球压迫穿刺点片刻。针头拔出以前应防止喉部上下运动，否则容易损伤咽部的黏膜。

第四，注入药物应以等渗盐水配制，pH 要适宜，以减少对气管黏膜的刺激。

第五，如穿刺点皮肤出血，干棉球压迫的时间可适当延长。

第六，术后如患者咳出带血的分泌物，嘱患者勿紧张，一般均在 1~2 天内即消失。

第六节 环甲膜切开术

【目的要求】

（1）掌握环甲膜切开术的适应证及禁忌证。

（2）熟悉环甲膜切开术的术前准备。

（3）掌握环甲膜切开术的操作步骤。

（4）了解环甲膜切开术的注意事项。

（5）通过环甲膜切开术实际操作进行评测。

【标本教具/仪器试剂】

环甲膜切开模型、注射器及针头、刀柄、切皮刀片、镰状刀、止血钳（直、弯）、持针器及缝合针、丝线、纱布、抽吸管、盐水碗、药杯等。

【实验方法与技巧】

一、适应证

环甲膜切开术为紧急情况下建立呼吸通道的一种应急手术，要求迅速解除呼吸梗阻，待呼吸困难缓解后，再作常规气管切开。

（1）急性上呼吸道梗阻。

（2）喉源性呼吸困难（如白喉、喉头水肿等）。

（3）头面部严重外伤。

（4）气管插管有禁忌或病情紧急而需快速开放气道时。

二、手术要点

（1）于甲状软骨和环状软骨间作一长约 2～4cm 的横行皮肤切口，于接近环状软骨处切开环甲膜，以弯血管钳扩大切口，插入气管套管或橡胶管或塑料管，并妥善固定。

（2）手术时应避免损伤环状软骨，以免术后引起喉狭窄。

（3）环甲膜切开术后的插管时间，一般不应超过 24h。

（4）对情况十分紧急者，也可用粗针头经环甲膜直接刺入声门下区，亦可暂时减轻喉阻塞症状。穿刺深度要掌握恰当，防止刺入气管后壁。

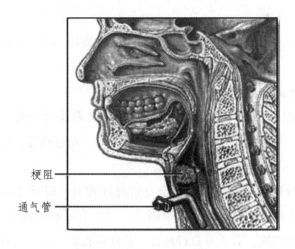

梗阻

通气管

图 2-15　环甲膜切开示意图

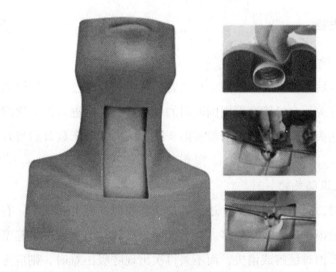

图 2-16　环甲膜切开术模拟训练模型

三、术后处理

（一）床边设备

应备有氧气、吸引器、气管切开器械、导尿管及急救药品，以及另一副同号气管套管。

（二）保持套管通畅

应经常吸痰，每日定时清洗内管，煮沸消毒数次。术后一周内不宜更换外管，以免因气管前软组织尚未形成窦道，使插管困难而造成意外。

（三）保持下呼吸道通畅

室内保持适当温度（22℃左右）和湿度（相对湿度 90% 以上），可用地上泼水、蒸汽吸入，定时通过气管套管滴入少许生理盐水，0.05% 糜蛋白酶等，以稀释痰液，便于咳出。

（四）防止伤口感染

由于痰液污染，术后伤口易于感染，故至少每日换药一次。如已发生感染，可酌情给以抗生素。

（五）防止外管脱出

要经常注意套管是否在气管内，若套管脱出，又未及时发现，可引起窒息。套管太短，固定带子过松，气管切口过低，颈部肿胀或开口纱布过厚等，均可导致外管脱出。

（六）拔　管

咽喉阻塞或下呼吸道分泌物解除，全身情况好转后，即可考虑拔管。拔管前先堵管1~2昼夜，如病人在活动、睡眠时无呼吸困难，可在上午时间拔管。创口一般不必缝合，只需用蝶形胶布拉拢创缘，数天可自行愈合。长期带管者，由于切开部位上皮长入瘘孔内与气管黏膜愈合，形成瘘道，故应行瘘孔修补术。

四、手术并发症

（一）皮下气肿

皮下气肿是术后最常见的并发症，与气管前软组织分离过多、气管切口外短内长或皮肤切口缝合过紧有关。自气管套管周围逸出的气体可沿切口进入皮下组织间隙，沿皮下组织蔓延，气肿可达头面、胸腹，但一般多限于颈部。大多数于数日后可自行吸收，不需作特殊处理。

（二）气胸及纵隔气肿

在暴露气管时，向下分离过多、过深，损伤胸膜后，可引起气胸。右侧胸膜顶位置较高，儿童尤甚，故损伤机会较左侧多。轻者无明显症状，严重者可引起窒息。如发现患者气管切开后，呼吸困难缓解或消失，而不久再次出现呼吸困难时，则应考虑气胸，X线拍片可确诊。此时应行胸膜腔穿刺，抽除气体。严重者可行闭式引流术。

手术中过多分离气管前筋膜，气体沿气管前筋膜进入纵隔，形成纵隔气肿。对纵隔积气较多者，可于胸骨上方沿气管前壁向下分离，使空气向上逸出。

（三）出　血

术中伤口少量出血，可经压迫止血或填入明胶海绵压迫止血，若出血较多，可能有血管损伤，应检查伤口，结扎出血点。

（四）拔管困难

手术时，若切开部位过高，损伤环状软骨，术后可引起声门下狭窄。气管切口太小，置入气管套管时将管壁压入气管；术后感染，肉芽组织增生均可造成气管狭窄，造成拔管困难。此外，插入的气管套管型号偏大，亦不能顺利拔管。有个别带管时间较长的患者，害怕拔管后出现呼吸困难，当堵管时可能自觉呼吸不畅，应逐步更换小号套管，最后堵管无呼吸困难时再行拔管。对拔管困难者，应认真分析原因，行X线拍片或CT、喉镜、气管镜或纤维气管镜检查，根据不同原因，酌情处理。

（五）气管、食管瘘

这种情况少见。在喉源性呼吸困难时，由于气管内呈负压状态，气管后壁及食管前壁向气管腔内突出，切开气管前壁时可损伤到后壁。较小的、时间不长的瘘孔，有时可自行愈合，瘘口较大或时间较长，上皮已长入瘘口者，只能手术修补。

第七节 气管插管与切开术

【目的要求】

（1）掌握气管插管术、气管切开术适应证和禁忌证。

（2）熟悉气管插管术、气管切开术方法及操作步骤。

（3）了解气管插管术、气管切开术的并发症及其防治。

（4）通过模拟气管插管、气管切开术的操作进行评测。

【标本教具/仪器试剂】

一、气管插管

气管插管模型、喉镜、气管导管、金属管芯、套囊充气注射器、导管接头、牙垫、舌钳、吸引器、吸痰管、润滑油、表面麻醉喷雾器等，必要时应准备好呼吸机。

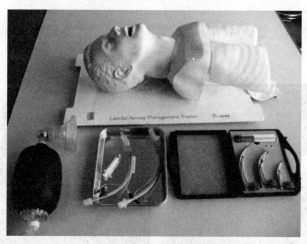

图 2 - 17 气管插管器械与模型

二、气管切开

备手术器械、氧气、吸引器、气管导管、照明设备以及各种急救药品等。常规手术器械包括：注射器及针头、刀柄、切皮刀片、镰状刀、止血钳（直、弯）、甲状腺拉钩、短镊、解剖剪（直、弯）、合适的气管导管（配有内管及管芯）、气管撑开器、持针器及缝合针、丝线、纱布、抽吸管、盐水碗、药杯等。对严重呼吸困难的患者和儿童，为安全起见，气管切开术前应行气管插管或插入气管镜，也有利于手术时减少并发症及失误。

【实验方法与技巧】

一、气管插管

（一）概　念

所谓气管插管是将合适的导管插入气管内的操作。它是建立人工通气道的可靠径路，其作用有：

（1）任何体位下均能保持呼吸道通畅。

（2）有利于呼吸管理，辅助或控制呼吸。

（3）增加有效气体交换量。

（4）消除气管、支气管内分泌物或脓血。

（5）防止呕吐物或返流物所致误吸窒息的危险。

（6）便于气管内给药。

（二）操作步骤

（1）将患者仰卧位，稍垫高肩部，头后仰，张口，使口咽轴、鼻咽轴、喉气管轴尽可能在同一直线上。

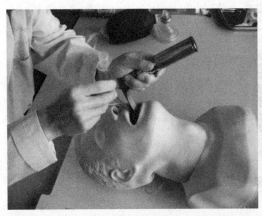

图 2-18　插入导管

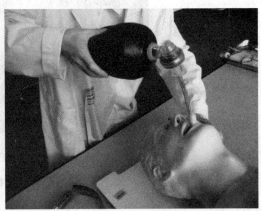

图 2-19　连接简易人工呼吸器

（2）用右手拇指推开患者下唇和下颌，示指抵住门齿，必要时使用开口器，左手握喉镜柄，将镜片从病人口腔右角伸进，边推进边向中间移动，同时将舌体推向左侧。见到悬雍垂，镜片沿舌根再伸入，提高镜柄即可见会厌上缘。若用弯曲镜片，则镜片顶端应伸至会厌背面基部（舌根与会厌交界处），上提喉镜，直接挑起会厌，暴露声门。操作中的任何时候不得以牙为支点。

（3）弯型镜片前端应放在舌根部与会厌之间，向上提起镜片，即可显露声门，而不需直接挑起会厌，直型镜片的前端应放在会厌喉面后壁，需挑起会厌才能显露声门。

（4）左手持气管导管沿喉镜片压舌板凹槽放入，到声门时轻旋导管进入气管内，此时应同时取于管蕊，把气管导管轻轻送出距声门4~6cm（成人），并安置牙垫，拔出喉镜。

（5）观察导管是否有气体随呼吸进出，无呼吸者用简易人工呼吸器压入气体，观察胸廓起伏情况，或者用听诊器听双肺呼吸音是否对称，以确定导管已在气管内。

（6）以胶布固定气管导管与牙垫，并做记号。向导管前端气囊内充气3~5mL，导管接头便可连接呼吸机。

（7）拔管。当病人能脱离呼吸支持时，可拔管。拔管指征为咳嗽、咽反射活跃；自主呼吸存在，血气指标正常；循环稳定。

二、气管切开

（一）适应证

主要用于呼吸心搏骤停、呼吸衰竭、呼吸肌麻痹和呼吸抑制者；保持呼吸道通畅，便于消除气管内分泌物；行机械通气及气管内给药提供条件。

（二）禁忌证

（1）喉头水肿。

（2）颈椎骨折。

（3）喉头黏膜下血肿。

（4）急性咽喉炎。

（三）手术要点

1. 体 位

患者仰卧位，用一小枕垫于肩胛骨下，头后仰，下颌对准胸骨上切迹，保持正中位，以便暴露和寻找气管。呼吸困难严重者如头后仰太甚，将加重呼吸困难，可将头稍向前抬起，做切口后再使之后仰。不能仰卧的病人亦可采取坐位或半坐位。常规消毒，铺无菌巾。

2. 麻 醉

用1%~2%奴夫卡因于颈前中线作局部浸润麻醉，沿甲状软骨下缘至胸骨上切迹注射麻醉剂，气管两侧亦应少量注射。如情况紧急或深昏迷病人，也可不予麻醉。

3. 切 口

手术切口有两种，即纵切口及横切口。

（1）纵切口。较为常用。自环状软骨下缘至胸骨上切迹处，沿颈前正中线切开皮肤、皮下组织及颈浅筋膜。做纵切口后较易寻得气管。

（2）横切口。在环状软骨下3cm，双侧胸锁乳突肌前缘做横切口，长4～5cm。切开皮肤、皮下组织及颈浅筋膜，见到颈白线后再作纵形分离，方法与纵形切口同。优点是瘢痕小，切口与颈部皮肤皱纹平行，愈合后不易看出痕迹。

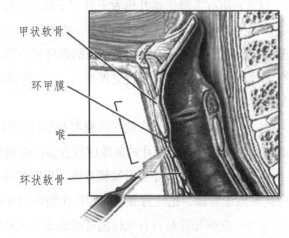

图2-20 气管切开示意图

4. 分离气管前组织

用血管钳沿中线分离胸骨舌骨肌及胸骨甲状肌，暴露甲状腺峡部，若峡部过宽，可在其下缘稍加分离，用小钩将峡部向上牵引，必要时也可将峡部夹持切断缝扎，以便暴露气管。分离过程中，两个拉钩用力应均匀，使气管始终保持在中线位，并经常以手指探查环状软骨及气管环，防止分离时偏离方向。

5. 切开气管

在切开气管前要先确认气管，不能确认时，可用注射器穿刺，抽出气体即为气管。确定气管后，一般于第2～4气管环处，用尖刀片在正中自下向上挑开两个气管环，注意刀尖勿插入过深，以免刺伤气管后壁和食管前壁，引起气管食管瘘。第1气管环及环状软骨不可切断，以免后遗喉狭窄。

6. 插入气管套管

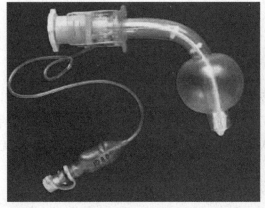
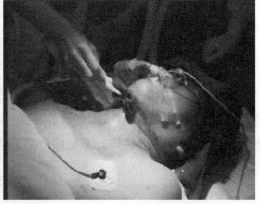

图2-21 气管套管的插入

气管切开后，须迅速用气管撑开器或弯血管钳将切口撑开，并插入合适的气管套管，当有气体及分泌物喷出，可用吸引器吸出分泌物。此时术者及助手均应注意用手固定好气管套管，直到将套管的系带缚于患者颈部。

7. 创口处理

将气管套管两侧上的系带系于颈部，打成死结以牢固固定。其松紧以恰能插入一指为度。切口一般不予缝合，以免引起皮下气肿。用开口纱布块垫于套管周围，覆盖伤口。气管套管口以 1 ~ 2 层无菌湿纱布覆盖或接呼吸机。手术结束后应仔细地做术后检查，检查内容包括伤口有无出血，套管是否通畅，呼吸运动情况如何，颈、胸部有否皮下气肿，行心肺听诊，注意双肺通气情况，心音心律是否正常，有否气胸及纵隔气肿等。

第八节　三腔二囊管的应用

【目的要求】

（1）掌握三腔二囊管食管胃底压迫止血术的操作方法。

（2）熟悉并发症及处理。

（3）了解并发症及处理。

（4）通过对三腔二囊管食管胃底压迫止血术的操作进行评测。

【标本教具/仪器试剂】

消毒三腔二囊管、液状石蜡。检查三腔管是否完好，食管气囊和胃气囊的气体量，充气是否均匀，有无漏气，气囊弹性是否良好，胃管是否通畅。

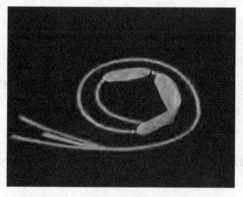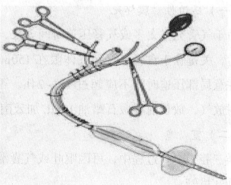

图 2 - 22　三腔二囊管

【实验方法与技巧】

（1）插管前要首先解除病人的思想顾虑，取得合作。

（2）病人取坐位，如有休克，可采取头高仰卧位。

（3）应用时先在气囊与导管外涂石蜡油，然后通过鼻孔或口腔缓慢插入，插到鼻咽部时，嘱病人做吞咽动作，同时将管送入食管到达胃内长约 65cm 处，并在胃管内抽得胃液时，提示三腔管头端已达胃部。即用 50mL 注射器向胃囊内注入 200～250mL 气体，并夹住管末端，再将三腔管往外拉，直至感到有阻力，表示胃气囊已压于胃贲门部，三腔管出鼻孔处放入一小块立方形泡沫橡胶或用胶皮作标记，此时可将管子用宽胶布固定于上唇一侧，再用 500g 重物通过滑车牵引压迫止血。胃囊放妥后，开始从胃管放吸引管，行胃灌洗，以去除积存的血块，若止血效果良好，

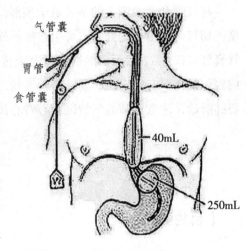

图 2-23　三腔二囊管操作原理图

可不再向食管充气；若仍出血，可再向食管囊充气 150～200mL，使压力维持在 30～40mmHg，可有效地压迫出血的食管曲张静脉。

【注意事项】

一、并发症及处理

（一）压迫性黏膜坏死

由于气管充气太多或气管压迫时间太长，压迫局部黏膜缺血性坏死。为避免此并发症的发生，关键在于食管充气管气体限在 150mL 之内，胃气管充气限制在 200mL 之内，此外，注意局部压迫时间不应超过 12～24h，否则易致压迫性黏膜坏死。一旦并发症发生，应及时放气，放气前吞服石蜡油 19mL 加云南白药粉，防止加重黏膜损害和出血。

（二）窒　息

插三腔二囊管过程中，可因呕吐或气囊滑脱引起气管阻塞喉部而发生窒息，此时必须立即抽气拔管。

二、放管后的护理

（1）放置三腔二囊管期间，每 2～3h 抽胃管一次，观察出血情况并作记录。

（2）每 12～24h 放气 1 次，放气前可吞服蓖麻油 10mL 加云南白药。先放食管囊气，

后放胃囊气，用注射器抽完气体，并记录所抽气体量，放气时间 15 ~ 30min。若有出血可再充气，先充胃囊，后充食管囊，若出血停止，可观察效果，仍无出血，可拔管。

（3）使用三腔管一般 24 ~ 72h 可达到止血，若仍未止血，应延长压迫时间，一般为 3 ~ 5d。出血停止后，先放食管气囊的气体，观察 24h，仍不出血，将气囊气体放完，嘱病人服石蜡油 20mL 后，缓缓拔出三腔二囊管。

（4）放置三腔管期间，应加强口腔护理，及时吸出口腔分泌物，防止误吸。

三、病情交代

第一，向病人及其家属详细交代注意事项，以取得配合，有助于三腔管顺利插入而达到压迫止血的目的。

第二，使用三腔管压迫止血病人，往往出血量大，病情有较高的危险性，随时可能发生意外。而插入三腔管压迫止血本身又有一定的意外，应向病人家属交代病情的严重性和该急救技术实施的必要性。

第九节　插管洗胃术

【目的要求】

（1）掌握洗胃法的适应证、禁忌证及操作方法。
（2）熟悉洗胃法的注意事项。
（3）了解漏斗洗胃法、注洗器或注射器洗胃法。
（4）通过洗胃法及胃肠减压术操作进行评测。

【标本教具/仪器试剂】

一、洗胃包

洗胃盆、漏斗洗胃管或粗胃管、压舌板、治疗碗各一。

二、治疗盘

液状石蜡、弯盘、纸巾、胶布、棉签、治疗巾、橡皮围裙、注射器、量杯、开口器、舌钳、牙垫、检验标本容器、听诊器。

三、洗胃溶液

常用的有生理盐水、温开水、2% ~ 4% 碳酸氢钠、1:5 000 高锰酸钾等。洗胃溶液用量一般为 2 000 ~ 5 000mL，中毒病人需 10 000mL 以上或更多，温度为 37℃ ~ 40℃，另备污水桶 1 只。

四、洗胃机

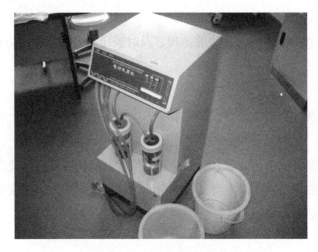

图 2 - 24　自动洗胃机

【实验方法与技巧】

插管洗胃术系将胃管插入病人胃内，反复注入一定量的溶液，以排除胃内未被吸收的毒物。此操作技术简便，对于中毒者行之有效。

病人取坐位、斜坡卧位或侧卧于床边，解开衣襟，有活动假牙者应先取出，放入牙垫或开口器。将治疗巾及橡胶围裙围于胸前，并予以固定。污水桶放于头部床下，置弯盘于病人口角处。

胃管前段涂以液状石蜡，经口腔或鼻腔将胃管缓慢送入胃内，成人一般进入 50cm 左右即可达胃内，经鼻腔则另加病人耳垂至鼻翼的长度。先抽尽胃内容物，必要时留标本送检验。若不能断定胃管是否在胃内，可将胃管的尾端置入水中，如有气泡逸出，系胃管插入气管所致，清醒者此时多有强烈的呛咳或声嘶，应立即拔出重插。亦可用直接咽喉镜窥视胃管是否进入食道。

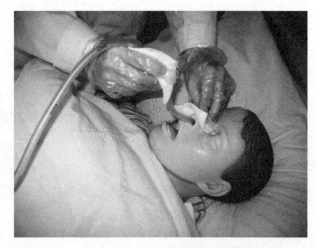

图 2 - 25　经鼻腔下胃管

证实胃管确在胃内后，即可洗胃。

洗胃主要有以下方法：

1. 漏斗洗胃法

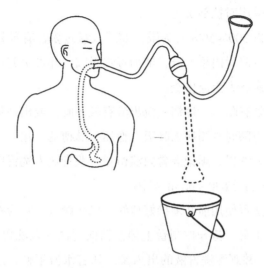

图 2-26　漏斗胃管洗胃法

（1）将漏斗放置低于胃部的位置，挤压橡皮球，抽尽胃内容物。

（2）抬高漏斗，距口腔 30～50cm，徐徐倒入洗胃液 300～500mL（小儿酌减），当漏斗内尚有少量溶液时，速将漏斗倒转，并低于胃部水平以下，以利引出胃内容物，使其流入污水桶内。若液体不能顺利流出，可将胃管中段的皮球加压吸引，即先将皮球前端胃管反折，而后压闭皮球，再放开胃管。

（3）胃内溶液流完后再抬高漏斗，如此反复灌洗，直至洗出液与灌洗液相同为止。

2. 注洗器或注射器洗胃法

将注洗器或注射器连接胃管，吸尽胃内容物后，注入洗胃液 200mL 左右，再抽出弃除，反复冲洗，直至洗净。

3. 自动洗胃机洗胃法

（1）将配好的洗胃液置于清洁溶液桶或瓶内，将洗胃机上的药液管一端放入溶液桶内液面以下，出水管的一端与病人洗胃管相连接。调节好液量大小，接通电源后按"手吸"键，吸出胃内容物，再按"自动"键，机器开始对胃进行自动冲洗。待冲洗干净后按"停机"键。

（2）洗毕，反折胃管迅速拔出，以防管内液体误入气管。

（3）记录灌洗液量、洗出液总量与性质。

【注意事项】

第一，如遇中毒者呼吸、心跳停止，应先行心肺复苏；若呼吸道梗阻、紫绀，应先进行清理呼吸道，必要时行气管插管，保证呼吸道通畅，纠正缺氧，而后再洗胃。在洗胃过程中，如分泌物过多，应随时吸出。

第二，当中毒性质不明时，应抽出胃内容物送检，洗胃液可选用温开水或等渗盐水，待毒物性质明确后，再采用对抗剂洗胃。

第三，每次灌入量以300~500mL为限。如灌入量过多，有导致液体从口鼻腔内涌出而引起窒息的危险，并可使胃内压上升，增加毒物吸收，并可引起迷走神经兴奋，导致反射性心搏骤停，心肺疾病病人更应慎重。

第四，洗胃过程中如有阻碍、疼痛、流出液有较多鲜血或出现休克现象，应立即停止施行洗胃。洗胃过程中应随时观测病人呼吸、血压、脉搏的变化。

第五，幽门梗阻病人洗胃，须记录胃内滞留量。服毒病人洗胃后，可酌情注入50%硫酸镁30~50mL或25%硫酸钠30~60mL导泻。

第六，自动洗胃机洗胃使用前必须接好地线，以防触电，并检查机器各管道衔接是否正确、牢固，运转是否正常。打开控制台上的按钮向胃内注入洗胃液的同时观察正压表，一般压力不超过40kPa，并观测洗胃液的出入量。如有水流不畅，进出液量相差较大，可交替按"手冲"与"手吸"两键进行调整。

第十节 胃肠减压术

【目的要求】

（1）掌握胃肠减压术的适应证、禁忌证及操作方法。

（2）熟悉胃肠减压术的注意事项。

（3）通过胃肠减压术操作进行评测。

【标本教具/仪器试剂】

一、洗胃包

洗胃盆、漏斗洗胃管或粗胃管、压舌板、治疗碗各一。

二、治疗盘

液状石蜡、弯盘、纸巾、胶布、棉签、治疗巾、橡皮围裙、注射器、量杯、开口器、舌钳、牙垫、检验标本容器、听诊器。

三、洗胃溶液

常用的有生理盐水、温开水、2%~4%碳酸氢钠、1:5 000高锰酸钾等。

四、洗胃机、胃肠减压器

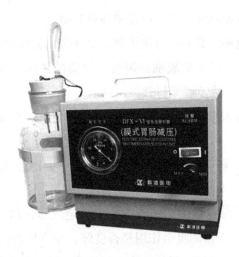

图 2 – 27　胃肠减压器

【实验方法与技巧】

一、概 念

胃肠减压术是将胃管插入病人胃内进行胃肠减压，可随时吸出胃肠内空气与分泌物的一种治疗手段。可预防或治疗腹部气胀；或抽出胃液检查，以协助诊断；或用于胃肠手术后，有利愈合。

二、操作方法

（1）根据应用目的选择单腔或双腔胃管，检查管道是否通畅、双腔管的气囊容量多少及有无漏气，并将各管腔的开口处做好标记。

（2）胃管前端涂油润滑，将其轻轻由鼻孔送下，达咽部时，令病人做连续的下咽动作，或给予少量温开水，以助下咽。如病人发生恶心则暂停。同时让其作深呼吸，待好转后再继续送下，直达欲插入的深度，成人为 55～60cm。

（3）用注射器抽尽胃内容物，固定胃管，连接胃肠减压器。

（4）如系双腔管，待管吞至 75cm 时，从管内抽出少量液体，作酸碱度实验。如为碱性，即表示管的头端已通过幽门进入肠内，此时用注射器向气囊内注入 20～30mL 空气，并夹闭其外口，以后依靠肠蠕动，管头端即可到达梗阻近端肠曲。当插管深度达到预期位置后，将导管用胶布固定于病人面颊或鼻梁上。

（5）鉴定双腔管头端是否已通过幽门，亦可用 X 线透视或向管内注入少量空气，同时在上腹部听诊，可从音响最大部位估计双腔管头端的位置。

【注意事项】

（1）操作轻柔，顺鼻腔弯度插入，以免损伤鼻黏膜。

（2）必须保持胃管通畅，必要时可用生理盐水冲洗。胃管留置时间较长者，可每天用液状石蜡数滴从鼻腔滴入，以免形成咽部溃疡。胃肠减压病人应加强口腔护理与清洁鼻腔，每日给予蒸汽吸入，以减轻咽部刺激。

（3）使用胃肠减压病人应静脉补液，并密切观察病情、引流物的量与性质，并作好记录。

（4）停止口服给药，若必须口服，应将药物研碎，溶于水后注入导管，并夹闭导管1～2h。

（5）经常检查气囊是否完整（即向囊内注入一定气体，然后抽出，若抽出量过多或过少均提示囊壁已破）、减压器的吸引作用是否良好、导管是否通畅及有无滑脱等。

（6）腹部膨胀消除后，将双腔管气囊内空气抽尽，导管与引流装置分离。但双腔管仍留在肠内，以便反复施术，直到腹胀无复发可能时，方可拔管。拔管时应捏紧导管，令病人憋气，迅速拔出，并以弯盘盛接。

第三章　西医外科学基本技能

第一节　西医外科实验概论

【目的要求】

培养严格的无菌操作观念，训练基本的外科手术操作，为进一步学好临床课程打下良好基础。

【标本教具/仪器试剂】

教学录像、外科常规手术器械、缝合线。

【实验方法与技巧】

介绍、观看录像与分组实习各占一半时间，先介绍、观看录像，后分组实习。

一、实验人员分组、分工与手术后工作

（一）实验人员分组

学生每5~6人为一个手术组，设组长一人，负责与老师联系，分工为术者、助手、器械、巡回。

（二）实验分工与职责

1. 术　者

术者负责本次手术实习具体操作，对手术的成败负责，要求术前熟悉手术流程，负责与全组同学进行术前讨论，研究手术操作步骤。

2. 助　手

助手负责皮肤消毒及铺巾，配合术者完成手术。

3. 器　械

手术开始前清点器械数目，分类排好。根据术者需要，准确、及时传递器械，穿针引线。手术完毕再次清点器械、纱布等。

4. 巡 回

根据术中术者要求，随时协助，如另取敷料、缝线等。

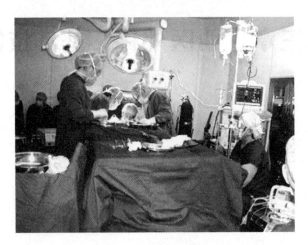

图 3-1　手术室分工

（三）手术后工作

（1）术者整理手术台卫生。

（2）助手与器械将器械洗净，如数交还。

（3）巡回者将污物倒入指定地点。

（4）手术结束后由组长召集小组讨论，教师指出手术过程中存在的问题。

二、常用手术器械的认识与使用方法

认识手术刀片、刀柄、剪刀、止血钳、持针器、组织钳、缝合针、手术线等，了解它们的种类和用途。要求掌握各种器械正确执法和使用注意事项。

（一）手术刀

由刀柄和可装卸的刀片两部分组成。一把刀柄可以安装几种不同型号的刀片。刀片可分为圆刀、弯刀及尖刀等，主要用来切割组织，有时也用刀柄分离组织。

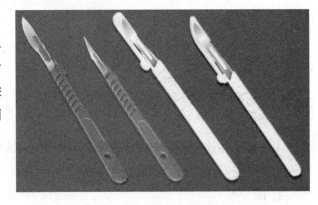

图 3-2　不同的刀柄和刀片

1. 手术刀片的装卸

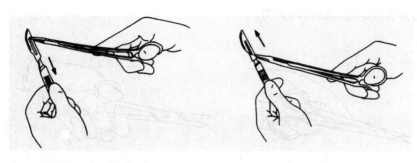

图3-3 装载刀片　　　　　　　**图3-4 卸下刀片**

2. 持刀方式

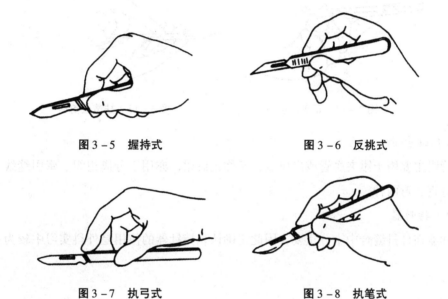

图3-5 握持式　　　　　　　**图3-6 反挑式**

图3-7 执弓式　　　　　　　**图3-8 执笔式**

3. 手术刀的传递

传递手术刀时，传递者应握住刀柄与刀片衔接处的背部，将刀柄尾端送至术者的手里，不可将刀刃指着术者传递以免造成损伤。

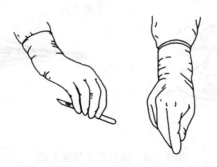

图3-9 手术刀的传递

（二）手术剪

手术剪分为组织剪和线剪两大类。

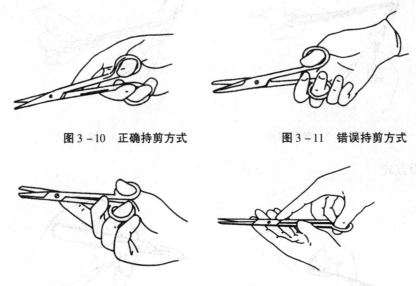

图 3 - 10　正确持剪方式　　　　　图 3 - 11　错误持剪方式

图 3 - 12　正剪法剪线　　　　　　图 3 - 13　扶剪法剪线

（三）血管钳

血管钳主要用于钳夹血管或出血点，又称止血钳，亦用于分离组织、牵引缝线、拔出缝针，有直、弯两种。

（四）持针器

持针器在外科缝合中十分重要，因此正确认识持针器的使用是外科实习中较为重要的内容。

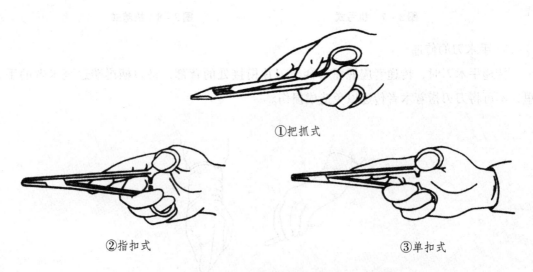

①把抓式

②指扣式　　　　　　　　　　　　③单扣式

图 3 - 14　持针器的持握方式

（五）组织钳

组织钳又叫鼠齿钳和 Allis 钳，其前端稍宽，有一排细齿似小耙，闭合时互相嵌合，弹性好，对组织的压榨较血管钳轻，一般用以夹持组织，不易滑脱，如皮瓣、筋膜或即将被切除的组织，也用于钳夹纱布垫与皮下组织的固定。

（六）缝合针

1. 直　针

其适合于宽敞或浅部操作时的缝合，如皮肤及胃肠道黏膜的缝合，有时也用于肝脏的缝合。

2. 弯　针

临床应用最广，适于狭小或深部组织的缝合。几乎所有组织和器官均可选用不同大小、弧度的弯针作缝合。

3. 无损伤缝针

其主要用于小血管、神经外膜等纤细组织的吻合。

4. 三角针

针尖前面呈三角形（三菱形），能穿透较坚硬的组织，用于缝合皮肤、韧带、软骨和瘢痕等组织，但不宜用于颜面部皮肤缝合。

5. 圆　针

针尖及针体的截面均为圆形，用于缝合一般软组织，如胃肠壁、血管、筋膜、腹膜和神经等。

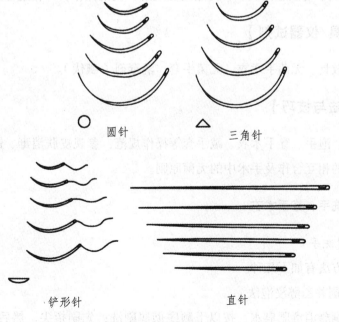

图 3 - 15　各种缝合针

（七）手术线

手术线用于缝合组织和结扎血管。手术线应具有一定的张力，易打结，组织反应小，无毒，不致敏，无致痛性，易灭菌和保存等条件。手术线分为可吸收线和不吸收线两大类。

1. 可吸收缝线

其主要有肠线及合成纤维线。

（1）肠线。由绵羊的小肠黏膜下层制成，组织反应明显。因此，使用过多、过粗时，伤口炎性反应重。

（2）合成纤维线。组织反应轻，抗张力较强，吸收时间长，有抗菌作用，均为高分子化合物。

2. 不吸收缝线

其有丝线、棉线、不锈钢线、尼龙线等。根据缝线张力强度及粗细的不同亦分为不同型号。正号数越大，表示缝线越粗，张力越大。

第二节　无菌术

【目的要求】

（1）掌握外科手术操作中的无菌原则。

（2）在实践中增强感性认识，树立无菌观念，规范操作，严格遵守无菌原则。

【标本教具/仪器试剂】

外科洗手教具、无菌手术衣、无菌手套、消毒剂（碘伏）。

【实验方法与技巧】

见习洗手、泡手、穿手术衣、戴手套等操作规范，参观皮肤消毒、铺巾，最后参观术者和助手之间的相互合作及手术中的无菌原则。

一、外科洗手、穿手术衣

（一）外科洗手

常用洗手方法有如下几种。

1. 肥皂洗刷并乙醇浸泡法

用消毒毛刷蘸消毒肥皂水，按以下顺序彻底刷洗：先刷指尖，然后刷手、腕、前臂、肘部至上臂下 1/2 段。两手臂交替刷洗，每刷洗 3min 用清水冲洗 1 次，共 3 次，总计

10min。刷洗后作冲洗，冲洗时手指朝上，肘朝下，从手指冲向肘部，须将肥皂沫冲洗干净。用消毒小毛巾沿手指向肘部的方向顺序擦干，擦过肘部的毛巾不可再回擦手部。将双手至上臂下 1/3 浸泡在盛 70% 乙醇的桶内 5min。浸泡毕，用消毒毛巾揩去手臂乙醇，晾干。双手保持于胸前半伸位，进入手术间穿手术衣，戴手套。

2. 碘仿（碘伏）洗手法

清水冲洗双手、前臂、肘部至上臂下 1/2 段皮肤。取无菌刷蘸 0.5% 碘伏溶液，按肥皂水刷手法的相同顺序和范围，刷洗手、臂 3min。流水冲净，用消毒小毛巾或纱布擦干。用 0.5% 碘伏纱布块涂擦手、臂 2 遍，待手、臂皮肤晾干后穿手术衣。

3. 急诊手术洗手法

在紧急情况下，可用 3%~5% 的碘酒涂擦双手及前臂，再用 70% 乙醇酒棉球涂擦 1~2 次，即可戴无菌手套。若需要穿手术衣，应将袖口留在手套腕部外面，然后再戴一副手套。

（二）穿无菌衣和戴无菌手套

1. 穿无菌手术衣

从器械台上取出无菌手术衣，手提衣领两端，轻轻将手术衣抖开，注意避免同其他物品相接触。将手术衣略向空中轻抛，乘势将两手插入衣袖中，两臂前伸，巡回护士或其他人员从背后协助穿衣，然后将两手交叉取起腰带，以便背后护士将其系住。注意穿好手术衣后，双手半伸置于胸前，避免触碰周围的人或物。不可将手置于腋下、上举或下垂。

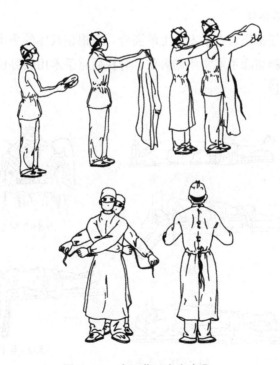

图 3 - 16　穿无菌手术衣步骤

2. 戴无菌手套步骤

先戴左手套，其顺序为右手拿住手套反折部之内面，取出一双手套，左手先伸入左手套，戴手套的左手伸入右手套反折部之外圈内，然后右手伸入手套。如先戴右手套则顺序相反；将手套的反折部位拉到袖口之上，不露出手腕。注意在未戴手套之前，手不能接触手套的外面。

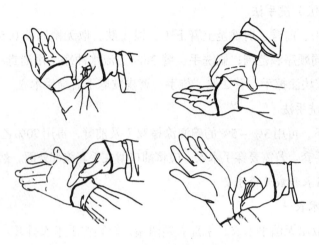

图 3 – 17　戴无菌手套步骤

二、手术患者的消毒铺巾

（一）患者的手术体位

手术患者的体位是指患者在手术台上的姿势。应根据具体的手术选择不同的体位：腹部手术常用平卧位；肺切除手术常用侧卧位；脊柱后路手术用俯卧位；会阴部手术选截石位；乳癌手术用伸展位。

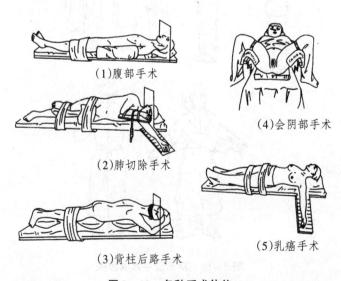

(1)腹部手术

(2)肺切除手术

(3)背柱后路手术

(4)会阴部手术

(5)乳癌手术

图 3 – 18　各种手术体位

（二）手术区消毒方法

助手手臂消毒后，在未穿手术衣和戴手套时，先行手术区与消毒，步骤如下：

（1）助手从器械护士手中接过盛有浸蘸消毒液纱球的消毒弯盘与敷料钳。

（2）第一遍消毒由手术区中心开始，向周围皮肤无遗漏地涂布消毒液，范围一般距术口15cm，不同手术部位的皮肤消毒范围如图3－9所示。第一遍消毒液干后，换敷料钳以同样方式涂布消毒液1遍，为第二遍消毒。

（3）如为污染或感染伤口，以及肛门等处的手术，涂布消毒液由手术区周围向中心；已经接触污染部位的消毒液纱球不可再返擦清洁处。

（4）手不可碰到手术区。皮肤消毒完毕，铺无菌巾单，然后双手再次浸泡于洗手消毒液中3min。

（5）皮肤消毒液可采用0.5%氯己定、碘酊、75%乙醇等。面颈部、会阴部、婴幼儿、植皮区可用1∶1 000苯扎溴铵酊或1∶200氯己定消毒。使用碘酊消毒时，必须待碘酊干后用75%乙醇脱碘2遍。

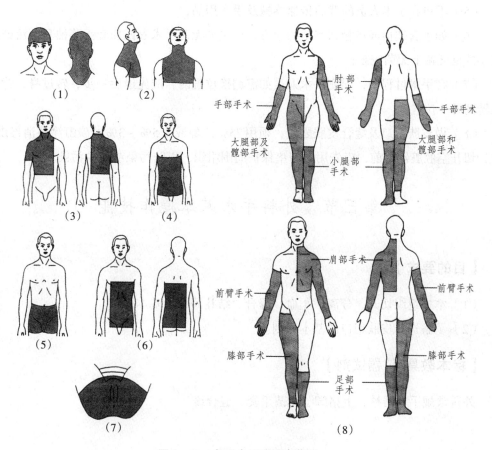

图3－19　各手术区域消毒范围

（1）颅脑手术　（2）颈部手术　（3）胸部手术　（4）腹部手术

（5）泌尿手术　（6）腰部手术　（7）会阴手术　（8）四肢手术

（三）手术区无菌巾单的铺放

手术区皮肤消毒后，由执行消毒的医师及器械护士协同做手术区无菌巾单的铺放，顺序是先铺无菌巾，再铺盖无菌单。无菌巾单的铺盖方法因手术部位而异，但总的原则是要求将患者的全身遮盖，准确地显露出手术野。一般无菌手术切口周围至少要盖有4层无菌巾单。小手术用消毒巾、小孔巾即可。

三、手术进行中的无菌原则

（1）手术人员穿无菌手术衣后应避免受到污染，手术衣的无菌范围是腋前线颈部以下至腰部及手部至肘关节以上5cm，手术台边缘以下的布单均属有菌区域，不可用手接触；

（2）洗手人员面向消毒的手术区域，只能接触已消毒的物品；

（3）如怀疑消毒物品受到污染应重新消毒后再使用；

（4）无菌布单如已被浸湿，应及时更换或盖上新的布单，否则可将细菌从有菌区域带到消毒物的表面；

（5）不可在手术人员的背后传递器械及手术用品；

（6）如手套破损或接触到有菌的地方，应更换无菌手术衣或加套无菌袖套，污染范围极小的也可帖上无菌胶膜；

（7）在手术过程中，同侧手术人员如需调换位置时，应先退后一步，转过身，背对背地转到另一位置；

（8）做皮肤切口及缝合皮肤之前，须用75%乙醇或2.5%～3%的碘酊涂擦消毒皮肤1次，切开空腔脏器之前，应先用纱布垫保护周围组织，以防污染或减少污染。

第三节　外科手术基本操作技能

【目的要求】

（1）掌握组织切开、分离、止血、缝合、结扎等手术基本操作。

（2）了解选择皮肤切口的基本原则。

【标本教具/仪器试剂】

外科常规手术器械、生猪脚、无菌手套、缝合线。

【实验方法与技巧】

一、切开、分离、止血

（一）皮肤切口选择的注意事项

第一，切口应选择在病变附近，能充分显露手术野，直达手术区域，并便于必要时延长切口。

第二，皮肤切开时应尽量与该部位的血管和神经路径相平行，以减少组织损伤，避免重要的血管和神经损伤。

第三，愈合后不影响生理功能，主要包括：①避开负重部位，如手的掌面、足底部和肩部等，以防负重时引起瘢痕疼痛；②颜面及颈部切口须考虑与皮纹是否一致，以减少愈合后的瘢痕；③避免纵形切口超过关节，遇关节手术可做横切口或 S 形切口，以免瘢痕挛缩而影响关节活动。

第四，切开操作简单，经过的组织层次少，缝合切口所需时间短。

（二）皮肤切开注意事项

第一，切口大小应以方便手术操作为原则。切口过大造成不必要的组织损伤，切口过小会影响手术操作，延长手术时间，故在术前应做好手术切口的设计。

第二，切开时用力要适当，手术刀刃须与皮肤垂直，以防斜切，避免缝合时不易完全对合。

第三，切开力求一次完成，避免中途起刀再切，特别是在同一平面上多次切开，可造成切缘不整齐和过多损伤组织。

第四，应按解剖学层次逐层切开，并保持切口从外到内大小一致。

（三）分离、止血

1. 组织分离技术

分离是显露深部组织和切除病变组织的重要步骤。一般按照正常组织层次，沿解剖间隙进行，不仅容易操作，而且出血和损伤较少。常用分离方法有锐性分离和钝性分离两种。

2. 局部止血法

手术过程中的组织切开、分离等都会引起出血。及时完善的止血是一项最重要的基本操作，既能减少失血量，保持手术野清晰，还可避免术后出血与继发感染。常用的止血法有压迫止血法、结扎止血法、止血剂局部止血法、电凝止血法。

二、常用缝合方法

（一）单纯对合缝合法

1. 单纯间断缝合法

这是最常用、最基本的缝合方法，常用于皮肤、皮下组织、肌肉、腱膜和内脏器官等多种组织的缝合。

2. 单纯连续缝合法

单纯连续缝合法可用于张力较小的胸膜或腹膜的关闭缝合。

3. 连续锁边缝合法

连续锁边缝合亦称毯边缝合，常用于胃肠道后壁全层缝合或整张游离植皮的边缘固定，现很少使用。

4. "8" 字缝合法

由两个相连的间断缝合组成，缝扎牢靠，不易滑脱。常用于肌腱、韧带的缝合或较大血管的止血缝扎。

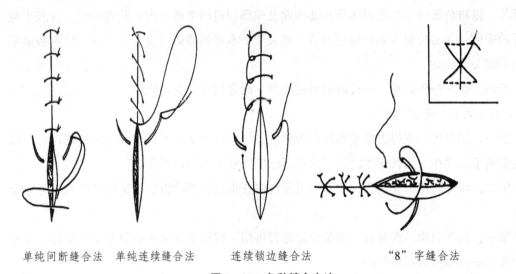

单纯间断缝合法　单纯连续缝合法　　连续锁边缝合法　　　"8" 字缝合法

图 3 - 20　各种缝合方法

5. 皮内缝合

皮内缝合分为皮内间断缝合和皮内连续缝合。选用细小三角针和细丝线（0 号或 2 - 0 号）或细的可吸收缝线，缝针与切缘平行方向交替穿过切缘两侧的真皮层，最后抽紧。

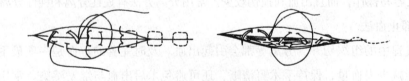

图 3 - 21　皮内间断缝合和皮内连续缝合

（二）内翻缝合法

常用于胃肠道和膀胱的缝合或吻合。其优点是缝合后切缘两侧呈内翻状态，浆膜层紧密对合，有利于伤口粘连愈合，愈合后伤口表面光滑，又减少了伤口与其邻近组织器的粘连。

1. 单纯间断全层内翻缝合

一侧黏膜进针和浆膜出针，对侧浆膜进针和黏膜出针，线结打在腔内同时形成内翻，常用于胃肠道的吻合。

2. 连续全层平行褥式内翻缝合

适用于胃肠道前壁全层的吻合。其方法是开始第一针做肠壁全层单纯对合缝合，即从一侧浆膜进针通过全层，对侧黏膜进针浆膜出针，打结之后，距线结 0.3～0.4cm 的一侧浆膜进针穿过肠壁全层，再从同侧肠壁黏膜进针浆膜出针引出缝线；缝针达对侧肠壁，同法进针和出针，收紧缝线使切缘内翻。如此连续缝合整个前壁后打结。同侧进、出针点距切缘 0.2cm，进、出针点连线应与切缘平行。

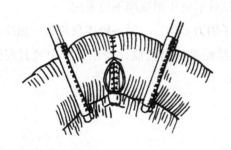 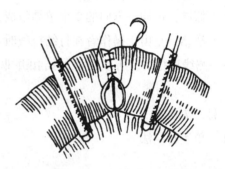

图 3-22　单纯间断全层内翻缝合　　图 3-23　连续全层平行褥式内翻缝合

三、结扎、剪线及拆线法

（一）外科打结法

手术中的止血和缝合都离不开结扎，而结扎是否牢固可靠又与打结有密切关系。打结法是外科手术中最常用和最基本的操作之一，熟练地掌握外科打结法是外科医生所必备的条件。

1. 结扣的分类

临床上一般根据结的形态分为以下几类：

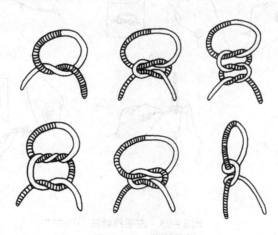

图 3-24　外科结扣

（1）单结。是外科结扣的基本组成部分，易松脱、解开，仅用于暂时阻断，如胆囊逆行切除暂时阻断胆囊管，而永久结扎时不能单独使用单结。

（2）方结。因其结扎后较为牢固而成为外科手术中最常用的结扣。它由两个相反方向的单结扣重叠而成。

（3）三重结或多重结。在完成方结之后再重复1个或多个单结，使结扣更加牢固。适用于直径较粗的血管、张力较大的组织间缝合后的结扎。使用肠线或化学合成线等易于松脱的线打结时，通常需要做多重结。

（4）外科结。第1结松脱的线打结时，结扎线穿绕2次以增加线间的接触面积与摩擦力，再做第2结，这样不易松动或滑脱，打此种结扣比较费时而仅适用于结扎大血管。

（5）假结。由同一方向的2个单结组成，结扎后易于滑脱而不应采用。

（6）滑结。是由于操作者在打结拉线时双手用力不均，一紧一松或只拉紧一侧线头而用另外一侧线头打结，所以完成的结扣并非方结而是极易松脱的滑结，术中尤其要注意避免。

2. 打结方法

（1）单手打结法。

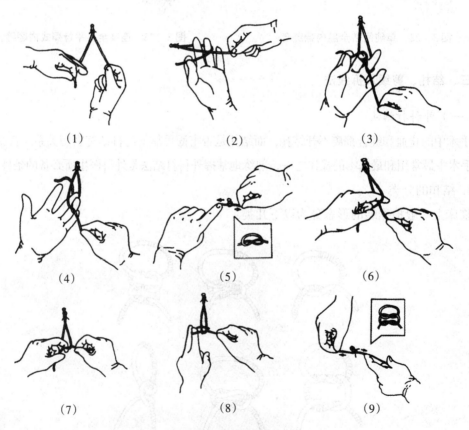

图3-25　左手打结法

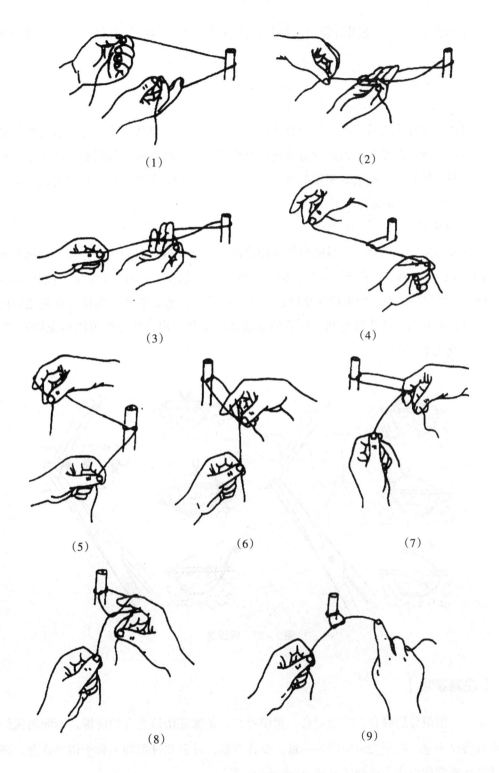

（1）　　　　　　　　　　　（2）

（3）　　　　　　　　　　　（4）

（5）　　　　　（6）　　　　　（7）

（8）　　　　　　　　　（9）

图 3 - 26　右手打结法

（2）双手打结法。作结方便，牢固可靠，除用于一般结扎外，还用于深部或组织张力较大的缝合结扎。

（3）持钳打结法。使用血管钳或持针钳绕长线、夹短线进行打结。可用于浅、深部结扎。

（二）剪线与外科拆线

1. 剪线

手术进行过程中的剪线就是将缝合或结扎打结后残余的缝线剪除。打结者将线尾并拢提取稍偏向左侧，助手将剪刀顺着缝线向下滑至线结的上缘并向上倾斜适当的角度，然后将缝线剪断。倾斜角度越大，遗留的线头越长。一般来说，倾斜45°左右的剪线，遗留的线头较为适中（2～3mm）。

2. 外科拆线

指在缝合的切口愈合以后拆除缝线的操作过程。缝线拆除时间为头、面、颈部在术后4～5d拆线；下腹部、会阴部6～7d；胸、上腹、背、臀部7～9d；四肢10～12d；减张缝合14d。拆线方法是左手持镊将线结轻轻提起，右手将线剪尖端插入线结与皮肤之间的间隙，平贴针眼处的皮肤将线剪断，然后将缝线朝剪断侧拉出，这样就可以避免拉开切口、患者不适或皮下污染。

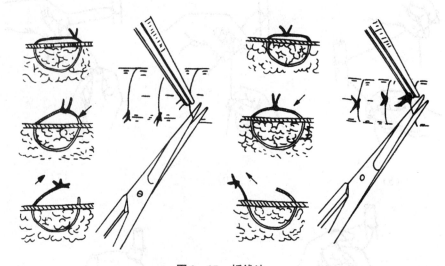

图3-27 拆线法

【注意事项】

第一，组织分层缝合、严密对合、勿留死腔，是保证伤口愈合的前提，不同的组织对合将致伤口不愈。针距边距应均匀一致，整齐美观，过密和过稀均不利于伤口愈合。缝合线的结扎松紧度取决于缝合的对象。

第二，根据不同的组织器官类型，选择适当的缝针、缝线和缝合方法。皮肤缝合宜选用三角针，软组织选用圆针。粗丝线可耐受较大的张力和避免脆性组织的割裂，细丝线可减少组织反应。可吸收缝线在伤口愈合后被机体吸收而不留异物，无损伤针线用于血管吻合，可避免在血管内壁形成血肿。内翻缝合用于胃肠道和膀胱的缝合，既避免了黏膜外翻所致的伤口不愈，又可使伤口粘连较少。

第三，打结时注意，无论用何种方法打结，相邻两个单结的方向必须相反；两手用力点和结扎点三点应在一条直线上；在收紧线结时，两手用力要均匀；遇张力较大的组织结扎时，可在收紧第 1 结扣以后，助手用无齿镊夹住结扣，待收紧第 2 结扣时再移除镊子。

第四节　清创换药

【目的要求】

（1）熟悉清创过程。

（2）熟悉换药的基本步骤，掌握操作要点。

【标本教具/仪器试剂】

教学录像、外科常规手术器械、一次性清创包、换药碗、弯盘、刮匙、引流管等。

【实验方法与技巧】

先通过观看录像及教师讲解学习清创过程。注意皮肤准备、冲洗、消毒、探查伤口，去除坏死组织等，并充分引流及缝合。

换药在病房进行。先由教师讲解有关基础知识，然后分组示教。

一、清创术

（一）目　的

（1）清除细菌、坏死组织、积血、血块、死腔及异物等；

（2）消除损伤局部水肿压迫带来的局部血液循环障碍，保证伤口引流通畅；

（3）尽量使破损皮肤边缘对合良好。

（二）清创时机

开放性损伤的伤口清创处理得越早越好。一般应在伤后 6～8h 以内进行。污染很轻的伤口最长也不要超过 12h。如果局部伤口拖延时间太长，细菌已开始繁殖，不能进行清创，应按感染伤口处理。

（三）清创步骤

1. 皮肤伤口冲洗与消毒

严格遵守无菌操作原则和规程，先剪去伤口周围毛发，范围不得少于距伤口 3cm，再用纱布蘸 5%～10% 消毒肥皂水刷洗周围皮肤，然后用无菌盐水冲洗皮肤及伤口。用

1:1 000苯扎溴铵溶液反复冲洗三遍,再用无菌盐水冲净。伤口清洗完毕,以碘酒、乙醇消毒局部皮肤。

2. 显露伤口彻底清创

(1)检查伤口异物。探查伤口,包括出血、神经损伤、肌腱断裂、骨折及其他脏器损伤情况。以轻柔的动作取净异物。

(2)清除坏死组织。要有层次观念,避免加重损伤,以由内向外的顺序为好。如果彻底显露有困难,可扩大切开伤口,先切除坏死组织直至有出血为止。有些需要吻合的神经干、较大的血管,断端应该寻找出来,断端残面均应切除少许,以便吻合后容易愈合。

3. 组织修复

依解剖层次由深入浅依次缝合,避免残留死腔。活动性出血点要及时止血结扎。最后修整皮肤边缘,将皮肤边缘0.2~0.3cm处剪去,以利对合良好。

(四)术后处理及观察

术后应检查伤口有无红肿、压痛、渗液及分泌物等感染征象。一般情况下,清创后3~5d体温可达38.5℃左右,如果全身情况稳定,伤口疼痛逐渐减轻,局部无红肿、热痛,无须特殊处理,此现象称吸收热;反之,一旦出现感染征象应拆除部分乃至全部缝线敞开引流。引流条一般于术后24~48h后取出。拆线可根据伤口部位及愈合情况,于清创术后2~3周拆线,过早拆线有造成伤口裂开的危险。

二、换 药

换药是观察、处理伤口和更换敷料的总称。其目的是通过检查伤口的愈合情况,及时消除影响伤口愈合的不良因素,为伤口愈合创造有利条件,促使其早日愈合。

(一)换药常用器械

持物钳、手术镊、换药碗、弯盘、手术剪、刮匙、引流管等。

(二)换药常用敷料

棉球、纱布、纱条、棉垫及其他,此外应备有胶布、绷带、棉签、胸腹带等。

(三)换药时伤口用药

1. 生理盐水

有增进肉芽组织营养和吸附创面分泌物的作用,对肉芽组织无不良刺激。

2. 3%过氧化氢

与组织接触后分解释放出氧,具有杀菌作用。用于冲洗外伤伤口、腐败或恶臭的伤口,尤其适用于厌氧菌感染的伤口。

3. 0.02%高锰酸钾

分解释放氧缓慢,但作用持久,具有清洁、除臭、防腐和杀菌作用。用于洗涤腐烂恶臭、感染的伤口,尤其适用于疑有厌氧菌感染、肛门和会阴伤口。临床上常用1:5 000溶液进行湿敷。

4. 聚乙烯吡酮碘液（PVP-1）

为新型杀菌剂，对细菌、真菌、芽孢均有效。0.05%~0.15%溶液用于黏膜、创面、脓腔冲洗；10%溶液用于覆盖无菌切口；1%~2%溶液用于湿敷感染创面，最适用于下肢溃疡和癌性溃疡。

5. 中药类

如红油膏、生肌散、生肌玉红膏等，具有止痛、拔毒生肌、排脓、去腐等作用。

（四）换药的一般操作步骤

第一，换药人员应按无菌原则，穿工作服，戴口罩和帽子，用肥皂水洗净双手，根据伤口情况准备敷料。

第二，取下伤口原有的敷料，撕脱胶布原则应由外向里，外层的敷料可以用手取下，内层的敷料应用镊子并应沿伤口的长轴方向揭起。取出紧贴创面的敷料时应特别注意，因创面干结可使敷料黏结于创面，或者有新生的肉芽粘于内层敷料。对此，应先用生理盐水渗透，使敷料与创面分离，慢慢取出敷料。

第三，对伤口、创面进行清洁、消毒和其他处理，应根据具体的情况使用相应的方法。例如：对缝合的清洁伤口，主要是用75%乙醇棉球由里向外消毒3~5cm范围，避免将细菌带入伤口。对感染伤口，则先用75%乙醇棉球或0.5%碘伏棉球在其周围皮肤由外向里消毒；继而用盐水棉球等清除创面脓液；最后再用乙醇等消毒伤口周围皮肤。

第四，伤口处理完后用无菌敷料覆盖。所覆盖的大小，应全部覆盖伤口达到伤口周围3cm左右。至于加盖敷料的数量，则应按伤口渗出情况而定。伤口无渗出者放置4~8层（1~2块）纱布已足够，或覆盖1块敷料。如分泌物较多，所盖敷料必须相应增多。

【注意事项】

第一，术者应严格无菌操作。

第二，凡接触伤口物品均需无菌，同一患者的一个伤口用过的器械敷料未经灭菌处理，不能用于另一伤口。

第三，换药时所用器具、已接触伤口的物品和未灭菌的用具，三者不能混淆或直接接触。

第四，换下的敷料及使用过的棉球不准随意丢弃，特殊感染者要予以烧毁，器械要单独消毒处理。

第五节　外科包扎法

【目的要求】

了解外科包扎法的用途和方法，掌握其操作要点。

【标本教具/仪器试剂】

教学录像、卷轴带、多头带、三角巾。

【实验方法与技巧】

一、外科包扎法的作用

包扎法是外科临床常用的基本技术，借助其物理作用，可达到固定与治疗的目的。其主要作用有：

（1）保护伤口，避免或减轻污染，预防感染的发生；

（2）固定敷料、夹板位置，防止脱落和移位；

（3）固定肢体和关节或进行悬吊和牵引；

（4）加压包扎，减轻或预防伤肢水肿，改善局部血液循环；

（5）急救时可替代止血带。

二、常用绷带包扎法

包扎绷带的种类甚多，常用的有卷轴带、多头带、三角巾等。

（一）卷轴带

1. 种类及规格

卷轴带有棉布、纱布和弹力卷轴带等，宽度不等，应用时以不同部位及特点选择适宜的宽度，一般情况下，手指用3cm，手、前臂、足、头选用5cm，上臂、肩、腿选用8cm，躯干选用10～15cm。

2. 基本包扎法

（1）环形包扎法。在包扎原处做环形缠绕，后一周完全覆盖前一周。常用于带包扎开始和结束时，或包扎颈、腕、手、足、额部，也可使绷带环向同一方向逐渐错开，适用于包扎单眼、单耳等。

（2）螺旋形包扎法。如螺旋状缠绕，后一周压住前一周的1/5～1/2，用于周径相近的部位，如手指、上臂、大腿和躯干等处。如果两周间留有空隙，各周互不遮盖，称为蛇形绷带包扎法，用于临时简单固定或绷带不足时。

（3）螺旋反折包扎法。每周均在一定部位向下回折，逐周斜上缠绕又回折，斜下时遮盖其上周的 1/2～2/3。用于周径不一致的小腿及前臂。注意反折处不要在伤口或骨隆突处。

（4）"8"字包扎法。同"8"字书写行径包扎，交叉缠绕，每周遮盖上周 1/3～1/2。常用于肘、膝、踝、肩等关节处。

（5）回返包扎法。从正中开始分别向两侧分散的连串回返，常用于头部和断肢残端的包扎。

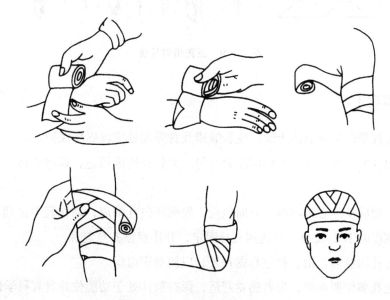

图 3－28　卷轴带基本包扎法

（二）多头带

多头带有胸带、腹带、四头带、丁字带等多种。

1. 腹　带

其构造为中间有包腹布，两侧各有互相重叠的 5 条带脚。使用时患者仰卧，将一侧的带脚卷起，从患者腰下递至对侧，由对侧一人接过，拉直带脚，将包腹布紧贴腹部包好，再将左右带脚依次交叉重叠包扎。伤口在上腹部时，应自上向下包扎，伤口在下腹部时应由下向上包扎。最后均在中腹部打结或以别针固定。

2. 胸　带

比腹带多两根竖带。包扎时先将两竖带从颈旁两侧拉下置于胸前，再交叉包扎横带，压住竖带，最后固定于胸前。

3. 四头带

用于包扎下颌、枕、额等处。

（三）三角巾

包法甚多，可包扎全身任何部位，多用于战地救护、户外急救等，医院中一般少用。

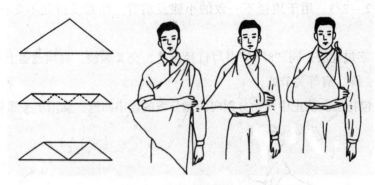

图 3-29　三角巾包扎法

【注意事项】

第一，包扎部位必须清洁干燥，皮肤皱褶及骨隆起处应以棉垫保护。

第二，包扎要松紧适度，每周应压力均匀。太紧易造成压迫，妨碍血运，太松易移动脱落。

第三，一般应从远心端向躯干方向包扎，先循环包扎两周，动作轻柔迅速，每周应遮盖前周绷带宽度的 1/2~2/3，以达到充分固定，并注意整齐与美观。

第四，包扎四肢时，指、趾应暴露在外，以便观察血运。

第五，包扎部位要准确，患者感觉舒适，保持肢体处于功能位并具有科学性。

第六节　离体肠管吻合

【目的要求】

（1）认识肠壁的解剖结构及其毗邻关系。

（2）熟悉肠道吻合的基本方法和步骤。

【标本教具/仪器试剂】

教学录像、生猪小肠、手套、组织剪、线剪、持针钳、肠钳、血管钳、无齿镊、缝合针和线等。

【实验方法与技巧】

5~6 个人为一组，由带教老师先示教，然后再分别轮换进行猪离体肠管端一端吻合

的操作。操作步骤要点如下:

一、熟悉肠壁的组成

黏膜层、黏膜下层、平滑肌层、浆膜层,确认肠壁的系膜缘和对系膜缘。

二、肠管的准备

用两把肠钳同向夹持一段长 15~20cm 的离体肠管,两把肠钳间的距离为 6~8cm,于肠钳之间的肠管中点用组织剪断开肠管,助手扶肠钳将分开的两段肠管原位靠拢对齐即为系膜缘对系膜缘。

三、缝合牵引线

分别在两段肠管的系膜缘和对系膜缘,距断端约 0.5cm 处,用 1 号丝线穿过两肠壁的浆肌层对合缝合一针支持线,打结固定两段肠管,作为定位和牵引用。

四、缝合方式

后壁全层间断内翻肠管的吻合有多种缝合方式,以下介绍常用的几种。

（一）后壁浆肌层间断内翻缝合及全层间断内翻缝合

由肠腔的一侧开始,用缝合针从一侧肠壁的黏膜层穿入,浆肌层穿出,再从对侧肠壁的浆肌层穿入,黏膜层穿出,结扎缝合线,线结打在肠腔内,同样的方法缝完后壁,缝针的边距和针距以 0.3cm 为宜。

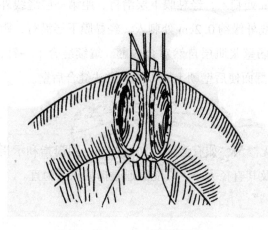
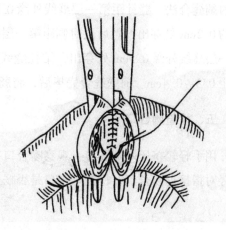

图 3-30　缝合牵引线　　　　　　　图 3-31　后壁浆肌层间断内翻缝合

后壁的缝合也可采用单纯连续全层缝合法,缝针先穿过两断端肠管的全层,结扎一次,然后连续缝完后壁,再结扎线尾,此法缝针的边距和针距均为 0.2~0.3cm;或者采用连续的锁边式缝合,缝针开始与结束的方法与单纯连续缝合法相同,其余的每一针均从前一针的线脚内穿出。

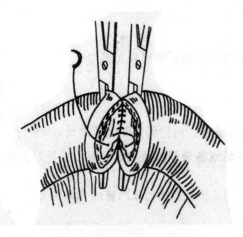 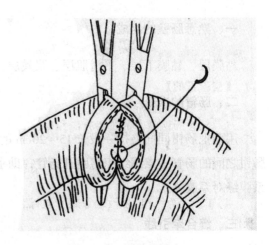

图 3 – 32　单纯连续全层缝合法　　　　　　图 3 – 33　锁边式缝合

（二）前壁全层间断内翻缝合

缝针由一侧肠壁的黏膜穿入浆膜穿出，再从对侧肠壁的浆膜穿入，黏膜穿出，缝合线打结于肠腔内。浆膜进出针点距离肠管切缘约 0.3cm，黏膜面的进出针点应稍靠近切缘，使浆膜多缝，黏膜少缝，以便黏膜面对拢而浆膜面内翻，有利于吻合口的愈合。同样方法缝合第二针，针距以 0.3cm 为宜，结扎第二针缝线之前剪去上一针缝线。结扎时助手还要配合将肠壁的边缘内翻，使之翻入肠腔而达到肠壁边缘内翻的目的。

（三）前、后壁浆肌层间断内翻缝合

完成前、后壁全层缝合以后松开肠钳。做前壁浆肌层缝合，较常采用的是间断垂直褥式内翻缝合法。缝针距第一层缝线外缘 0.5cm 处刺入，经黏膜下层潜行，距第一层缝线外缘约 0.2cm 处穿出，然后至对侧距第一层缝线外缘约 0.2cm 处刺入，经黏膜下层潜行，距第一层缝线外缘 0.5cm 处穿出，结扎缝线，肠壁浆肌层自然对合内翻。继续缝合下一针，针距 0.3 ~ 0.4cm。前壁缝合完毕后，将肠管翻面使后壁朝上，以同样方法缝合后壁。

五、检查吻合口

用手轻轻挤压两端肠管，观察吻合口有无渗漏，如有渗漏可加缝补针。用拇指和示指轻轻对指挤捏吻合口，检查吻合口是否畅通及其直径大小，以能够通过拇指末节为宜。

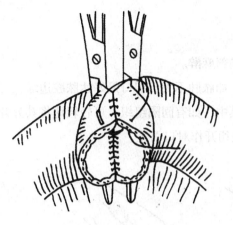

图 3-34　前壁全层间断内翻缝合

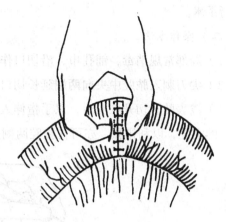

图 3-35　检查吻合口

【注意事项】

第一，肠吻合前要检查肠管的走向，防止肠管在扭曲的情况下做吻合。

第二，浆肌层缝合必须包含黏膜下层，因为大部分肠管张力位于此处，但进针不能过深，以免缝合针穿透肠壁。

第三，不同的肠吻合方法均要求做到吻合处肠壁内翻和浆膜对合。

第七节　表浅手术

【目的要求】

通过观看录像及病房示教，了解体表脓肿切开引流术及表浅脂肪瘤切除术的操作规范和技术要领。

【标本教具/仪器试剂】

教学录像、外科常规手术器械、手套、孔巾、消毒剂等。

【实验方法与技巧】

一、体表脓肿切开引流术

（一）适应证

（1）浅表脓肿已有波动。

（2）深部脓肿经穿刺证实有脓液。

（3）口底蜂窝织炎、手部感染及其他特殊部位的脓肿，应于脓液尚未聚集成明显脓肿前施行手术。

（二）操作方法

（1）局部常规消毒，铺孔巾，沿切口作局部麻醉。

（2）尖刀刺入脓腔中央向两端延长切口，如脓肿不大，切口最好达脓腔边缘。

（3）浅表脓肿切开脓腔后，以手指伸入其中，如有间隔组织，可轻轻地将其分开，使成单一的空腔，以利排脓，亦可在脓腔两侧处切开作对口引流。

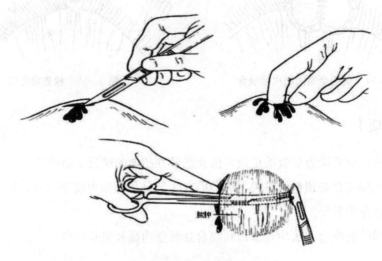

图 3 - 36　浅表脓肿切开

（4）深部脓肿切开之前先用针穿刺抽吸，找到脓液后，将针头留在原处，作为切开的标志，先切开皮肤、皮下组织，然后顺针头方向，用止血钳钝性分开肌层，到达脓腔，将其充分切开，并以手指伸入脓腔内检查。

（5）按脓肿大小与深度放置凡士林纱条引流。若有活动性出血可用止血钳钳夹后结扎，一般小渗血用凡士林纱布堵塞，加压包扎后即可止血。

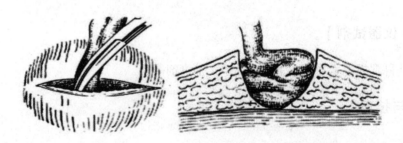

图 3 - 37　深部脓肿切开引流

（三）术后处理

术后第二日换药，松动脓腔内引流。以后每次换药时，根据脓液减少情况逐步拔出引流条，并剪除拔出部位，直至完全拔出为止。

二、表浅脂肪瘤切除术

（一）适应证

表浅脂肪瘤影响功能、劳动和美观者，可考虑手术。

（二）操作方法

（1）局部常规消毒，铺孔巾，沿皮纹方向切开脂肪瘤表面皮肤。

（2）用弯止血钳沿瘤体包膜分离肿瘤，钳夹及结扎所有见到的血管。脂肪瘤多呈多叶状，形态不规则，应注意完整地分离出具有包膜的脂肪瘤组织。用组织钳提起瘤体分离基底，切除。

（3）止血彻底后，分层缝合切口。

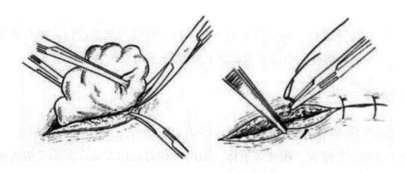

图 3 - 38　表浅脂肪瘤切除术

（三）术后处理

切口敷料要妥善包扎，术后 6～7 日拆线。

第八节　胸腔闭式引流术

【目的要求】

通过观看录像及病房示教，熟悉胸腔闭式引流术适应证，了解基本操作要领。

【标本教具/仪器试剂】

教学录像、外科常规手术器械、引流瓶、带钳引流管、缝合线、手套等。

【实验方法与技巧】

一、适应证

（1）经穿刺抽吸胸膜腔内气、血无效的自发性气胸、血胸或血气胸。

（2）食管、支气管胸膜瘘以及经反复穿刺排脓疗效不佳的急性脓胸。

（3）经反复穿刺抽吸大量胸膜腔积液无效者。

（4）开放性胸外伤，开胸术后或胸膜腔镜术后须常规引流者。

二、术前准备及要求

（1）术前一般应做胸部 X 线摄片等检查，了解胸膜腔内积气、积液、积血的范围和总量，以及肺部、纵隔受压移位的情况，以利于选择正确的引流部位。

（2）如情况特别紧急或患者病情不允许站立，如张力性气胸则应立即行胸膜腔穿刺减压，待患者症状缓解后再行胸膜腔闭式引流术。

（3）对血胸、血气胸患者，特别是合并或怀疑有活动性出血的患者，应做好开胸探查的准备。

（4）手术一般在床旁进行，如病情紧急可在急诊室或院外就地进行，如有活动性出血以及其他严重心脏及循环病变，则应在重症监护病房或手术室内进行。

三、切口的选择

（1）引流气胸气体的切口宜选择在锁骨中线第 2 肋间。

（2）脓胸、血胸、乳糜胸、积液等液体引流时，切口部位多选择腋中线或者腋后线第 7 肋间。

（3）对于包裹性胸腔积液，应借助 X 线检查才能确定切口的部位。

四、操作步骤

（1）消毒切口周围 15cm 范围的手术野皮肤，铺手术巾。在所选切口处施行局部浸润麻醉。

（2）沿肋间或皮纹方向切开皮肤 1.5～2.0cm，在肋骨上缘处用血管钳钝性分离肋间组织，并用钳尖刺入胸膜腔内。当见有液体或气体溢出后，即使用该钳将该部位切口扩大并支撑显露切口，然后借助血管钳的力量，将事先准备好的带钳引流管送入胸膜腔内。同时将引流管末端与盛有液体的引流瓶玻璃管连接，松开血管钳，开放引流管。引流管进入胸膜腔的长度以侧孔进入胸膜腔 0.5～1.0cm 为宜。

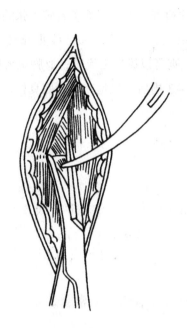

图 3 – 39 做切口

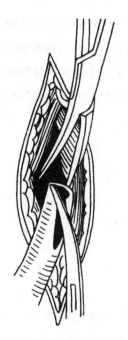

图 3 – 40 置入引流管

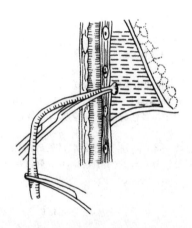

图 3 – 41 引流管到达胸膜腔

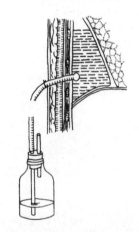

图 3 – 42 连接引流瓶

（3）嘱患者咳嗽或作深呼吸，即可见气体或液体自引流管内流出以及玻璃管内液体随呼吸上下运动。如上述现象不出现，则应重新调整胸膜腔内引流管位置。

（4）缝合切口，用引流管旁缝合皮肤的两根缝线将引流管固定两次，以防止引流管自胸膜腔滑脱。

五、术后观察和处理

（1）经常注意观察引流瓶中气液面的波动情况，以了解引流管是否通畅。还要经常挤捏引流管，以确保引流管的通畅。

（2）引流瓶及其附件 24 ~ 48h 应更换 1 次。更换时应注意夹住引流管，以防止气体进入胸膜腔造成气胸。定时进行床边 X 线摄片检查可以更好地了解肺扩张的情况。

（3）单纯气胸患者，在行胸膜腔闭式引流 24h 以后，如已停止逸气，胸部 X 线摄片检查和临床检查证实气体消失、肺膨胀良好则可以拔出引流管；血胸患者胸膜腔引流物减少至 50mL 以下时可考虑拔管；脓胸引流 2 ~ 3 周后，经检查肺膨胀良好、脓胸已明显缩小者可改为开放引流。

第四章　妇产科学基本技能

第一节　妇科检查

【目的要求】

掌握妇科检查的适应证和操作。

【标本教具/仪器试剂】

无菌手套、阴道窥器、石蜡油或肥皂水、生理盐水。

【实验方法与技巧】

一、适应证

（1）妇科疾病需要检查生殖系统及其有关情况者。
（2）女性体检普查。

二、禁忌证

（1）异位妊娠腹腔内出血病人病情不稳定者。
（2）月经期或阴道流血多者。

三、操作方法

（一）外阴部检查
（1）观察外阴发育情况、阴毛多少及分布、皮肤颜色、有无肿瘤或畸形。
（2）分开小阴唇观察阴道前庭、尿道口、阴道口及处女膜，注意有无充血、水肿及结节。
（3）嘱患者加大腹压，观察有无子宫脱垂、阴道前后壁膨出及尿失禁等。

（二）阴道窥器检查

1. 放置窥器

窥器双叶合拢，润滑前端，左手拇指、示指分开两侧小阴唇，右手持窥器，避开敏感尿道周围，沿阴道侧后壁纵向缓慢插入，边推进边将两叶转平，并逐渐张开两叶，完全暴露宫颈、阴道壁和穹隆部后固定窥器。

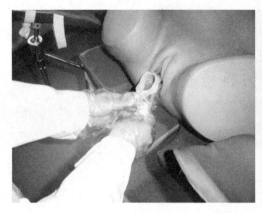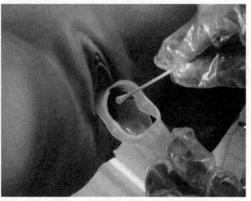

图 4 – 1　放置阴道窥器

2. 检查宫颈

观察宫颈大小、颜色、外口形状，有无柱状上皮异位、赘生物、腺囊肿、肥大、异常分泌物、肿块等，宫颈刮片和宫颈管分泌物涂片或培养的标本均于此时采集。

3. 检查阴道

旋转窥器，观察阴道前、后、侧壁及穹隆黏膜颜色、皱襞多少，是否有阴道隔或双阴道等先天畸形，有无溃疡、赘生物或囊肿等。观察阴道内分泌物的量、颜色、性质、味道，异常者应作滴虫、假丝酵母菌、淋球菌等相关检查。

4. 把窥器两叶合拢，旋转窥器成纵向后缓慢取出

（三）双合诊

（1）戴好无菌手套，一只手放在腹部，另一只手的两指或一指涂润滑剂后沿阴道后壁轻轻放入阴道，检查阴道通畅度、深度、有无先天畸形、瘢痕、结节或肿块及阴道穹隆的情况等。

（2）阴道内的手指扪触宫颈大小、形状、硬度及宫颈外口、有无宫颈摇、举痛等。并根据宫颈外口方向初步判断子宫位置。

（3）将阴道内手指移至宫颈后方，另一手掌心朝下手指平放在患者腹部平脐处，当阴道内手指向上向前方抬举宫颈时，腹部手指往下往后按压腹壁，并逐渐向耻骨联合方向移动，通过内、外手指对合，扪清子宫的位置（水平位、前倾、前屈、后倾、后屈）、形状、大小、软硬度、活动度以及有无压痛。

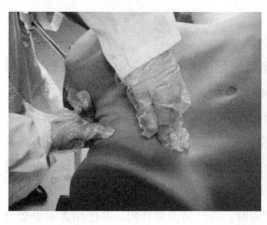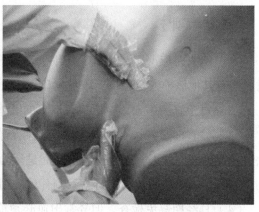

图 4-2　双合诊

（4）扪清子宫情况后，将阴道内手指移至一侧穹隆部，向上盆腔深部扪触，另一手从同侧下腹壁部髂嵴水平开始，由上往下按压腹壁，两手相互对合，触摸该侧子宫附件处有无肿块、增厚或压痛。若扪及肿块，应查清其位置、大小、形状、软硬度、活动度、与子宫的关系以及有无压痛。有时可扪及卵巢，触时有酸胀感，一般情况下输卵管不能扪及。

（四）三合诊

即直肠、阴道、腹部联合检查。一手示指放入阴道，中指放入直肠，另一手在腹部配合检查。其余步骤同双合诊。三合诊可检查后倾、后屈子宫大小、子宫后壁、子宫直肠陷凹、子宫骶骨韧带、宫颈旁及盆腔后壁的病变。如有肿块可以了解肿块后壁的形态及其与盆壁的关系，估计盆腔癌肿浸润盆壁的范围，以及了解阴道直肠膈、骶骨前方及直肠内有无病变等。

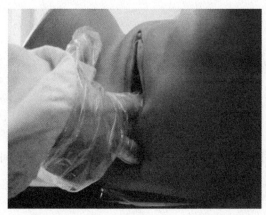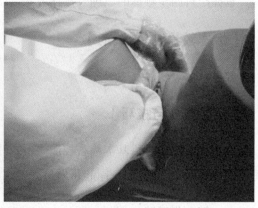

图 4-3　三合诊

（五）直肠—腹部诊

一手示指进入直肠，另一手在腹部配合检查称为直肠—腹部诊。其余步骤同双合诊。适用于未婚无性生活史、阴道闭锁或其他原因不宜做阴道检查者。

【注意事项】

（1）检查时应严肃、认真、仔细、动作轻柔，关心体贴患者。男医生对未婚者检查时，需有其他医护人员在场，以免发生不必要的误会。

（2）每检查一病人，应更换臀部下的纸垫，以防交叉感染。

（3）检查前患者排空膀胱，取膀胱截石位，臀部置于台缘，两手平放于身旁腹部放松，检查者面向病人，立于患者两腿间进行检查。窥器检查时必须旋紧中部螺丝，以免损伤小阴唇、阴道黏膜。如拟行宫颈刮片或阴道涂片检查，不宜用润滑剂。

（4）月经期避免检查，但异常出血必须检查时，应严格消毒外阴，并使用无菌手套与器械，避免感染。

（5）双合诊时，若患者感疼痛不适，可用示指替代阴道内双指进行检查，若患者腹肌紧张，可边检查边与患者交谈，使其张口呼吸而使腹肌放松。

（6）三合诊时，中指伸入肛门，嘱患者用力向下屏气，以使肛门括约肌松弛，便于检查。

（7）未婚妇女一般行肛门腹部诊，禁做双合诊和阴道窥器检查。

第二节　产科四步触诊

【目的要求】

掌握产科四步触诊的原理及操作方法。

【标本教具/仪器试剂】

教学录像、软尺。

【实验方法与技巧】

四步触诊法是产科基本检查技能之一，用于妊娠 20 周以上孕妇。妊娠 20～36 周期间每 4 周检查一次，妊娠 36 周起每周检查一次。具体操作方法如下：

一、第一步手法

检查者面向孕妇，两手置子宫底部，了解子宫外形并测得宫底高度，估计胎儿大小与妊娠周数是否相符。然后以两手指腹相对轻推，判断宫底部的胎儿部分。若为胎头则硬而圆且有浮球感；若为胎臀则软而宽且形状略不规则；若在宫底部未触及大的部分，应想到可能为横产式。

二、第二步手法

检查者面向孕妇，左右手分别置于腹部两侧，一手固定，另一手轻轻深按检查，两手交替，仔细分辨胎背及胎儿四肢的位置。平坦饱满者为胎背，并确定胎背的朝向；可变形的高低不平部分是胎儿肢体，有时可感到胎儿肢体活动。

三、第三步手法

检查者面向孕妇，右手拇指与其余四指分开，置于耻骨联合上方握住胎先露部，进一步查清是胎头或胎臀，左右推动以确定是否衔接。若胎先露部仍浮动，表示尚未入盆。若已衔接，则胎先露部不能被推动。

四、第四步手法

检查者面向孕妇足端，左右手分别置于胎先露部的两侧，向骨盆上口方向向下深按，再次核对胎先露部的诊断是否正确，并确定胎先露部入盆的程度。若胎先露部为胎头，在两手分别下按的过程中，一手可顺利进入骨盆上口，另一手则被胎头隆起部阻挡不能顺利进入，该隆起部称胎头隆突。枕先露（胎头俯屈）时，胎头隆突为额骨，与胎儿肢体同侧；面先露（胎头仰伸）时，股头隆突为枕骨，与胎背同侧，但多不清楚。

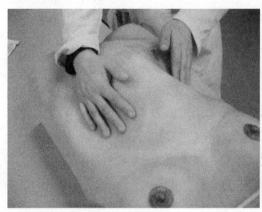
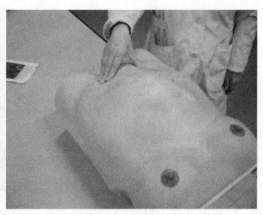

图 4-4　胎位检查　　　　　　　　图 4-5　胎先露检查

【注意事项】

（1）动作要轻柔，以免引起较剧烈的子宫收缩。

（2）若胎先露难以确定时，可行肛诊、B型超声检查协助诊断。

第三节 骨盆测量

【目的要求】

掌握产科骨盆测量的适应证、禁忌证及操作方法。

【标本教具/仪器试剂】

示教模型、骨盆测量器、皮尺、无菌手套、润滑油、骨盆出口测量器。

【实验方法与技巧】

一、适应证

20 周以上孕妇，第一次行产前检查。

二、禁忌证

有先兆流产症状者。

三、操作方法

（一）骨盆外测量

1. 髂棘间径

孕妇取伸腿仰卧位。测量两髂前上棘外缘的距离，正常值为 23～26cm。

2. 髂嵴间径

孕妇取伸腿仰卧位，测量两髂嵴外缘最宽的距离，正常值为 25～28cm。

从以上两径线长度可间接推测骨盆上口横径长度。

3. 骶耻外径（EC）

孕妇取左侧卧位，右腿伸直，左腿屈曲，测量第 5 腰椎棘突下至耻骨联合上缘中点的距离，正常值为 18～20cm。第 5 腰椎棘突下相当于米氏菱形窝的上角。此径线间接推测骨盆上口前后径长度，是骨盆外测量中最重要径线。

4. 坐骨结节间径（出口横径）

孕妇取仰卧位，两腿向腹部弯曲，双手紧抱双膝，使髋关节和膝关节全屈。用骨盆出口测量器测量两坐骨结节内侧线的距离，正常值为 8.5～9.5cm。也可用检查者的拳头测量，若其间能容纳成人横置手拳，则大于 8.5cm，属正常。此径线直接测出骨盆出口横径长度。若此径值小于 8cm 时，应加测出口后矢状径。

5. 出口后矢状径

为坐骨结节间径中点至骶骨尖端的长度。检查者戴指套的右手示指伸入孕妇肛门向骶骨方向，拇指置于孕妇体外骶尾部，两指共同找到骶骨尖端，出口测量器一端放于坐骨结节间径的中点，另一端放于骶骨尖端处，标出的数字即为出口后矢状径，正常值为8～9cm。出口后矢状径与坐骨结节间径值之和＞15cm时，表明骨盆下口狭窄不明显。

6. 粗隆间径

孕妇取伸腿仰卧位，指两股骨粗隆外缘的距离，正常值为28～31cm。

7. 耻骨弓角度

用左右手拇指指尖斜着对拢，放置在耻骨联合下缘，左右两拇指平放在耻骨降支上，测量两拇指间角度，为耻骨弓角度，正常值为90°，小于80°为不正常。此角度反映骨盆下口横径的宽度。

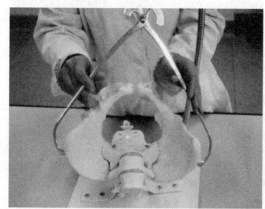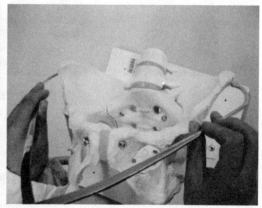

图4-6 骨盆外测量

（二）骨盆内测量

测量时，孕妇取仰卧截石位，外阴部需消毒，检查者戴消毒手套并涂以滑润油。

1. 对角径

为耻骨联合下缘至骶岬上缘中点的距离。检查者将一手的示、中指伸入阴道，用中指尖触到骶岬上缘中点，示指上缘紧贴耻骨联合下缘，用另一手示指正确标记此接触点，抽出阴道内的手指，测量中指尖至此接触点的距离，即为对角径，正常值为12.5～13cm。此值减去1.5～2cm为骨盆入口前后径长度，又称真结合径，正常值为11cm。若测量时阴道内的中指尖触不到骶岬，表示对角径值＞12.5cm。骨盆入口的最短前后径是产科真结合径，无法直接测出，可由对角径减去2.5cm左右间接得出，正常值为10cm，该数值取决于耻骨联合高度和倾斜度。

2. 坐骨棘间径

测量两坐骨棘间的距离，测量方法是一手示、中指放入阴道内，分别触及两侧坐骨棘，估计其间的距离。也可用中骨盆测量器，以手指引导测量，若放置恰当，所得数值较准确，正常值约为 10cm。坐骨棘间径是中骨盆最短的径线，过小会影响分娩中抬头的下降。

3. 坐骨切迹宽度

代表中骨盆后矢状径，其宽度为坐骨棘与骶骨下部间的距离，即骶棘韧带宽度。将阴道内的示指置于韧带上移动，若能容纳 3 横指（约 5.5 ~ 6cm）为正常，否则属中骨盆狭窄。

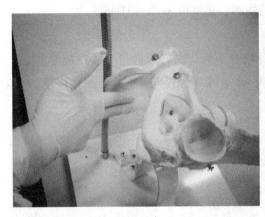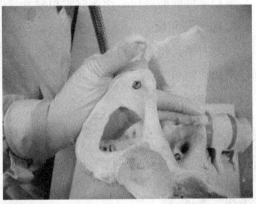

图 4 - 7　骨盆内测量

【注意事项】

检查时动作要轻柔，内测量时要严格消毒。

第四节　基础体温测定

【目的要求】

掌握基础体温（BBT）测定的临床意义、适应证、禁忌证及操作方法。

【标本教具/仪器试剂】

基础体温单、体温计（口表）。

【实验方法与技巧】

一、适应证

（一）不孕症

测量基础体温以了解卵巢有无排卵。若基础体温呈双相提示有排卵，可指导患者在排卵期性交助孕；如单相则提示无排卵，需进一步进行治疗。

（二）指导避孕及受孕

妇女排卵期一般在下次月经前 14 天，在排卵期前、后 2~3 天连续性交最易受孕，这阶段称为易孕期，适用于受孕者。基础体温上升 4 天后，估计排卵已过，此后至月经来潮前约 10 天，一般不会受孕，称为安全期，可据此指导避孕。

（三）协助诊断月经失调

（四）协助诊断早孕

基础体温上升持续 3 周以上，则有妊娠的可能。

二、禁忌证

各种疾病引起的体温异常者。

三、操作方法

（1）每晚睡前将体温表水银柱甩至 36℃以下，置于伸手可取的地方。

（2）第二日清晨醒后，不讲话，不活动，含体温计于舌下，测口温 5min。每天测体温时间固定不变。将测得的结果逐日记录于基础体温单上，并连成曲线。

（3）将生活中有可能影响体温的情况如月经期、性生活、失眠等也记录在体温单上。一般需连续测量至少 3 个月经周期以上。

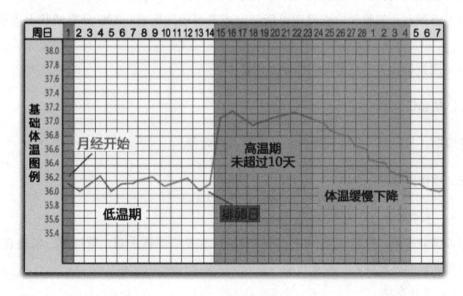

图 4-8　BBT 曲线图

【注意事项】

（1）测试期间机体需无其他疾病如甲亢等影响，且生活较规律，方可保证测量结果准确可靠。反之，如一月内日班、夜班、出差、旅游等环境改变过多者，可能影响测量值的准确性。

（2）每天认真填写记录体温及相关事件，逐日积累，逐月分析。

第五节　宫颈活组织检查

【目的要求】

掌握宫颈活组织检查的适应证、禁忌证及操作方法。

【标本教具/仪器试剂】

阴道窥器、宫颈活检钳（必要时可用鼠齿钳、剪刀、尖刀）、消毒纱布、干棉球、标本小瓶。

【实验方法与技巧】

一、适应证

（1）临床怀疑有宫颈癌或慢性特异性炎症，需进一步明确诊断者。

（2）宫颈刮片细胞学检查发现可疑细胞或典型癌细胞者；TBS 分类鳞状上皮细胞异常者。

（3）阴道镜检查反复可疑阳性或阳性者。

二、禁忌证

妊娠期、月经期、月经前期、急性生殖道炎症者。

三、操作方法

（一）术前准备

患者排空膀胱，取膀胱截石位平卧检查床，术者戴消毒手套，戴口罩，坐检查床前，在标本瓶外标明患者姓名、检查日期。

（二）操作步骤

（1）常规消毒外阴、阴道，铺巾。置阴道窥器暴露宫颈，观察宫颈有无可疑病变区。

（2）消毒子宫颈，以宫颈钳轻夹宫颈上唇。左手扶持宫颈钳，同时拿干纱布一块。

（3）用活检钳在宫颈外口鳞状上皮与柱状上皮交界处或特殊病变处取材。可疑宫颈癌者在宫颈外口 3、6、9、12 点分别取材后置于纱布上。亦可经阴道镜行定位取材或在宫颈涂碘不着色区取材。将钳出的组织放入标本瓶内固定送检。

（4）取下活检钳，注意创面有无活动性出血，再次消毒宫颈。

（5）取干纱布填塞宫颈口压迫止血，边塞边取出阴道窥器，纱布24h后自行取出。

【注意事项】

（1）阴道炎症治愈后再取材。

（2）活检标本应取自宫颈鳞状上皮与柱状上皮交界间的移行带处，该处为宫颈癌的好发部位。

（3）活检标本除包括上皮外，应有足够的间质，组织直径大小以0.2～0.3cm为宜。

第六节　输卵管通液术

【目的要求】

掌握输卵管通液术的适应证、禁忌证及操作方法。

【标本教具/仪器试剂】

阴道窥器、宫颈钳、橡胶锥形通液头或双腔气囊导管、注射器、无菌孔巾、药物（生理盐水20mL、庆大霉素8万单位、地塞米松2mg、糜蛋白酶5mg、阿托品0.5mg）。

【实验方法与技巧】

一、适应证

（1）不孕妇女检查输卵管有无阻塞。

（2）检查输卵管绝育术、输卵管再通术、输卵管成形术的效果。

（3）治疗输卵管黏膜轻度粘连。

二、禁忌证

（1）月经期或不规则阴道流血。

（2）生殖器急性或亚急性炎症。

（3）体温高于37.5℃，或严重全身性疾病，如心、肺功能异常，不能耐受手术者。

（4）三天内有性交史者或怀疑妊娠者。

三、操作方法

（1）通常于月经干净后3～7天手术。术前15～30min皮下注射阿托品0.5mg。患者排空膀胱，取膀胱截石位，双合诊了解子宫位置、大小。常规消毒外阴、阴道，铺巾。

（2）术者戴口罩，消毒手套，铺无菌孔巾，置阴道窥器暴露宫颈，消毒宫颈，宫颈钳夹持宫颈前唇。

（3）将导管插入宫颈管，深入宫腔，使其与宫颈外口紧密相贴。

（4）将抗生素溶液（生理盐水、庆大霉素、地塞米松、糜蛋白酶）缓慢推入导管中，压力不超过160mmHg。观察推注时阻力大小、液体是否回流、患者下腹部是否疼痛等。

（5）取出导管及宫颈钳后消毒宫颈、阴道，取出阴道窥器。

【注意事项】

（1）手术时间一般为月经干净后3~7天内。

（2）为治疗输卵管内膜粘连，可反复通液2~3次。

（3）术后两周内禁盆浴及性交，酌情给予抗生素治疗。

（4）药液以接近体温为宜，以免液体过冷造成输卵管痉挛。

（5）操作认真，动作轻柔。

第七节　子宫输卵管造影术

【目的要求】

掌握子宫输卵管造影术的适应证、禁忌证和操作方法。

【标本教具/仪器试剂】

阴道窥器、宫颈钳、橡胶锥形通液头或双腔气囊导管、注射器、无菌孔巾一块、碘造影剂（40%碘化油或76%复方泛影葡胺20mL）。

【实验方法与技巧】

一、适应证

（一）不孕症

检查输卵管有无阻塞。

（二）原因不明的习惯性流产

了解子宫内口是否松弛，宫颈有无畸形或粘连等。

（三）了解宫腔形态

有无子宫畸形、宫腔粘连、宫腔内异物等。

（四）内生殖器结核非活动期

二、禁忌证

（1）生殖道急性、亚急性炎症。

（2）严重的全身疾病，如心、肺疾病，不能耐受手术者。

（3）正常分娩、流产、刮宫或产后6周内。

（4）月经期、子宫或宫颈出血者。

（5）碘过敏者。

（6）停经尚未排除妊娠者。

三、操作方法

（一）术前准备

（1）时间选择。月经干净后3～7天为宜，此间禁止性生活。

（2）碘过敏试验阴性。

（3）造影前排空大、小便。

（二）操作步骤

（1）术前15～30min皮下注射阿托品0.5mg。患者排空膀胱，取膀胱截石位，双合诊了解子宫位置、大小。常规消毒外阴、阴道，铺巾。

（2）术者戴口罩，消毒手套，铺无菌孔巾。置阴道窥器暴露宫颈，消毒宫颈，宫颈钳夹持宫颈前唇，探查宫腔。

（3）造影剂抽进20mL注射器内，并注入通液头，排出其内液体及气体。

（4）将通液头插入宫颈管堵紧宫颈外口，在X光透视下徐徐注入碘油，观察其进入子宫流经输卵管的情况，此时摄片一张，24h后再透视、摄片。

（5）取出导管及宫颈钳后消毒宫颈、阴道，取出阴道窥器。

【注意事项】

（1）术前必须排空通液头或导管内液体及气体。

（2）导管不能插入过深，以防穿破子宫。

（3）术前应先肌注阿托品，预防输卵管痉挛。

（4）注射压力不可太大，速度不宜太快。当出现造影剂外溢或患者频发呛咳时，应立即停止操作，拔出导管，置患者头低足高位，严密观察。

（5）造影后2周内禁性交、盆浴。酌情予抗生素治疗。

第八节　接　产

【目的要求】

掌握正常分娩接产的适应证、禁忌证及操作方法。

【标本教具/仪器试剂】

教学录像、一次性产包、血管钳、剪刀、弯盘、新生儿吸痰管、卵圆钳、手术衣帽等。

【实验方法与技巧】

一、适应证

第二产程的产妇。

二、禁忌证

有剖宫产指征的产妇。

三、操作方法

（一）接产准备

产妇仰卧于产床上，两腿屈曲分开，露出外阴部，在臀下放一便盆或塑料布，用消毒棉球蘸肥皂水擦洗外阴部，顺序是大阴唇、小阴唇、阴阜、大腿内上 1/3、会阴及肛门周围。然后用温开水冲掉肥皂水，为防止冲洗液流入阴道，用消毒干棉球盖住阴道口，最后以聚维酮碘进行消毒，随后取下阴道口的棉球及臀下的便盆和塑料布，换上消毒巾，戴手套，穿手术衣，打开接产包，准备接产。

（二）接产要领

在保护会阴的同时，协助胎头俯屈，让胎头以最小径线在宫缩间歇时缓慢地通过阴道口，是预防会阴撕裂的关键，产妇与接产者充分合作才能做到。接产者还必须帮助正确娩出胎肩，胎肩娩出时也要注意保护好会阴。

（三）接产步骤

（1）接产者站在产妇右侧，当胎头拨露使阴唇后联合紧张时，应开始保护会阴。方法是接产者在会阴部盖消毒巾，右肘支在产床上，右手拇指与其余四指分开，利用手掌大鱼际肌顶住会阴部。每当宫缩时应向内方托压，同时左手应轻轻下压胎头枕部，协助胎头俯屈和使胎头缓慢下降。宫缩间歇时，右手应放松，以免压迫过久引起会阴水肿。

（2）当胎头枕部在耻骨弓下露出时，左手应按分娩机制协助胎头仰伸。此时宫缩增强，嘱产妇深呼气降低腹压，在宫缩间歇时稍向下屏气，使胎头缓慢娩出。

（3）胎头娩出后，右手仍应保护会阴，不要急于娩出胎肩，而应先以左手自鼻根向下颌挤压，挤出鼻内的黏液及羊水，然后协助胎头复位及外旋转，使胎儿双肩径与骨盆前后径一致。接产者的左手向下轻压胎儿颈部，使前肩从耻骨弓下先娩出，再托胎颈向上使后肩娩出。双肩娩出后，保护会阴的右手方可放松，然后双手协助胎体及下肢相继侧位娩出，并记录胎儿娩出时间。

（4）胎儿娩出后，在产妇臀下放一弯盘接血，以测量出血量。断脐后继续清除新生儿呼吸道黏液和羊水，用新生儿吸痰管或导管轻轻吸除咽部及鼻腔的黏液和羊水，以免造成吸入性肺炎。

（5）胎儿娩出后 1～2min 内断扎脐带，在距脐带根部 15～20cm 处，用两把血管钳钳住，两钳间隔 2～3cm，在两钳之间剪断脐带。消毒脐带根部及周围，在距离脐带根部 0.5cm 处用无菌粗线结扎第一道，再在结扎线外 0.5cm 处结扎第二道，在第二道结扎线外 0.5cm 剪断脐带，挤出残余血液，消毒脐带断面，用无菌纱布覆盖，再用脐带布包扎。

（6）胎儿娩出后 5～6min，胎盘剥离。胎盘剥离征象有：

① 子宫体变硬呈球形。

② 阴道口外露的脐带自行延长。

③ 阴道少量流血。

④ 手掌尺侧在产妇耻骨联合上方轻压子宫下段时，子宫体上升而外露的脐带不再回缩。

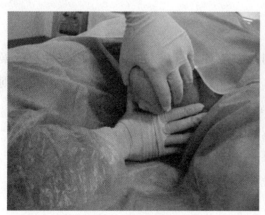

图 4-9　胎头娩出

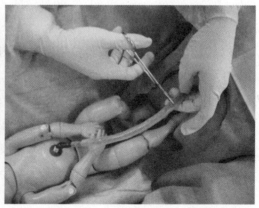

图 4-10　断扎脐带

此时可断定胎盘已剥离，可协助胎盘娩出。在宫缩时左手握住宫底并按压，同时右手轻拉脐带，当胎盘娩出至阴道口时，接产者用双手捧住胎盘，向一个方向旋转并缓慢向外牵拉，协助胎膜完整剥离排出。将娩出的胎盘铺平，先检查胎盘母体面的胎盘小叶有无缺损。然后将胎盘提起，检查胎膜是否完整，再检查胎盘胎儿面边缘有无血管断裂，能及时发现副胎盘。若有副胎盘、部分胎盘残留或大部分胎膜残留时，应在无菌操作下伸手入宫腔内取出残留组织。

【注意事项】

（1）无菌接产，勿将消毒液流入阴道。

（2）耐心安慰产妇情绪，指导产妇正确用力。

（3）正确协助胎头俯屈。注意保护会阴，力量要适当，切忌过分按压。把握会阴切开指征。

（4）胎儿娩出后首先清理呼吸道黏液及羊水，避免吸入性肺炎。

（5）切忌不能把止血钳钳夹脐带，避免产妇或新生儿出血过多。

（6）仔细检查软产道有无损伤，检查胎盘是否完整。

第九节　尿妊娠试验

【目的要求】

掌握妊娠试验的结果判定、临床意义和操作方法。

【标本教具/仪器试剂】

早孕试纸、一次性尿杯。

【实验方法与技巧】

尿妊娠试验俗称早孕试验，是通过检测尿中是否含有一定的人绒毛膜促性腺激素（HCG），从而判定是否怀孕的一种简便方法。正常非妊娠女性呈现阴性反应，妊娠女性则为阳性反应。一般在停经35天，尿妊娠试验就会呈阳性反应。操作方法如下：

（1）取尿液约3~5mL（晨尿更佳）于尿杯中。

（2）将测试条标有MAX的一端插入尿液中。

（3）等待3min观察结果（试纸条上端为对照试线，下端为诊断反应线）。

（4）结果判定：

① 判定线的颜色与对照线一样或比对照线深（出现两条线），则结果为阳性（＋），提示妊娠可能性大。

② 判断线不显色（出现一条线）则为阴性（－）。

③ 判断线显色极淡则为可疑（±）。

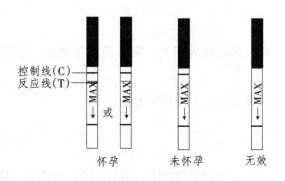

控制线(C)
反应线(T)

怀孕　　　未怀孕　　　无效

图 4 – 11　试验结果判定

【注意事项】

（1）尿频者可能影响结果。最好取晨尿。

（2）测试条浸入尿液勿超过 MAX 线。

（3）此法非绝对可靠的方法，可能有假阳性或假阴性的出现，需结合临床加以诊断。

（4）超出时间观察结果无效。

第十节　诊断性刮宫

【目的要求】

掌握诊断性刮宫的适应证、禁忌证及操作方法。

【标本教具/仪器试剂】

教学录像、阴道窥器、宫颈钳、子宫探针、宫颈扩张器、吸管、刮匙、无菌洞巾、吸引器、弯盘、手术衣帽。

【实验方法与技巧】

一、适应证

（1）子宫异常出血，须证实或排除子宫内膜病变，如结核、息肉、增生、癌前病变及子宫内膜癌、宫颈癌等。

（2）功能失调性子宫出血，除了解子宫内膜的变化及对性激素的反应外，刮宫还可起到止血的作用。

（3）闭经、疑有卵巢功能不佳、宫腔粘连或子宫内膜结核等。

二、禁忌证

（1）生殖道急性炎症，如急性外阴炎、阴道炎、宫颈炎、急性子宫内膜炎、宫腔积脓、急性盆腔炎等。

（2）严重的心、脑、肾疾病及血液病等患者。

三、操作方法

（1）患者取膀胱截石位，常规消毒外阴、阴道，铺无菌孔巾，套腿套。术者做双合诊检查，了解子宫大小、位置及双附件情况。用阴道窥器暴露宫颈，消毒宫颈。

（2）宫颈钳钳夹宫颈前唇，以左手把持固定并轻轻向外牵拉。用探针沿子宫方向缓慢进入宫腔，探子宫腔方向、屈度和深度。

（3）以小号刮匙沿宫腔方向缓慢进入宫腔，自子宫底部至宫颈内口逆时针方向轻刮。将刮出物分别瓶装固定，送病检。

（4）子宫探针测术后子宫腔深度，擦净阴道内血迹，取出宫颈钳，消毒宫颈后取出阴道窥器。

【注意事项】

一、诊刮时间的选择

（1）对不孕症和功能失调性子宫出血患者，为排除子宫内膜病变，并了解卵巢有无排卵和黄体功能状态，刮宫日期应选择在月经来潮前3天至来潮后6h内进行。

（2）为确定是否为黄体萎缩不全，应在月经第5~6天刮宫。

二、诊刮的方式

（1）对于良性病变，应尽量全面刮宫，达到诊断和治疗的目的。

（2）对疑有癌变的患者，如刮出的组织经肉眼检查高度疑为癌组织，且所取组织够做病理检查时，不必再全面刮取，以防出血及癌症扩散。若未见明显癌组织，则应全面刮宫。

（3）疑为子宫内膜结核者，应特别注意刮取两侧宫角部，以提高诊断的阳性率。

三、慎防子宫穿孔

（1）术前未查清子宫的大小、位置、弯曲度，探针或刮匙沿错误方向进入宫腔可导致穿孔。

（2）年老患者，子宫多已萎缩，子宫壁脆弱；哺乳期子宫软，刮宫时用力不当，均可致穿孔。

（3）当子宫内膜癌、绒毛膜癌等癌组织侵犯子宫肌层时，刮宫时极易穿孔。故凡术前疑有该类疾病者，如刮出组织够做病理检查即可停止操作。

（4）为了解卵巢功能而行诊刮时，术前 1 个月应禁用性激素及避孕药。

（5）操作认真、动作轻柔。

第十一节　阴道后穹隆穿刺术

【目的要求】

掌握阴道后穹隆穿刺术的适应证、禁忌证和操作方法。

【标本教具/仪器试剂】

阴道窥器、宫颈钳、穿刺针、注射器、无菌孔巾。

【实验方法与技巧】

一、适应证

（1）疑有腹腔内出血，如异位妊娠、卵巢黄体破裂等。

（2）疑盆腔内积液、积脓时，用于辨明直肠子宫陷凹积液性质，以及盆腔脓肿的穿刺引流及局部注射药物。

（3）B 超引导下行卵巢子宫内膜异位囊肿或输卵管妊娠部位注药治疗。

（4）在 B 超引导下经阴道后穹隆穿刺取卵，用于各种助孕技术。

二、禁忌证

（1）异位妊娠准备采用非手术治疗者。

（2）疑有肠管与子宫后壁粘连者。

（3）临床高度怀疑恶性肿瘤者。

三、操作方法

（1）患者取膀胱截石位，常规消毒外阴、阴道，铺无菌孔巾，套腿套。术者做双合诊检查，了解子宫大小、位置及双附件情况。用阴道窥器暴露宫颈，消毒宫颈。

（2）宫颈钳夹宫颈后唇，向前提拉，充分暴露后穹隆。

（3）用穿刺针接 10mL 注射器，取与宫颈平行方向，从后穹隆正中刺入后穹隆约

2cm，有落空感后抽吸。

（4）抽吸完拔针，注意穿刺点有无出血。如有出血可用棉球压迫片刻，血止后取出阴道窥器。

【注意事项】

（1）高度怀疑异位妊娠并可叩出腹部移动性浊音者，亦有必要采用穿刺术帮助确诊。

（2）穿刺时针头不可进后陷凹内过深，以免超过积液水平而吸不出液体，针头方向必须与宫颈平行，不可过分向前、向后，以免针头刺入宫体或直肠。

（3）内出血量少、血肿位置高或与周围组织粘连时，行阴道后穹隆穿刺抽不出血液，不能完全排除异位妊娠，需结合其他手段确诊。

第十二节　人工流产

【目的要求】

掌握人工流产的适应证、禁忌证和操作方法。

【标本教具/仪器试剂】

教学录像、阴道窥器、宫颈钳、子宫探针、取环器、宫颈扩张器、吸管、刮匙、卵圆钳、无菌洞巾、吸引器、弯盘、手术衣帽。

【实验方法与技巧】

一、适应证

（1）妊娠 10 周内要求终止妊娠。
（2）患有严重疾病不宜继续妊娠者。

二、禁忌证

（1）生殖道炎症，各种疾病急性期。
（2）全身状况不良，不能耐受手术。
（3）术前两次体温高于 37.5℃。

三、操作方法

（一）术前准备

患者取膀胱截石位，常规消毒外阴、阴道，铺无菌孔巾，套腿套。术者做双合诊检查，了解子宫大小、位置及双附件情况。用阴道窥器暴露宫颈，消毒宫颈。

（二）操作步骤

1. 探测宫腔

术者先以宫颈钳钳夹前唇后用左手向外牵拉，右手用子宫探针探测子宫深度并用指尖在探针上作标记。

2. 扩张宫颈

以执笔式持宫颈扩张器顺子宫位置方向扩张宫颈，一般自 4 号半开始按序号扩张至大于所选用的吸管号半号或一号。

3. 吸管吸引

连接好吸管，进入负压吸引试验无误，按孕周选择吸管粗细及负压大小，负压一般在 $400 \sim 600mmHg$ 之间。吸管送入宫底部再退出 1cm，将吸管侧孔朝向宫腔前或后壁，寻找胚胎，胎盘附着部位有触海绵样感觉，继而感到有组织被吸进管内，一般按顺时针或逆时针方向上下移动吸引宫腔 1~2 周，即可将妊娠物吸引干净。

4. 清理宫腔

如果怀疑仍有绒毛、蜕膜未吸净者，可用小刮匙搔刮宫腔，将小刮匙轻轻送入宫底部，自左侧宫角开始逆时针方向环刮 1~2 周即可。

5. 检查吸出物

注意有无绒毛及胚胎。

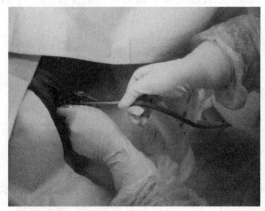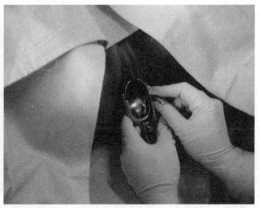

图 4 - 12　吸管吸引清理宫腔

【注意事项】

（1）正确判断子宫大小、方向，动作轻柔，减少损伤。

（2）扩宫颈管时用力均匀，以防宫颈内口撕裂。

（3）严格无菌操作常规。

第十三节　宫内节育器的放置与取出

【目的要求】

掌握宫内节育器（IUD）放置与取出的适应证、禁忌证和操作方法。

【标本教具/仪器试剂】

阴道窥器、宫颈钳、探针、放环器、取环器、无菌洞巾等。

【实验方法与技巧】

一、适应证

（1）放环避孕的妇女。

（2）放环副反应治疗无效，或出现并发症者。

（3）放环期限已到、绝经一年、带环受孕者。

二、禁忌证

（1）可疑妊娠、子宫畸形、生殖道肿瘤、急性生殖道炎症、葡萄胎术后2年内、子宫颈口松弛、子宫脱垂。

（2）铜过敏者。

（3）严重全身疾病。

（4）近3月内有月经失调、阴道不规则流血。

三、操作方法

（一）宫内节育器的放置

（1）术前准备。患者取膀胱截石位，常规消毒外阴、阴道，铺无菌孔巾，套腿套。术者做双合诊检查，了解子宫大小、位置及双附件情况。用阴道窥器暴露宫颈，消毒宫颈。

（2）探测宫腔。术者先以宫颈钳钳夹前唇后用左手向外牵拉，右手用子宫探针探测子宫深度并用指尖在探针上作标记。

（3）根据所选宫内节育器的种类及宫颈松紧程度决定是否需要扩张宫颈管。

（4）将节育器放在放环器上，顺宫腔方向轻轻送入宫腔达宫底部。

（5）取出放环器及宫颈钳，消毒宫颈，取出阴道窥器。

（二）宫内节育器的取出

（1）术前准备。患者取膀胱截石位，常规消毒外阴、阴道，铺无菌孔巾，套腿套。术者做双合诊检查，了解子宫大小、位置及双附件情况。用阴道窥器暴露宫颈，消毒宫颈。

（2）探测宫腔。术者先以宫颈钳钳夹前唇后用左手向外牵拉，右手用子宫探针探测子宫深度并用指尖在探针上作标记。

（3）带尾丝者用长血管钳夹持尾丝，轻轻向外牵拉将器取出；无尾丝者用取环器，勾住环轻轻拉出。

（4）取出宫颈钳，消毒宫颈，取出阴道窥器。

【注意事项】

（1）正确判断子宫大小、方向，动作轻柔，减少损伤。

（2）扩宫颈管时用力均匀，以防宫颈内口撕裂。

（3）严格实行无菌操作。

（4）放置术后第一年1、3、6、12月随访，特殊情况随时就诊。

（5）术后2周禁止性生活、盆浴。

（6）手术均在月经干净后3～7天进行。

第十四节　阴道镜检查

【目的要求】

（1）掌握阴道镜检查的适应证、禁忌证。

（2）了解阴道镜检查的操作方法。

【标本教具/仪器试剂】

阴道镜、阴道窥器、复方碘溶液、3%冰醋酸溶液等。

【实验方法与技巧】

一、适应证

（1）外阴、阴道、宫颈病变。

（2）宫颈刮片异常，需行进一步检查诊断者。

（3）有接触性出血，肉眼观察宫颈无明显病变者。

（4）肉眼观察可疑癌变，对可疑病灶行定位活检。

二、禁忌证

（1）月经期。

（2）生殖器官急性炎症期。

三、操作方法

（1）检查前24h内避免阴道检查、冲洗、性交、宫颈刮片和双合诊。

（2）阴道窥器暴露宫颈，棉球轻轻拭净宫颈分泌物。

（3）接通电源，打开灯开关，将物镜调节至与检查部位同一水平，调整好焦距（距宫颈约15～20cm，距外阴约15～10cm）至物像清晰为止，先用低倍镜观察宫颈外形、颜色、血管及有无白斑。

（4）宫颈局部涂3%醋酸使组织净化并肿胀，以有利于观察，详细检查宫颈各部位，并描述所见。

（5）必要时用绿色滤光镜片，并增加放大20倍数，使血管图像更清晰。

（6）拭擦宫颈后涂复方碘液，再行一遍阴道镜检查，详细记录碘着色范围、宫颈病变大小及类型。如镜下发现可疑病变，取局部活组织送病理学检查。

（7）检查完毕要及时关闭灯开关，切断电源，将升降螺丝复位，机器放回原处。

【注意事项】

（1）临床症状、体征可疑，阴道镜检查未发现可疑病变时，可取宫颈3、6、9、12点四处组织，分装在4个小瓶中，并且注明取材部位后送病理检查。

（2）宫颈刮片找到癌细胞，阴道镜检查所见正常，应行分段诊断性刮宫，并进一步检查宫颈管或宫腔内有无异常。

（3）宫颈鳞—柱交界处和移行带区是宫颈癌的好发部位，宫颈刮片、阴道镜检查及取活组织送检均应对该部位特别重视。

（4）阴道镜常附有照像装置，可保存阴道镜图像进行对比。

第十五节　阴道分泌物检查法

【目的要求】

掌握阴道分泌物检查的适应证、禁忌证和操作方法。

【标本教具/仪器试剂】

阴道窥器、无菌手套、棉签、生理盐水、玻片。

【实验方法与技巧】

一、适应证

（1）各种阴道炎患者。

（2）一些妇科手术前常规了解阴道情况。

二、禁忌证

月经期或有阴道流血者。

三、操作方法

（1）患者排尿后取膀胱截石位。

（2）已婚者用阴道窥器扩张阴道、暴露宫颈及后穹隆，以小棉签拭取后穹隆分泌物；未婚者可用手拔开小阴唇暴露阴道口后用小棉签缓慢地边旋转边进入阴道内拭取分泌物。

（3）取出分泌物可直接与一滴生理盐水在玻片上和匀立即行显微镜检查。

【注意事项】

（1）取材后应及时送检，否则影响结果判断。

（2）在取材时可同时观察阴道分泌物的状态以协助诊断。

（3）取材时如发现其他特殊情况，如宫颈、尿道旁腺开口处脓样分泌物等时应同时做进一步检查，如淋菌培养等。

第十六节　阴道脱落细胞检查

【目的要求】

掌握阴道脱落细胞检查的目的、禁忌和操作方法。

【标本教具/仪器试剂】

阴道窥器、宫颈木刮板、棉签、玻片、小吸管、生理盐水、95%酒精。

【实验方法与技巧】

一、检查目的

（1）观察雌激素水平。

（2）观察有无排卵。

二、检查禁忌

（1）术前24h内忌性交、阴道冲洗、上药或检查者。

（2）月经期或阴道不规则流血者。

三、操作方法

（1）用阴道窥器（窥器不蘸润滑剂）扩张阴道，用刮板在阴道侧壁上1/3处刮取少许分泌物，将标本匀薄涂于玻片上，放入95%酒精内固定15min后，取出染色、镜检。

（2）未婚者可用无菌棉签先蘸生理盐水少许湿润，然后伸入阴道在其侧壁的上1/3处轻卷后，慢慢取出，横放在玻片上向一个方向滚涂，然后固定，染色、镜检。

【注意事项】

取材后应及时送检，以免影响结果判断。

第十七节　宫颈刮片检查

【目的要求】

掌握宫颈刮片检查的目的、禁忌和操作方法。

【标本教具/仪器试剂】

阴道窥器、宫颈木刮板、棉签、玻片、小吸管、药物（生理盐水、95%酒精）、细胞刷、保存液。

【实验方法与技巧】

一、检查目的

协助宫颈癌的诊断，宫颈癌普查。

二、检查禁忌

（1）术前24h内忌性交、阴道冲洗、上药或检查。

（2）月经期或阴道不规则流血者。

三、操作方法

（1）患者取膀胱截石位，阴道窥器暴露宫颈，在宫颈口用木刮板（尖端朝宫颈口、斜面朝宫颈）旋转360度，刮片时用力过重可损伤出血，用力过轻则刮下的细胞过少，二者均影响阅片结果。

（2）刮取的细胞立即顺同一方向涂于干净玻片上，不可重复涂抹，以免细胞破坏。

（3）玻片立即放在95%酒精中固定，不可久留于空气中，以免细胞干燥、皱缩、变形，如标本混有血，应置于醋酸酒精之中固定。

（4）详细填写涂片检查请求单，注明涂片号及病历号，无病历号者需注明详细地址。

（5）宫颈管涂片。先将宫颈表面分泌物拭净，使用"细胞刷"刮取宫颈管上皮。将"细胞刷"置于宫颈管内，达宫颈外口上方10mm，在宫颈管内旋转360度后取出，旋转"细胞刷"将附着于小刷子上的标本洗脱于保存液中。涂片时用薄层液基细胞学制片法。

【注意事项】

取材后应及时送检，以免影响判断结果。

第十八节　羊膜腔穿刺引产术

【目的要求】

掌握羊膜腔穿刺引产术的适应证、禁忌证和操作方法。

【标本教具/仪器试剂】

穿刺针、注射器、无菌手套、无菌孔巾、纱布、利多卡因、引产药物等。

【实验方法与技巧】

一、适应证

（1）胎儿异常或死胎需做羊膜腔内注药（依沙吖啶等）引产终止妊娠。

（2）妊娠16～26周，因各种原因需要终止妊娠者。

二、禁忌证

（1）心、肝、肺、肾疾病在活动期或功能严重异常者。

（2）各种疾病的急性阶段。

（3）急性生殖道炎症。

（4）术前24h内两次体温高于37.5℃。

三、操作方法

（1）患者取平卧位，腹壁消毒后，穿刺部位一般在脐耻中线中点旁开2cm，或宫底下2~3横指中线，或囊性感明显部位，或超声引导定位。避开胎盘附着点。

（2）1%利多卡因局部麻醉。用穿刺针垂直刺入腹壁和宫壁，当有落空感时，抽出针芯，接上注射器，顺利抽出羊水，即证实针已经在羊膜腔内。

（3）将引产药液经针头缓慢注入羊膜腔内，边注射边回吸，见注射器内有絮状液体，证明针头在羊膜腔内，注射完毕，迅速拔出穿刺针，穿刺部位覆盖无菌纱布，压迫2~3min后胶布固定。

【注意事项】

（1）严格无菌操作，以防感染。

（2）穿刺针应细，进针不可过深过猛，尽可能一次成功，避免多次操作。

（3）勿伤及胎盘，手术前后注意孕妇有无呼吸困难、发绀等异常，警惕羊水栓塞的发生。

第十九节　宫腔镜检查

【目的要求】

（1）掌握宫腔镜检查的适应证、禁忌证。

（2）了解宫腔镜检查的操作方法及步骤。

【标本教具/仪器试剂】

宫腔镜、阴道窥器、无菌洞巾。

【实验方法与技巧】

一、适应证

（1）异常子宫出血、怀疑宫腔粘连、子宫造影异常者。

（2）宫腔占位性病变。

（3）IUD 定位及取出。

（4）原因不明的不孕。

（5）复发性流产。

二、禁忌证

（1）心、肝、肾疾病在急性期及其他情况不能耐受手术者。

（2）近期（3 个月内）有子宫穿孔或子宫手术史。

（3）急性生殖道炎症。

（4）宫颈瘢痕，不能充分扩张者或宫颈松弛、裂伤，灌流液大量外漏者。

三、操作方法

（1）受检者取膀胱截石位，常规消毒外阴、阴道，铺无菌单。阴道窥器暴露宫颈，再次消毒阴道、宫颈。宫颈钳夹持宫颈，探针了解宫腔深度和方向，扩张宫颈至大于镜体外鞘直径半号。

（2）接通液体膨宫泵，调整压力至 120～150mmHg，排空灌流管内气体，以 5% 葡萄糖液膨开宫颈，宫腔镜直视下按其宫颈管轴径缓缓插入宫腔，冲洗宫腔内血液至液体清净，调整液体流量，使宫腔内压达到所需压力，宫腔扩展即可看清宫腔及宫颈管。

（3）观察宫腔。先观察宫腔全貌，宫底、宫腔前后壁、输卵管开口，在退出过程中观察宫颈内口和宫颈管。将宫腔镜退出宫颈管。

【注意事项】

（1）检查时间为月经干净后 1 周内。

（2）术前禁食 6～8h。

（3）应用生理盐水膨宫液时，偶可发生低钠血症。

第五章　儿科学基本技能

第一节　儿科徒手心肺复苏术

【目的要求】

（1）掌握儿科徒手心肺复苏术操作。

（2）熟悉小儿心肺复苏的指征。

【标本教具/仪器试剂】

教学录像、婴儿及儿童心肺复苏模拟人。

【操作方法与技巧】

一、儿科徒手心肺复苏的原则

尽快恢复心跳呼吸，以迅速建立有效的血液循环和呼吸，保证全身，尤其是心、脑、肾等重要器官的血流灌注及氧供应。《2010 心肺复苏与心血管急救指南》推荐，从胸外按压开始心肺复苏，按照 C－A－B 程序进行，即循环（Circulation，C）、气道（Airway，A）、呼吸（Breathing，B）。

二、操作方法

（一）判断患儿意识状态以及脉搏、呼吸

1. 判断意识

轻轻摇动患儿肩部，高声喊叫患儿。婴儿对言语如不能反应，可以用手捏掐足底或拍击臀部，或捏掐其合谷穴，如能哭泣，则为有意识。

2. 判断大动脉有无搏动

婴儿因颈部肥胖，颈动脉不易触及，可检查肱动脉或股动脉，或可直接触摸心尖确定有无心跳。

3. 判断呼吸

要领为"一看二感三听"（维持开放气道位置，用耳贴近患者口鼻，头部侧向患者胸部，眼睛观察患者胸部有无起伏，面部感觉患者有无气体排出，耳听有无气流通过的声音）。

（二）将患儿放置适当体位

仰卧位，置于硬板床上。患儿头、颈、躯干平直无扭曲，双手放于躯干两侧。解开患儿衣服，暴露胸部。

（三）徒手心肺复苏程序

1. 循环支持（Circulation，C）

胸外心脏按压，是简单易行的复苏措施，强调快速有力地按压才能产生效果。

（1）胸外心脏按压方法。

① 8 岁以上年长儿。采用双掌法，即以双掌重叠置于患儿胸骨中下 1/3 处，或双乳头连线下方 1cm，按压时双手肘关节伸直，有节奏地向脊柱方向挤压。

② 1~8 岁小儿。采用单掌按压法，用一手固定患儿头部，以便通气，另一手手掌根部置于胸骨下半段（避开剑突），手掌根的长轴与胸骨的长轴一致。

③ 婴儿和新生儿。可采用双手环抱按压法、双指法、单手环抱按压法。即用双手围绕患儿胸部，双拇指或重叠的双拇指置于乳头线下一指处按压。

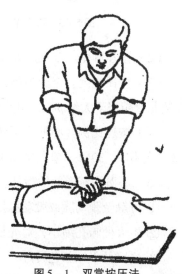

图 5-1 双掌按压法

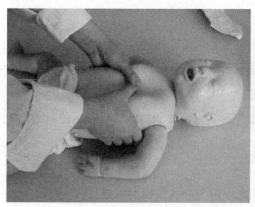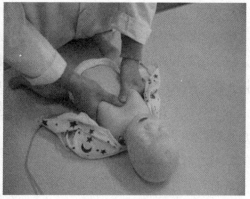

图 5-2 双手环抱法

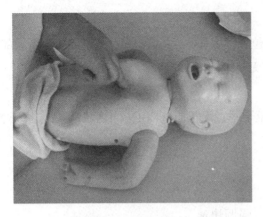

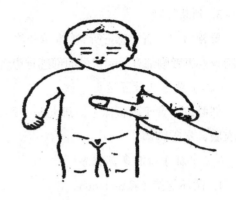

图 5 - 3　双指法　　　　　　　　　　　图 5 - 4　单手环抱按压法

（2）按压频率。婴儿、儿童至少 100 次/分。

（3）按压幅度。至少为胸部前后径的 1/3，对于大多数婴儿相当于大约 4cm，对于大多数儿童相当于大约 5cm，并保证每次按压后胸部充分回弹。

（4）按压比例。心脏按压频率与人工通气频率之比为新生儿 3∶1，婴儿、儿童 15∶2（双人操作），30∶2（单人操作）。

（5）心脏按压有效的指征。

① 可触及颈动脉或股动脉搏动，动脉血压 >8kPa（60mmHg）；

② 扩大的瞳孔缩小，对光反射恢复；

③ 口唇及甲床颜色转红；

④ 肌张力增强或有不自主运动；

⑤ 出现自主呼吸。

2. 通畅气道（Airway，A）

建立和维持气道开放并保持足够通气，是基本生命支持的重要内容。

（1）首先快速清除口咽部分泌物、呕吐物或异物，保持头轻度后仰位，使气道平直，并防止舌后坠堵塞气道。一般采用压额抬颏法。

（2）怀疑有颈椎损伤，采用托颌手法开放气道，也可放置口腔通气管，使口咽部处于开放状态。

3. 建立呼吸（Breathing，B）

借助人工方法进行气体交换，改善缺氧状态，需与心脏按压同时进行。

（1）口对口人工呼吸。适用于 1 岁以上患儿现场急救。操作时患儿平卧，头稍后仰，术者一手托住患儿下颌，另一手拇指与示指捏住患儿鼻孔。操作者将口覆盖患儿之口，将气吹入，每次送气时间 1s 以上，停止吹气后，放松鼻孔，让气体自患儿肺内排出。

（2）口对口鼻人工呼吸。适用于 1 岁以内的小婴儿复苏。操作者将口覆盖患儿之口鼻，将气吹入，每次送气时间 1s 以上。

（3）有效通气的判定标准。是否能引起胸部扩张。

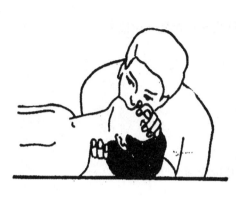
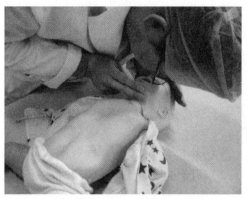

图5-5　口对口人工呼吸　　　　　　图5-6　口对口鼻人工呼吸

（四）复苏成功标志

（1）瞳孔由大变小。

（2）面色（口唇）由紫绀转为红润。

（3）触及大动脉搏动。

（4）四肢挣扎，神志有恢复，自主呼吸恢复。

【注意事项】

（1）判断呼吸有无应在3~5s完成。

（2）人工呼吸应均匀送气，否则气流易在气道内形成反流，增加进气阻力。对婴幼儿吹气时，不可用力过猛，以免肺泡破裂。

（3）数次吹气后应缓慢挤压患儿上腹部一次，排出胃内积聚的空气。

（4）胸外按压时，操作者肘关节伸直，凭借腰部和肩臂之力垂直向患儿脊柱方向挤压，挤压时手指不可触及胸壁，避免压力传至肋骨引起骨折。1岁以内婴儿多采用双手环抱法，双拇指重叠下压。放松时力不可过猛，否则造成肺、肝脏破裂及肋骨骨折。按压要平稳、均匀、有规律。

第二节　儿科复苏气囊的使用

【目的要求】

（1）掌握复苏气囊使用方法。

（2）熟悉复苏气囊使用的适应证。

【标本教具/仪器试剂】

教学课件及录像、小儿复苏气囊、婴儿及儿童心肺复苏模拟人。

【操作方法与技巧】

一、适应证

（1）用于呼吸、心搏骤停时做人工呼吸。

（2）用于机械通气患儿吸痰时临时通气及过度通气。

二、操作方法

（1）患儿正中平卧位，头略向后仰。

（2）选择合适大小的面罩（可完全覆盖患儿的口鼻部）及球囊，连接面罩与复苏气囊及氧气管道，确定无漏气。

（3）常用 E－C 钳夹法打开呼吸道并将面罩贴合于颜面。即一手大拇指及示指形成一个"C"状，握住面罩扣在患儿面部，其余三指形成一个"E"状置于下颌的下方抬高下颌。另一手挤压通气球囊，直到胸部明显起伏。

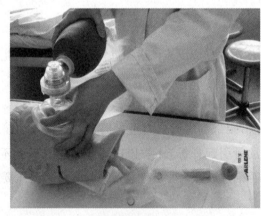
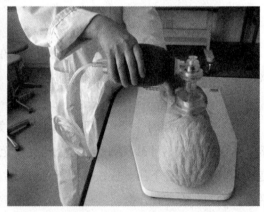

图 5－7 E－C 钳夹法   图 5－8 挤压复苏囊

（4）挤压次数和力量依年龄而定。拇指及示指以 15cm H_2O 的压力向球囊加压，中指、环指、小指各以 5cm H_2O 压力向球囊加压。

（5）注意观察患儿胸廓起伏动度，监测呼吸、血氧饱和度。

【注意事项】

（1）定期检查复苏气囊部件，包括面罩，加压球囊，鱼嘴或瓣状出口阀，氧及空气入口，保持气囊部件完整并处于正常使用状态。

（2）当人工呼吸遇到异常阻力或加压时、胸廓不能抬起时，应考虑下呼吸道异物存在的可能，须及时处理。

（3）使用后对所用物品清洗、消毒。

第三节　儿科气管插管

【目的要求】

（1）掌握小儿气管插管操作方法。

（2）熟悉小儿气管插管的适应证。

【标本教具/仪器试剂】

教学录像、婴儿及儿童气管插管模型、气管插管器械和材料。

【操作方法与技巧】

一、小儿气管插管指征

（1）窒息、心肺复苏。

（2）任何原因引起的呼吸衰竭需要进行人工通气治疗者。

（3）各种先天和后天性上呼吸道梗阻，呼吸道分泌物严重壅塞，需要立即建立可控制的人工气道者，如严重急性喉炎、哮喘持续状态和昏迷有分泌物阻塞者。

（4）吸氧浓度 >50%，动脉血气 PaO_2 <50mmHg，或呼吸性酸中毒、混合型酸中毒，pH <7.20，经正规吸痰、给氧持续 4h 以上者。

（5）各种原因所致的脑水肿，行控制性过度通气。

二、插管前的准备

（1）下胃管，排空胃内容物。

（2）开放静脉通道，连接心电监护。

（3）术前予阿托品 0.01 ~ 0.02mg/Kg，静脉注射或肌注，并酌情予镇静剂。

（4）小儿气管插管必备的器械和材料。

① 小儿喉镜 1 套，带直型和弯型镜片各 1 片。

② 不同口径的气管插管 2 ~ 3 根，以及连接插管的接头和呼吸囊。2 岁以上患儿选择插管号可按下列公式计算：插管号 = 年龄/4 + 4，或第五手指（小指）直径一般与插管号（直径）相同。

③ 气管插管内用的管芯。

④ 牙垫、胶布、生理盐水。

⑤ 气管内吸痰管和吸引器。

⑥ 急救车。内备各种应急抢救药品、器械、插管钳等。

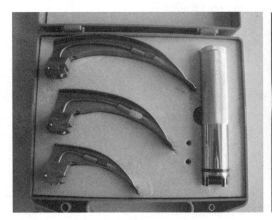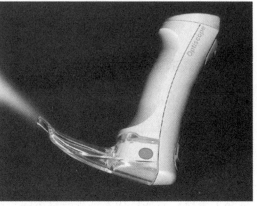

图 5-9　小儿喉镜

三、操作步骤

操作时宜三人密切配合操作。主要术者负责插管，一助手负责固定模拟人，可用双手掌持头部并使之略向后仰，另一助手负责传递器械。

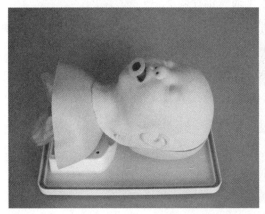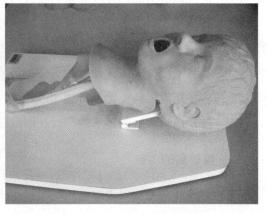

图 5-10　婴儿气管插管模型　　　　图 5-11　儿童气管插管模型

（一）经鼻腔气管插管法

（1）先用复苏器口罩加压给氧，改善全身氧合状态。

（2）用 1% 地卡因作咽部喷雾表面麻醉，并观察鼻腔有无阻塞。

（3）将气管插管用无菌注射用水或生理盐水湿润后，由一侧鼻孔插入（方向为前下方），通过后鼻道达咽部，如遇阻力，可适当改变头部前后位置，呈略向后仰位或平卧位，或用管芯改变插管弧度，使之顺利通过鼻腔。

（4）左手持喉镜，右手拇指、示指拨开上下唇，从口腔右侧将喉镜插入，将舌推向左侧，暴露声门，在直视下，用插管钳将插管送入气道，新生儿、小婴儿喉头位置靠前，助手可轻压环状软骨。婴儿上气道最小直径是在环状软骨环，因此，插管若不能顺利通过声带下方，不可粗暴用力，此时，应换用较小一号的插管，重新操作。

（5）喉镜进入气道后，操作者右手持装有管芯的导管，拔去管芯，放好牙垫，用胶布固定。

（6）插管成功，助手立即将简易呼吸气囊接好，进行加压给氧，以验证插管位置是否正确。

（7）确定插管位置正确后，用"工"形胶布给予固定，并记录插入深度或留在鼻腔外长度。

（8）约束患儿四肢，头部、肩部沙袋固定，尽可能保持头及上胸部抬高15°~20°。

（二）经口腔气管插管法

（1）患儿头呈轻微伸展位，略向后仰，操作者左手持喉镜柄，将镜片通过舌与硬腭间在中线向前插入会厌软骨谷内，左手小指固定在患儿颌下。喉镜向前推进暴露会厌。

（2）继而暴露声门是关键，持喉镜的左手用腕力向后下一轻挑即能挑起位于会厌软骨谷内的镜片顶端，会厌就被举起向前贴于镜片下面，声门即暴露，如暴露不完全，助手可在环状软骨处下压气管。

（3）操作者右手持装有管芯的导管，弯曲部向上插入声门下合适的位置，拔去管芯，放好牙垫，胶布固定。

（4）插管成功，助手立即将简易呼吸囊接好，进行加压给氧，以验证插管位置是否正确。

（5）确定插管位置正确后，用"工"型胶布固定，并记录插管插入深度或留在鼻腔外长度。

（6）约束患儿四肢，头部、肩部用沙袋固定，尽可能保持头及上胸部抬高15°~20°。

（三）气管插管位置的监测

（1）观察双侧胸廓起伏状况，两侧呼吸音是否对称，患儿发声是否消失。

（2）拍床旁胸片，观察插管位置，插管顶端位置应在气管隆突上1~2cm或第2、3胸椎水平，并于插管1~2h作血气分析。

（3）如左肺呼吸音明显减弱，则可能系插管位置过深，需酌情上提插管。

表 5 - 1　　儿科常用气管导管型号

年　龄	导管内径（mm）	从口插入长度（cm）	从鼻插入长度（cm）
早产儿	2.5 ~ 3.0	7 ~ 9	8 ~ 12
足月儿	3.0 ~ 3.5	10	12
6 月	3.5	11	13
1 岁	4.0	12	15
2 岁	4.5	13	16
4 岁	5.0	15	17
6 岁	5.5	16	19
8 岁	6.0	18	20
10 岁	6.5	20	22
12 岁	7.0	21	22

第四节　小儿体重测量

【目的要求】

（1）掌握小儿体重测量操作方法。
（2）熟悉测量小儿体重的临床意义。

【标本教具/仪器试剂】

教学录像、小儿或婴儿模拟人、体重秤。

【操作方法与技巧】

一、测量工具

（一）盘式杠杆秤
载重 10 ~ 15kg，适用于 1 岁以内婴儿。
（二）坐式杠杆秤
载重 20 ~ 30kg，适用于 1 ~ 3 岁幼儿。
（三）站式杠杆秤
载重 50 ~ 100kg，适用于 3 岁以上儿童。

二、操作步骤

（一）称重前准备

称重前校正秤，使之位于"0"标记处。

（二）称　重

称重时，婴儿卧于盘式杠杆秤秤盘中央，幼儿坐于坐式杠杆秤坐椅上，儿童则两手自然下垂，站立于站式杠杆秤站板中央。

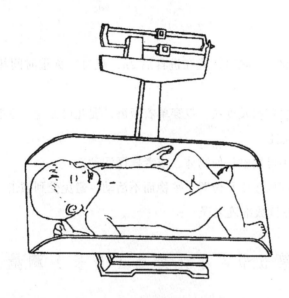

图 5 - 12　婴儿体重测量

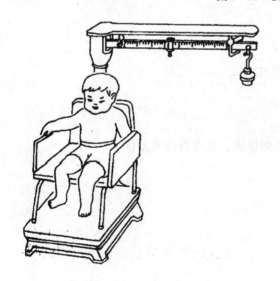

图 5 - 13　幼儿体重测量

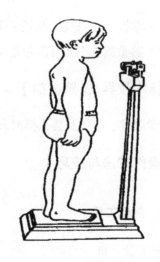

图 5 - 14　儿童体重测量

要准确读出秤杆体重数，精确至 0.1kg。

三、临床意义

（1）体重反映小儿体格生长状况，衡量小儿营养情况。

（2）体重是临床用药的主要依据。

（3）体重增长过快应注意有无肥胖症、巨人症。

（4）体重增长过慢应考虑营养不良、慢性消耗性疾病及内分泌疾病等。

【注意事项】

（1）称重应在晨起、空腹时，或在进食后 2h，且每次称重时间相同，否则不具有可比性。

（2）称重前应脱去鞋帽及外衣，仅穿单衣短裤，婴儿可赤身，方能显示实际体重，而且使每次称重具有可比性。

（3）称量时小儿不可接触任何物体，或者摇摆活动。

（4）体重秤必须摆放于水平位置，平稳而不活动，避免受到撞击。平时应保持体重秤清洁，经常校正，保持读数准确无误。

第五节　小儿身高（身长）测量

【目的要求】

（1）掌握小儿身高（身长）测量操作方法。

（2）熟悉测量小儿身高测量（身长）的临床意义。

【标本教具/仪器试剂】

教学录像、小儿及婴儿模拟人、婴儿身长测量床、儿童身高测量仪。

【操作方法与技巧】

一、测量工具

（一）量　板

适用于 3 岁以内小儿卧位测身长。

（二）身高计

适用于 3 岁以上小儿测身高。

二、操作步骤

（一）3岁以内小儿测身长操作方法

3岁以内小儿测身长时，仰卧于量床中线上。助手将小儿头扶正，使其头顶接触头板。测量者一手按直小儿膝部，使两下肢伸直紧贴底板，一手移动足板使其紧贴小儿两侧足底并与底板相互垂直，量板两侧数字相等时读数，记录精确至0.1cm。

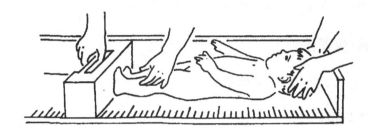

图5-15 身长的测量

（二）3岁以上小儿测身高操作方法

测量时，要求小儿背靠身高计的立柱，两眼正视前方，挺胸抬头，腹微收，两臂自然下垂，手指并拢，脚跟靠拢，脚尖分开约60°，使两足后跟、臀部及肩胛间同时接触立柱。测量者移动身高计头顶板，与小儿头顶接触，板呈水平位时读立柱上数字，精确至0.1cm。

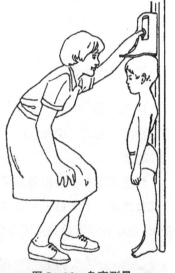

图5-16 身高测量

三、临床意义

（1）身高（长）是骨骼发育的重要指标之一。

（2）身高（长）增长与种族、遗传、体质、营养、运动、疾病等因素有关，身高的显著异常是疾病的表现，如身高（长）低于正常标准30%以上时，应考虑侏儒症、克汀病、营养不良等。

【注意事项】

（1）测量前应脱去帽子、鞋袜及外衣，以免影响测量结果。

（2）3岁以内小儿应用量床测身长。若用身高计测身高，往往因小儿不能配合站直身体，而使测量结果偏低。

（3）3岁以下小儿测身长需要2人配合，给3岁以上小儿测身高则只需1人即可。

（4）平时应保持量板、身高计清洁，防止变形或损坏。

第六节　小儿头围测量

【目的要求】

（1）掌握小儿头围测量操作方法。

（2）熟悉测量小儿头围的临床意义。

【标本教具/仪器试剂】

教学录像、软尺、小儿及婴儿模拟人。

【操作方法与技巧】

一、测量工具

软尺。

二、操作步骤

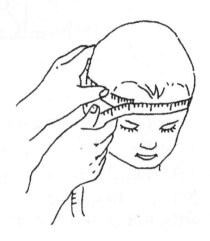

1. 准　备

待测小儿取立位或坐位，位置固定不动。

2. 测　量

图 5 - 17　头围测量法 1

测量者用左手拇指将软尺 0 点固定于小儿头部右侧眉弓上缘，左手中、示指固定软尺于枕骨粗隆，手掌稳定小儿头部。右手使软尺紧贴头皮（头发过多或有小辫子者应将其拨开），绕枕骨结节最高点及左侧眉弓上缘回至 0 点。准确读出软尺上数字，精确至 0.1cm。

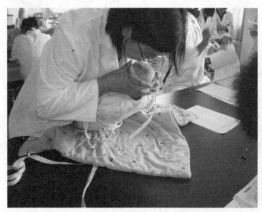
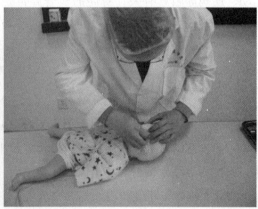

图 5 - 18　头围测量法 2

三、临床意义

（1）头围的大小与脑的发育有关。

（2）头围过小常提示脑发育不良，头围过大或增长过速则常提示脑积水。

【注意事项】

测量放置时应注意，软尺前面置于两侧眉弓上缘，后面置于枕骨结节最高点，绕头部一圈，将软尺拉平直，不要过紧，更不能松弛。

第七节　小儿胸围测量

【目的要求】

（1）掌握小儿胸围测量操作方法。

（2）熟悉测量小儿胸围的临床意义。

【标本教具／仪器试剂】

教学录像、软尺、小儿及婴儿模拟人。

【操作方法与技巧】

一、测量器具

软尺。

二、测量体位

测量时 3 岁以下小儿取仰卧位，3 岁以上小儿可取立位，且两手平放于躯干两侧或下垂，测量者立于小儿右侧。

三、测量部位

胸围是经过胸前两乳头下缘至背部两肩胛下角下缘一周的长度（一般以 cm 计）。

四、测量方法

测量者一手将软尺 0 点固定于一侧乳头下缘，另一只手将软尺紧贴皮肤，经背部两肩胛下角下缘回至 0 点，观察其呼气时和吸气时的胸围，取其平均值，即为该小儿胸围。

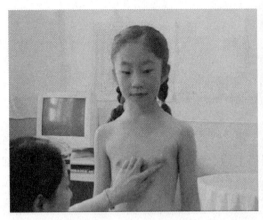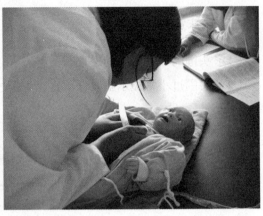

图 5 - 19　小儿胸围测量

五、临床意义

（1）胸围与肺和胸廓的发育有关。

（2）营养不良或缺少锻炼的小儿胸廓发育差，胸围超过头围的时间较晚；营养状况良好的小儿，胸围超过头围的时间较早。

【注意事项】

（1）测量前应解开小儿上衣，暴露全胸，应注意避风，防止受凉。

（2）软尺应洁净、柔软、光滑、刻度准确，尤其在冬天使用时要注意软尺的温度接近小儿皮肤温度。

（3）测量时软尺应紧贴胸部皮肤。

（4）准确读数，误差 <0.5cm。

第八节　小儿腹壁脂肪测量

【目的要求】

（1）掌握小儿腹壁脂肪测量操作方法。

（2）熟悉测量小儿腹壁脂肪的临床意义。

【标本教具/仪器试剂】

教学录像、皮褶量具、婴幼儿模拟人。

【操作方法与技巧】

一、测量器具

一般用皮褶卡尺测量。

二、测量体位

测量时小儿取仰卧位，且两手平放于躯干两侧，检查者立于小儿右侧。

三、测量部位

在腹部锁骨中线平脐处，皮褶方向与躯干长轴平行（一般以 cm 计）。

四、测量方法

在小儿腹部锁骨中线平脐处，用左手拇指与示指相距 3cm，与皮肤表面垂直成 90°角，将皮脂层捏起，右手持皮褶卡尺，测量两指间的皮下脂肪厚度。

五、临床意义

小儿腹壁脂肪测量反映小儿的营养状况。正常儿童腹壁脂肪 >0.8cm。腹壁脂肪在 0.8~0.4cm 为 I 度营养不良，<0.4cm 为 II 度营养不良，几乎消失为 III 度营养不良。

【注意事项】

（1）测量前应解开小儿衣服，暴露全腹部，应注意避风，防止受凉。

（2）皮褶卡尺应刻度准确、洁净，测具钳板大小应为 0.6cm×1.5cm，其弹簧牵力应为 1.47kPa（15g/cm^2），测量前刻度应调至 0。

（3）尤其在冬天，皮褶卡尺的温度要接近小儿皮肤温度，同时要注意防止卡尺划伤小儿皮肤。

（4）测量时卡尺应紧贴皮肤。

（5）准确读数，误差 <0.5cm。

第九节　小儿前囟测量

【目的要求】

（1）掌握小儿前囟测量操作方法。

（2）熟悉测量小儿前囟的临床意义。

【标本教具/仪器试剂】

教学录像、软尺、小儿或婴儿模拟人。

【操作方法与技巧】

一、测量工具

软尺。

二、操作步骤

1. 准　备

待测小儿取卧位或坐位，位置固定勿动。

2. 测　量

测量者摸清小儿囟门，持软尺，量取前囟两条对边中点连线的长度，准确读数，精确至0.1cm。

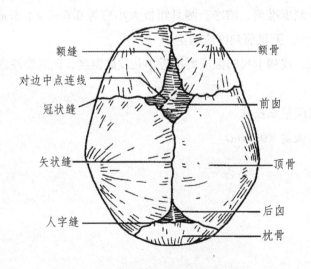

图5-20　囟门解剖图

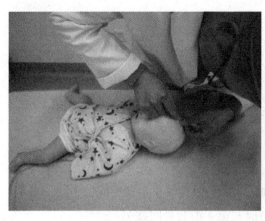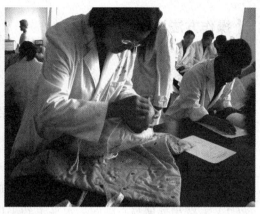

图 5 - 21　前囟测量

三、临床意义

第一，囟门反映小儿颅骨间隙闭合情况。

第二，测量囟门大小对疾病的诊断有一定意义，如：

（1）囟门早闭或过小见于小头畸形；

（2）囟门迟闭或过大见于佝偻病、先天性甲状腺功能低下症（呆小病）、颅内压持续增高的疾病；

（3）前囟饱满常提示颅内压增高，见于脑积水、脑炎、脑膜炎、脑肿瘤等疾病；

（4）囟门凹陷见于极度消瘦或脱水病儿。

【注意事项】

（1）测量时测量者放置软尺的位置不可偏移位置，以免影响测量结果。

（2）测量时，要固定小儿头部，不要摆动。

第十节　小儿血压测量

【目的要求】

（1）掌握小儿血压测量操作方法。

（2）掌握小儿血压正常值的推算方法。

【标本教具/仪器试剂】

教学录像、小儿台式血压计、患儿。

【操作方法与技巧】

一、选择血压计袖带

根据不同年龄选择不同宽度的袖带,袖带宽度通常应为上臂长度的1/2~1/3。

二、操作顺序

(1)测量小儿上肢血压一般以坐位右臂血压为准,卧位时手与腋中线位于同一水平。

(2)右臂稍外展与心脏同一水平(约坐位时与第4前肋骨同高)。

(3)小儿脱下该侧衣袖,露出手臂。

(4)袖带均匀缚于上臂,其下缘距肘窝约2~3cm。

(5)先用手感受肱动脉搏动,再将听诊器放在肱动脉上。

(6)关闭气囊阀门,将空气打入袖带,待动脉音消失,再将汞柱升高10~20mmHg,稍微打开阀门,缓慢放气,使袖带逐渐下降。听到第一声动脉搏动,所示压力值即收缩压;继续放气,直至动脉搏动音消失,所示压力值即舒张压。

(7)血压记录方法为:收缩压/舒张压 mmHg 或 kPa。

三、不同年龄小儿血压的正常值推算公式

收缩压(mmHg)=80+(年龄×2);舒张压应为收缩压的2/3。小儿年龄越小,血压越低。

【注意事项】

(1)测量小儿血压时注意袖带宽度的选择非常重要,因袖带过宽时测得的血压值较实际值偏低,过窄时则较实际值为高。

(2)测量小儿血压时应在安静状态下进行,哭闹对血压有一定影响。

第十一节　小儿物理降温

【目的要求】

掌握小儿物理降温的基本原理、适应证和操作方法。

【标本教具/仪器试剂】

教学课件、小儿或婴儿模拟人、酒精、弯盘等。

【操作方法与技巧】

一、物理降温的基本原理

物理降温法是使用物理的方法降低患儿的体温，常用冷敷、酒精擦浴、温水浴等。冷敷可以使血管收缩，有降温、减少脑细胞耗氧量和镇静作用；酒精易于挥发，使用酒精进行擦浴，能较快地使全身的热量发散，有较好的散热降温作用；温水浴主要是通过扩张血管而达到散热降温作用。

二、适应证

常用于体温在 38.5℃ 左右或以上的患儿，有高热惊厥史则应提早处理。

三、操作方法

（一）冷　敷

有冷湿敷或枕冰袋两种方法。冷湿敷是将小毛巾放入盛有凉水的面盆内，浸湿透后，略拧干，以不滴水为宜，敷在小儿前额或大血管走行（腋下、颈部、大腿根部）处，每 10 ~ 15min 更换一次，注意避免冷水将患儿的衣被弄湿和水流入身体其他部位；枕冰袋是将碎冰块（碎冰块占冰袋 1/2 ~ 1/3 量）装入冰袋内，再装入少量冷水，用手压出空气，盖紧盖子，擦干袋子后，外边用布套包裹，置于头部或颈部两侧大血管分布处。

（二）酒精擦浴

用 75% 酒精加水 1 倍备用。擦浴前关好门窗，先放一只冰袋或冷敷湿布于头部，既可协助降温，又可防止擦浴时由于体表血管收缩，血液集中到头部引起头部充血。用纱布浸蘸酒精后，擦颈部两侧至手背，再从双侧腋下至手心。接着自颈后向下擦至背部。然后擦双下肢，从髋部经腿外侧擦至足背，从大腿根内侧擦至足心，从大腿后侧经腘窝擦至足跟。上下肢及后背各擦 3 ~ 5min。腋下、肘部、腹股沟及膝后等有大血管处，应多擦些时间，以提高散热效果。

（三）温水浴

应用比体温低 1℃ 的清水给患儿进行盆浴，时间控制在 5 ~ 10min 内。用于温暖和炎热的季节，或者室温在 22℃ ~ 24℃ 的任何季节。

【注意事项】

（1）冷湿敷用于降温，最好有两块湿布交替使用。患儿出现寒战、皮肤发花时应立即停止冷敷。

（2）用枕冰袋时，应注意去除有尖锐棱角的冰块，以免损坏冰袋或使患儿感觉不适。

（3）酒精擦浴时力量要均匀，一手擦拭，另一手要轻轻按摩以促进血管扩张，加速散热。擦浴时要避免过多地暴露患儿，以免受凉。前胸、腹部、后颈等部位对冷的刺激比较敏感，不宜用酒精擦浴，以免引起心跳减慢、腹泻等不良反应。在擦浴过程中如果发现患儿有寒战、面色苍白、脉搏细弱等异常情况，要立即停止擦浴。

（4）给患儿作温水浴时动作要敏捷，时间不宜过长。

第十二节　小儿超声雾化吸入疗法

【目的要求】

掌握小儿超声雾化吸入疗法的基本原理、适应证及操作方法。

【标本教具/仪器试剂】

教学录像、小儿或婴儿模拟人、超声雾化器、蒸馏水、吸入药物、一次性注射器、量杯等。

【操作方法与技巧】

一、基本原理

超声雾化器是应用超声波的能量，把药液变化细微的气雾，随气而进入呼吸道。雾滴小而均匀，温度接近体温。药液随着深而慢的吸气可被吸到终末细支气管及肺泡，达到消炎，镇咳，稀释痰液，解除支气管痉挛，改善气道功能的目的。

二、适应证

急、慢性呼吸道炎症患儿，如急、慢性喉炎、扁桃体炎，喉头水肿及某些咽部术后，肺炎、哮喘等。

三、操作步骤

（1）操作者衣帽整齐，戴口罩，洗手。

（2）水槽内加冷蒸馏水到水位标志，要浸没雾化罐底部的透明膜。

（3）雾化罐内放入药液稀释至 30～50mL，将罐盖旋紧，把雾化罐放入水槽内，盖紧水槽盖。

（4）备齐用物带至病儿床旁或将患儿带至治疗室内，做好解释工作，以取得合作。

（5）接通电源，先开灯丝开关，预热 3min，再开雾化开关，此时药液成雾状喷出，嘱患儿含住喷雾管，根据需要调节雾量。

（6）每次治疗时间为 15～20min。治疗毕，先关雾化开关，再关电源开关，以免损坏电子管。

（7）整理用物，放干并清洁、擦干水槽。

【注意事项】

（1）若患儿出现刺激性咳嗽，应根据患儿耐受能力调整雾量。

（2）使用前，先检查机器各部有无松动、脱落等异常情况。机器和雾化罐编号要一致。

（3）水槽底部的透明膜薄而质脆易破碎，应轻按，不能用力过猛。

（4）水槽和雾化罐中切忌加温水或热水。

（5）如发现雾化罐内液体过少，影响正常雾化时，应继续增加药液量，但不必关机。

（6）每次使用完毕，将雾化罐及管道、口罩冲洗后浸泡消毒 15～20min，消毒后冲洗干净，晾干备用，注意仪器的保养。

第十三节　小儿望指纹操作

【目的要求】

（1）掌握小儿望指纹操作方法。

（2）掌握小儿望指纹的临床意义。

【标本教具/仪器试剂】

教学录像、小儿或婴儿模拟人。

【操作方法与技巧】

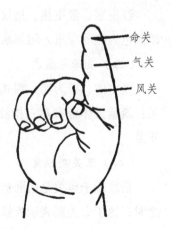

图 5－22　婴幼儿指纹三关

一、适用对象

望指纹是对 3 岁以内小儿代替脉诊的一种辅助诊法，用来辨别婴幼儿疾病的病因、性质、轻重以及估计预后等。常用于 3 岁以内小儿。

二、解剖部位

指纹是指虎口直到示指内侧的桡侧浅静脉，分为风、气、命三关，第一节为风关，第二节为气关，第三节为命关。

三、操作方法

在自然光线下，家长抱着小儿，检查者用右手扶握住小儿一只手及该手示指，用左手拇指或示指轻轻从小儿示指的命关推向风关，使指纹显露，并根据指纹的浮沉、色泽、部位来辨别其临床意义。

正常小儿的指纹一般应是淡紫，隐隐不显于风关之上。

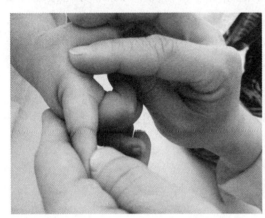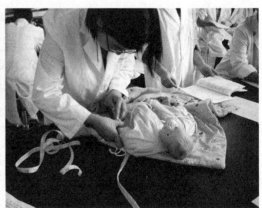

图 5 - 23　望指纹

四、小儿望指纹临床意义

（一）浮沉分表里

浮主表，沉主里。疾病在表时指纹浮而显露，病邪在里则指纹沉而不易显露。

（二）红紫辨寒热

红主寒，紫主热。指纹色泽鲜红为感受风寒，淡红不露为虚寒；暗紫色为邪热郁滞；紫黑色为热邪深重，闭郁血络证属危重。

（三）淡滞定虚实

淡主虚，滞为实。滞指涩滞不活、推之不畅之意。色淡是气血不足；淡青为体虚有风；淡紫为体虚有热；指纹郁滞提示病邪稽留、营卫阻遏，常因痰湿、食滞、邪热郁结所致。

（四）三关测轻重

指纹现于风关是病邪初入，证尚轻浅；达于气关为疾病进一步深入加重，是病邪方盛之时；达于命关则表示疾病危重。

（五）舍纹从症

指纹与病症症候不符时应舍纹从症。

【注意事项】

（1）观察时应将小儿抱向光亮处，以便于观察指纹的变化。

（2）检查者扶握小儿手指不能太用力，以免妨碍手指血运，影响观察结果。

（3）必须了解、对比小儿平时指纹情况，防止个体特异情况影响辨证结果。

第十四节　小儿脉诊操作

【目的要求】

（1）掌握小儿脉诊操作方法。

（2）掌握小儿六种基本脉象。

【标本教具/仪器试剂】

教学录像、幼儿模拟人。

【操作方法与技巧】

一、适用对象

3 岁以上小儿。

二、操作方法

对较小儿童采用一指定三关的方法，检查时检查者用示指或拇指同时按压寸、关、尺三部，再根据指力轻、中、重的不同，取浮、中、沉，体会小儿脉象变化。

较大儿童可采用成人三指定寸关尺的三部脉诊法，视患儿寸关尺脉位的长短以调节三指的距离。

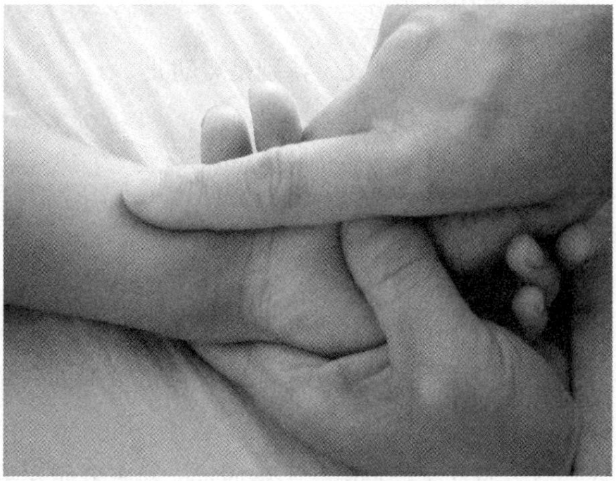

图 5-24　一指定三关

三、临床意义

小儿脉法主要有浮、沉、迟、数、有力、无力这六种基本脉象，分别对应疾病的表、里、寒、热、虚、实。

【注意事项】

（1）小儿脉诊时，检查者应调节呼吸气息，集中精力切脉。

（2）切脉时间应在1min以上。

（3）切脉时最好是在患儿安静或入睡时进行。

第十五节　小儿刺四缝操作

【目的要求】

掌握小儿刺四缝的适应证及操作方法。

【标本教具/仪器试剂】

教学录像、婴儿模拟人、各种规格针具、75%酒精棉球、消毒棉签。

【操作方法与技巧】

一、四缝的定位

四缝穴位于两手食、中、无名、小指4指掌面第一指间关节横纹的中央。

二、适用对象

（1）5岁以下小儿，特别是婴幼儿。

（2）疳积、厌食患儿。

（3）咳嗽、百日咳、哮喘患儿。

三、操作步骤

（1）用流水洗净患儿穿刺侧手掌，并晾干。

（2）根据不同年龄选用粗细不同的针具，年龄愈小针具应愈细（婴幼儿常以细毫针刺之）。

（3）患儿家长将患儿手腕固定，检查者用左手持住患儿四指，将四缝穴消毒后，右手持针具对准穴位，自示指向小指逐穴浅刺，即迅速退出。

（4）针尖退出后，可见黄白色透明黏液从针孔溢出，未见溢出者可在四缝穴上下轻轻挤压，然后用消毒干棉签拭去黏液。

【注意事项】

（1）刺四缝每周1~2次，病重者可隔日刺1次，待病情好转后减为每周1次，10天1次或15天1次，最多不超过10余次。

（2）刺四缝穴后24h内，两手避免接触污物。

（3）治疗期间，患儿饮食不宜太甜或太咸，以免影响疗效。

第十六节 小儿捏脊疗法

【目的要求】

（1）掌握小儿捏脊疗法的适应证。

（2）熟悉小儿捏脊疗法的操作方法。

【标本教具/仪器试剂】

教学录像、小儿或婴儿模拟人。

【操作方法与技巧】

一、部 位

督脉和膀胱经，具体是从患儿尾椎骨端开始，捏至第一胸椎为止。

二、功 效

通过对督脉和膀胱经的按摩，调和阴阳，疏理经络，行气活血，恢复脏腑功能以防治疾病。

三、适应证

常用于治疗疳症、泄泻、积滞、厌食、反复呼吸道感染、小儿哮喘等疾病。

四、禁忌证

脊背部皮肤感染、紫癜等疾病患儿禁用此法。

五、操作方法

（1）患儿取俯卧位。

（2）两手半握拳，双手两示指抵于背脊之上，与两手拇指伸合力夹住肌肉提起，而后，示指向前，拇指向后退，作翻卷动作，两手同时向前移动，自长强穴起，一直捏至大椎穴止。如此反复3~5遍，捏到第3遍后，每捏3把，将皮肤提起1次。

（3）每日1次，6日为一疗程。

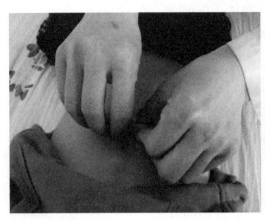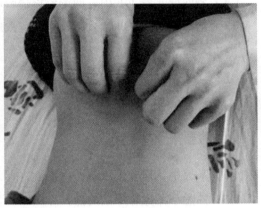

图 5 - 25　小儿捏脊

【注意事项】

（1）小儿皮肤娇嫩，力度不宜过大，以适当提起皮肤为宜。

（2）操作时一般3~5遍即可，不宜过多。

（3）操作前可在操作部位先涂抹少许凡士林或润肤油以保护皮肤。

第六章　中医伤科学基本技能

第一节　夹板固定技术

【目的要求】

（1）掌握小夹板固定操作方法、注意事项。

（2）熟悉小夹板固定适应证、禁忌证。

【标本教具/仪器试剂】

小夹板数套、捆扎带、棉垫或绵纸、各种压垫。

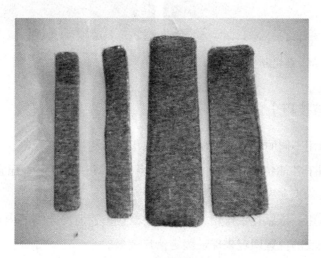

图6-1　桡骨远端夹板

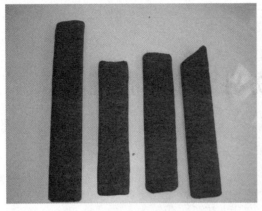

图 6-2　股骨干夹板

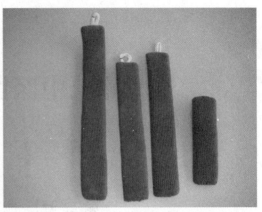

图 6-3　肱骨近端夹板

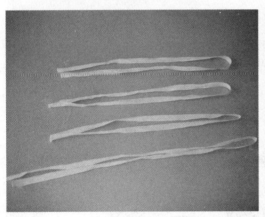

图 6-4　捆扎带

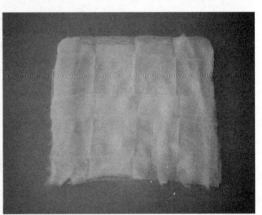

图 6-5　棉　垫

【操作方法与技巧】

骨折复位后选用不同的材料，如柳木板、竹板、杉树皮、纸板等，根据肢体的形状加以塑形，制成适用于各部位使用的夹板，并用系带扎缚，以固定垫配合保持复位后的位置，这种固定方法称为夹板固定。

夹板固定的作用：依靠扎带作用力、压垫的效应力、肌肉收缩的内在动力以及把骨折置于与移位倾向相反的位置固定来保证固定治疗效果。

一、适应证

（1）四肢闭合性骨折可以手法复位或者牵引复位后配合固定者。

（2）四肢开放性骨折，创面损伤程度适合夹板固定者。

二、禁忌证

（1）开放性骨折，创面损伤程度不适合夹板固定者。

（2）关节内骨折。

（3）夹板难以固定的骨折，如髌骨、股骨颈、骨盆骨折等。

（4）局部软组织条件差，不适合夹板固定者，如出现张力性水泡者、皮肤病患者、皮肤潜行撕脱者。

（5）伤肢感觉、血运差，有神经、血管损伤者。

三、操作步骤

（一）选择合适的夹板

根据骨折的部位、移位情况、患者肢体粗细等，选择长短、宽窄合适的夹板。

（二）准备其他器材

剪切好长短适合的捆扎带3~4根、大小合适的棉垫1~2块及可能用到的各种压垫。

（三）整复骨折

根据骨折情况进行整复，整复完毕后，需要助手维持牵引，以防骨折再次移位。

（四）安放棉垫

用棉垫或绵纸将需固定肢体妥善包裹，注意棉垫或者棉纸需要平整，防止皱折压迫皮肤造成损伤。

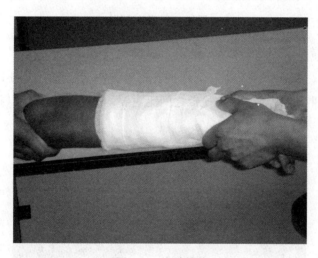

图6-6 安放棉垫

（五）根据骨折移位情况安放压垫

将所需的压垫安放于适当的位置，用胶布贴牢。压垫固定可以采用：

1. 一垫固定法

直接压迫骨折部位，多用于肱骨内上髁骨折、外髁骨折、桡骨头骨折等。

2. 二垫固定法

适用于有侧方移位的骨折。骨折复位后，将两垫分别置于两骨端原有移位的一侧，以骨折线为界，两垫不能超过骨折端，用以防止骨折再发生侧方移位。

3. 三垫固定法

适用于有成角畸形的骨折。骨折复位后，一垫置于骨折成角突出部位，另两垫分别置于靠近骨干两端的对侧。三垫形成杠杆力，防止骨折再发生成角移位。

（六）安放夹板

将事先准备好的夹板置于棉垫、压垫外侧，均匀排列，板间距保持 1~1.5cm，板的两端勿超过棉垫。注意夹板有棉毡的一侧朝向皮肤。

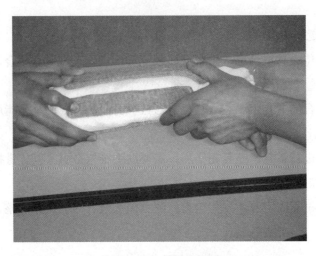

图6-7　安放夹板

（七）捆扎系带

继续维持牵引，助手扶持夹板，依次捆扎系带，两端扎带距板端 1~1.5cm。据夹板长短选择 3~4 条捆扎带固定，每条扎带之间距离要均匀，捆扎力度以扎带可以上下移动 1cm 为宜。

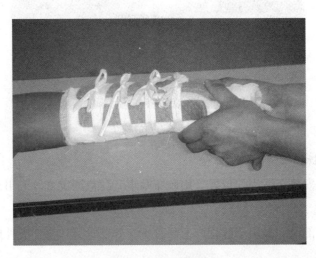

图6-8　捆扎系带

（八）再次调整夹板、压垫位置

调整扎带位置，保持位置良好，保证力度合适、固定稳定。

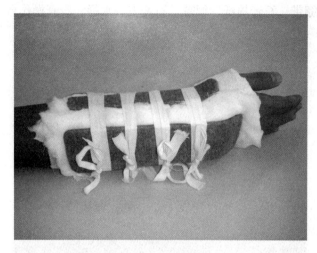

图 6-9 调整完毕

（九）摄片明确骨折位置是否满意

（十）向家属及患者交代注意事项

【注意事项】

（1）术后抬高患肢，以利肢体肿胀消退。

（2）密切观察伤肢的血运情况，注意观察肢端皮肤颜色、温度、感觉及肿胀程度。如发现肢端肿胀、疼痛、温度下降、颜色紫暗、麻木、伸屈活动障碍并伴剧痛者，应及时处理，去除或者更换固定。

（3）定期复查，调节捆扎带的松紧度，保持 1cm 的正常移动度。

（4）定期行 X 线检查，了解骨折移位、愈合情况，2 周以内至少摄片三次。

（5）指导患者进行合理的功能锻炼。

（6）注意向患者及家属交代清楚相关病情及注意事项。

（7）根据骨折愈合情况，适时去除夹板固定。

第二节 石膏固定

【目的要求】

（1）掌握石膏固定操作方法。

（2）熟悉石膏固定操作注意事项。

【标本教具/仪器试剂】

各种规格石膏绷带、石膏棉纸、绷带、石膏刀、水桶、石膏操作台、石膏床。

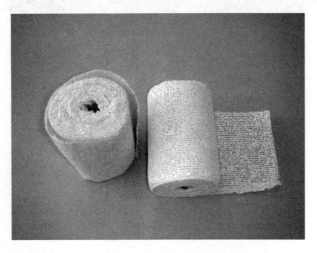

图6-10　石膏绷带

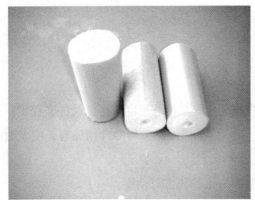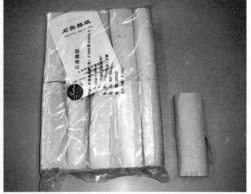

图6-11　绷带与石膏棉纸

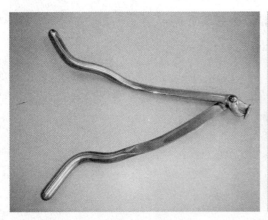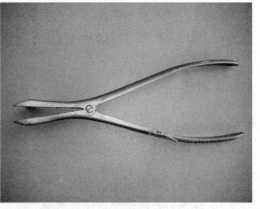

图6-12　石膏剪　　　　　　　　　　　图6-13　石膏撑开器

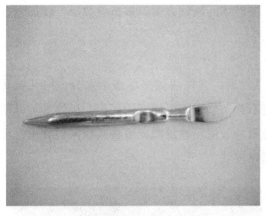

图 6-14 石膏刀

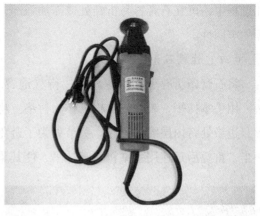

图 6-15 电动石膏锯

【操作方法与技巧】

石膏固定是指利用熟石膏粉吸水后又变成结晶石膏而凝固的特性来固定骨折及脱位的一种方法。石膏固定有石膏托、石膏夹板、U 形石膏、石膏管型、头颈胸石膏、髋人字石膏、蛙式石膏、石膏靴等方式。现以石膏托及石膏管型为例，介绍石膏固定操作方法。

一、石膏托

（一）复位骨折

根据骨折情况进行整复，整复完毕后，需要助手维持牵引，以防骨折再次移位。将患肢置于功能位或特殊要求体位，如果需要，也可以将患者放置于石膏床上。

（二）放上棉花或绵纸保护骨突部位

（三）制作石膏条

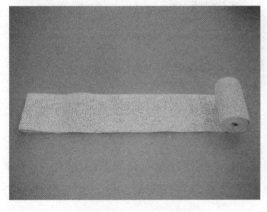

图 6-16 制作石膏条

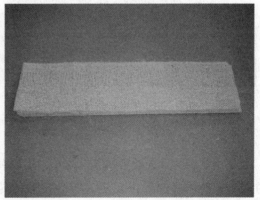

图 6-17 制作好的石膏条

在桌面上或平板上，按所需长度和宽度，往返折叠石膏绷带，每层石膏绷带间必须抹平，切勿形成皱褶。往返层数需要根据固定肢体长度、粗细以及石膏绷带质量决定。在包扎过程中，可在石膏容易折断处或需加强部，按肢体的纵轴方向，多折叠数层，以加强石膏的牢固性。

（四）放置石膏条

将石膏条折叠后在水中浸泡，待气泡冒尽以后，握住两侧挤尽多余水分。摊开石膏条，用手掌抹平，表面放置棉纸作为衬垫。将石膏条置于需要固定的部位，按体形加以塑形，边缘处将内层绵纸翻起。关节处为了避免石膏皱褶压迫皮肤，可将其横向剪开1/3至一半，重叠后迅速用手掌将石膏抹平，使其紧贴皮肤。

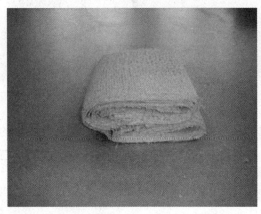

图 6 - 18　折叠石膏条　　　　　　　　图 6 - 19　浸泡石膏条

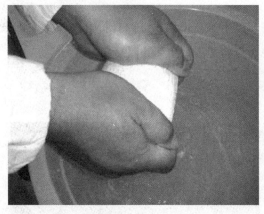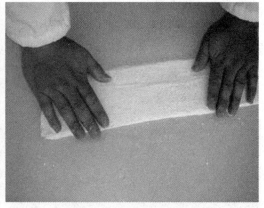

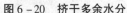

图 6 - 20　挤干多余水分　　　　　　　图 6 - 21　抹平石膏条

（五）固定石膏条

使用绷带将石膏条紧贴肢体固定，逐层缠绕固定。缠绕结束石膏尚未结晶时，用手掌在关节、肢体隆起部位及足底等处按肢体轮廓予以均匀挤压塑形，使石膏与肢体贴合紧密。

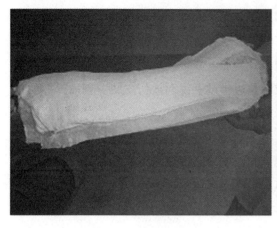 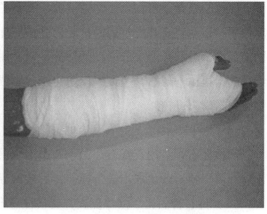

图 6 - 22 放置石膏条　　　　　图 6 - 23 绷带缠绕固定石膏条

（六）待石膏固化后摄片复查，交代注意事项

二、石膏管型

（1）复位骨折。根据骨折情况进行整复，整复完毕后，需要助手维持牵引，以防骨折再次移位。将患肢置于功能位或特殊要求体位，如果需要，也可以放置于石膏床上。

（2）用绵纸将需要固定的肢体包裹，注意包裹时不要出现太多皱折，厚薄要适度，范围要超出石膏固定范围少许。

（3）将石膏绷带平放在水桶内，水需要没过石膏绷带，待气泡出净后取出，握住其两端挤去多余水分。

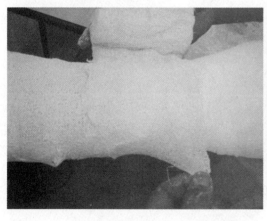 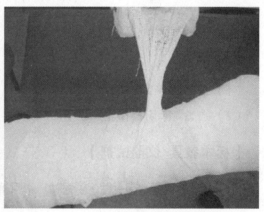

图 6 - 24 石膏绷带松弛部向后方折叠的正确方法　　　图 6 - 25 错误的折叠方法

（4）由肢体的一端向另一端用石膏绷带进行缠绕，以滚动方式进行，切不可拉紧绷带，以免造成肢体血液循环障碍。在缠绕的过程中，必须保持石膏绷带的平整，切勿形成皱褶，尤其在第一、二层更应注意。由于肢体的上下粗细不等，当需向上或向下移动绷带时，要提起绷带的松弛部并向肢体的后方折叠，一手缠绕石膏绷带，另一手朝相反方向抹

平，使每层石膏紧密贴合，勿留空隙。石膏的上下边缘及关节部要适当加厚，以增强其固定作用。最后将石膏绷带表面抹光，并按肢体的外形或骨折复位的要求加以塑形。对超过固定范围部分和影响关节活动的部分，应使用石膏刀加以修整。边缘处可将内层石膏及棉纸翻起，再由外层石膏包裹，以防边缘过紧或者是边缘过于锐利损伤皮肤。创面处标明位置，用石膏刀开窗。

（5）根据具体情况，石膏有时需要开窗，在石膏固定完成之后没有干燥之前按创面大小、部位在石膏上用石膏刀片做个四边形全层切开，洞口的边缘需要修整整齐。待石膏干燥后，可以将石膏块取出进行换药，后放回原处，外面再用绷带包扎。

（6）待石膏固化后摄片复查，交代注意事项。

【注意事项】

（1）不在石膏未干以前搬动病人，以免不必要负重造成石膏断裂或变形。

（2）抬高患肢以利于肢体消肿。

（3）固定时要保证肢体远端外露，以利于观察。注意随时观察肢体远端血运、皮肤颜色、温度、肿胀、感觉及运动情况。及时调整或者更换石膏。

（4）寒冷季节注意外露肢体保暖。

（5）注意保持石膏清洁，小心不要被粪便等浸湿污染。

（6）固定期间应当进行适当的功能锻炼。

第三节　骨牵引

【目的要求】

（1）掌握骨牵引操作方法。

（2）熟悉骨牵引操作注意事项。

【标本教具/仪器试剂】

牵引针、牵引绳、牵引弓、手摇钻、牵引重锤、牵引架、牵引锤、牵引床、局麻药物等。

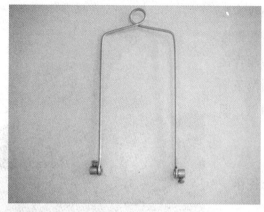

图 6-26 牵引弓

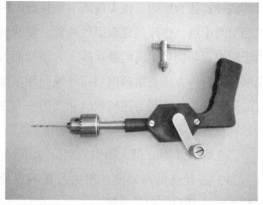

图 6-27 手摇钻

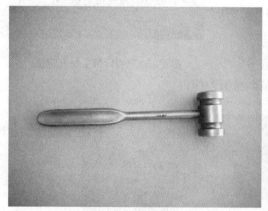

图 6-28 骨 锤

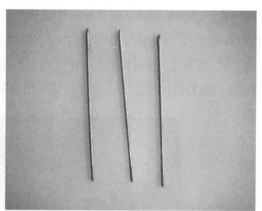

图 6-29 骨圆针

【操作方法与技巧】

骨牵引又称为直接牵引，系利用钢针或牵引钳穿过骨质，使牵引力直接通过骨骼抵达损伤部位，起到复位、固定的作用。骨牵引可以承受较大的牵引重量，可有效克服肌肉紧张。牵引后便于加强患肢功能锻炼，防止关节僵直、肌肉萎缩，促进骨折愈合。因为骨牵引属于有创操作，在操作过程中如果消毒不严格或护理不当，容易导致针眼处感染；穿针部位不当或者用力不当可能损伤关节囊或神经血管；操作时用力不当可能导致局部骨折；儿童采用骨牵引可能损伤骨骺等。

骨牵引按照牵引部位可以分为颅骨牵引、尺骨鹰嘴牵引、股骨髁上牵引、胫骨结节牵引、跟骨牵引、肋骨牵引等。各部位具体操作如下。

一、颅骨牵引

（1）准备。患者首先剃光头发，用肥皂及清水洗净头皮，擦干，取仰卧位。

（2）确定钻孔位置。钻孔位置可以用以下方法确定：在头顶正中画一前后矢状线，再以两侧外耳孔为标记，经头顶画一额状线，两线在头顶相交为中点，张开颅骨牵引弓两臂，使两臂的钉齿落于距中点两侧等距离的额状线上，该处即为颅骨钻孔部位；另一方法是由两侧眉弓外缘向颅顶画两条平行的矢状线，两线与上述额状线相交的左右两点，即为钻孔位置。

（3）常规消毒，铺无菌巾。

（4）进针点局部麻醉，用尖刀在两点处各作一长约1cm小切口，深达骨膜。

（5）用带安全隔板的钻头在颅骨表面斜向内侧约45°角，以手摇钻钻穿颅骨外板（成人约4mm，儿童为3mm）。注意防止穿过颅骨内板伤及脑组织。

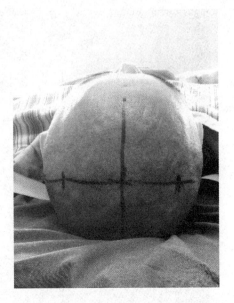

图6-30 颅骨牵引钻孔定位

（6）将牵引弓两钉齿插入骨孔内，拧紧牵引弓螺丝钮，使钉齿固定牢固，缝合切口并用酒精纱布覆盖伤口。

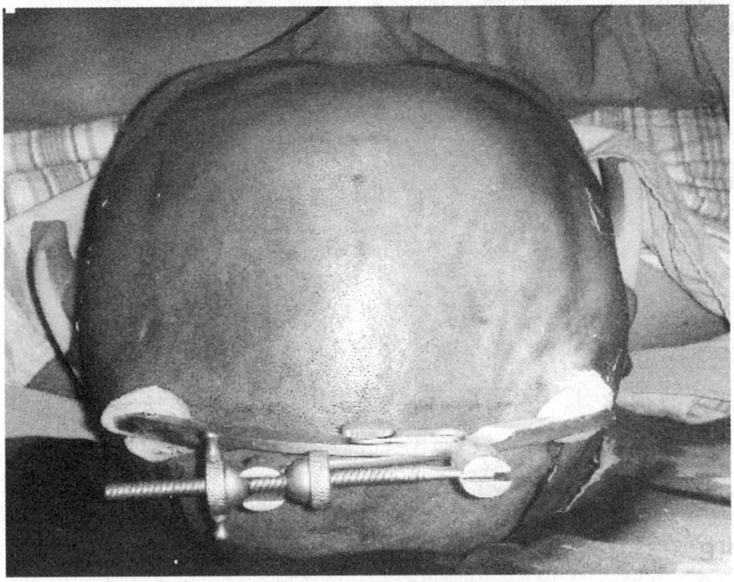

图6-31 安装牵引弓

（7）牵引弓上系牵引绳并通过牵引架滑车，抬高患者头侧床脚进行牵引。牵引重量一般第1~2颈椎用4kg，以后每下一椎体增加1kg。复位后其维持牵引重量一般为3~4kg。

（8）开始牵引后的第1、2天，每天将牵引弓的螺丝旋紧一扣，以防止牵引弓滑脱。

二、尺骨鹰嘴牵引

（1）定穿针位置。屈肘90°，前臂中立位，穿针位置在尺骨鹰嘴下2cm、尺骨嵴旁开一横指处。

（2）常规皮肤消毒，铺巾，局麻。

（3）针自内向外刺入直达骨骼，注意避开尺神经，然后转动手摇钻，将克氏针垂直钻入并穿出对侧皮肤，使外露克氏针两侧相等，以酒精纱布覆盖针眼外。

（4）安装牵引弓进行牵引。儿童可用大号巾钳代替克氏针直接牵引。牵引重量一般为 2~4kg。

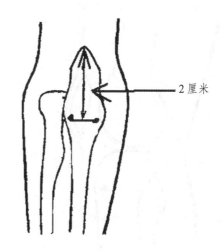

图 6-32　尺骨鹰嘴牵引进针位置

三、股骨下端牵引（股骨髁上牵引）

（1）确定穿针位置。患者取仰卧位，伤肢置于牵引架上，膝关节伸直或屈曲呈 40°，穿针位置在内收肌结节上 2cm 处。

（2）常规消毒，铺巾，局部麻醉。

（3）从内向外将克氏针穿入皮肤，以免损伤神经和血管，直达骨质，穿针的方向应与股骨纵轴成直角，将克氏针垂直钻入并穿出对侧皮肤，当穿过对侧皮肤时，以手指压迫针眼处周围皮肤，以方便穿出克氏针，使两侧克氏针长度相等，酒精纱布覆盖针孔。

（4）安装牵引弓、牵引锤后进行牵引。牵引重量一般为体重的 1/6~1/8，维持重量为 3~5kg。

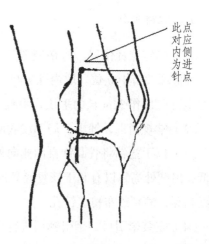

图 6-33　股骨髁上牵引穿针位置

四、胫骨结节牵引

（1）确定穿针位置。将患肢置于牵引架上，穿针位置在胫骨结节向后 1.25cm，在此点平面稍向远侧部位。

（2）常规消毒，铺巾，局部浸润麻醉。

（3）由外侧向内侧进针，以免伤及腓总神经。克氏针穿出皮肤后，使两侧克氏针长度相等，酒精纱布覆盖针孔。

（4）安装牵引弓、牵引锤后进行牵引。牵引重量为 7~8kg，维持重量为 3~5kg。

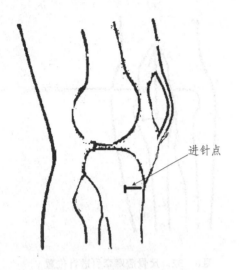

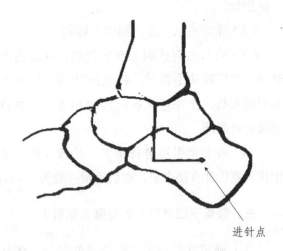

图 6-34 胫骨结节牵引穿针位置   图 6-35 跟骨牵引进针位置

五、跟骨牵引

（1）确定穿针位置。将伤肢置于牵引架上，助手一手握住前足，另一手握住小腿下段，维持踝关节中立位。取内踝尖与足跟后下缘连线的中点为穿针部位；或经内踝顶点正下方3cm向后作3cm长的垂线，垂线末端即是穿针处。

（2）常规消毒，铺巾，局部浸润麻醉。

（3）以手摇钻将骨圆针自内侧向外侧钻入，注意钻入方向与踝关节面呈15°，即进针处低，出针处高，以有利于恢复胫骨的正常生理弧度。骨圆针穿出皮肤后，使两侧骨圆针长度相等，酒精纱布覆盖针孔。

（4）安装牵引弓、牵引锤后进行牵引。牵引重量为3~5kg。

六、肋骨牵引

（1）患者仰卧位，常规消毒，铺巾。

（2）选择浮动胸壁中央的一根肋骨，局部浸润麻醉。

（3）用无菌巾钳经肋骨上下缘穿过骨质将肋骨夹住，巾钳末端用牵引绳系紧，牵引绳穿过牵引架，安装牵引锤后进行滑动牵引。牵引重量一般为2~3kg。

【注意事项】

（1）牵引装置安置完毕后将牵引针两端多余部分剪去，妥善包裹两端，以防误伤。

（2）注意牵引过程中患者体位，及时调整牵引力线，防止因阻挡导致的牵引失效。

（3）针眼处定期换药，注意检查有无发生感染，或者定期向针孔处滴酒精。若出现无法控制的感染，应拔出牵引针。

（4）注意牵引针是否将骨质或皮肤拉豁或局部左右滑动，如出现以上情况，应及时调整或重新更换牵引。

（5）指导患者及时、正确进行牵引下的功能锻炼。

（6）注意肢体有无压迫性溃疡，定时观察伤肢血运、感觉功能等，定期行 X 线摄片检查，了解复位情况、骨折愈合及移位情况。

（7）严格遵循无菌操作原则。

第四节　皮牵引

【目的要求】

（1）掌握皮牵引操作方法。
（2）熟悉皮牵引操作注意事项。

【标本教具/仪器试剂】

医用宽胶布、牵引绳、扩张板、牵引重锤、牵引架等。

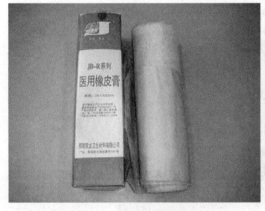

图 6 - 36　医用宽胶布

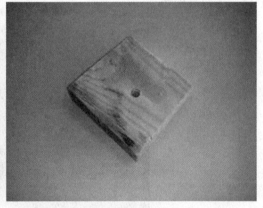

图 6 - 37　扩张板

【操作方法与技巧】

皮牵引，又称皮肤牵引，是指利用胶布或牵引套通过皮肤使牵引力达到患处，使患肢复位、固定的方法。其操作简单，无创，使用方便，但由于皮肤本身能承受的力量有限，其适用范围有一定的局限性。近年来部分的牵引可通过市售牵引套代替。

（1）按肢体粗细和长度，将医用宽胶布剪成相应宽度（一般与扩张板宽度相一致），其长度为稍长于骨折线以下肢体长度与扩张板长度两倍之和。

（2）将扩张板贴于胶布中央，并在扩张板中央孔处将胶布钻孔，穿入牵引绳，于板之内侧面打结，注意防止牵引绳滑脱。

（3）将胶布两端分成三等分或两等分撕成叉状，其分叉长度为一侧胶布长的1/3～1/2，撕开附着在胶布表面的纱布，注意保持胶布平整，防止粘连在一起。

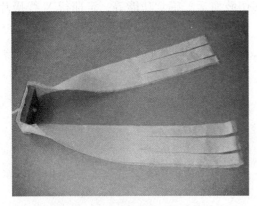
图6-38　将扩张板贴于胶布中央

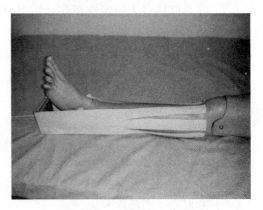
图6-39　粘贴胶布

（4）骨突处放置纱布或绵纸保护，将胶布端平整地贴于肢体内外侧，并使扩张板与肢体远端保持两横指左右的距离，注意要保证扩张板处于水平位置。

（5）将胶布平整地固定于肢体上，用绷带缠绕，固定牢固。注意松紧适度，以免影响肢体血运或是松动。

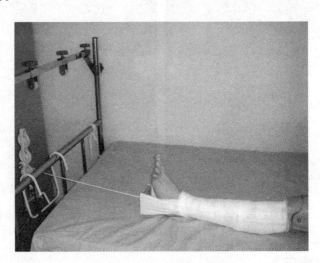
图6-40　绷带缠绕胶布

（6）将肢体置于牵引架上，根据骨折对位要求调整滑车位置及牵引方向。

（7）腘窝及跟腱处应垫棉垫，防止压迫性溃疡。

（8）根据骨折类型、移位程度及肌肉发达情况选择适宜的牵引重量，安装牵引重锤，重量不能超过5kg。

（9）再次调整牵引力线。

【注意事项】

（1）注意检查牵引重量、力线是否合适。
（2）注意有无局部皮肤损伤发生。
（3）注意胶布和绷带是否脱落。
（4）注意检查患肢血运及足趾（指）活动情况。

第五节　创伤急救基本技术

【目的要求】

（1）掌握创伤急救基本技术及操作方法。
（2）熟悉创伤急救注意事项。

【标本教具/仪器试剂】

教学录像、止血带、气压止血带、急救包、三角巾、担架、夹板、颈托等。

【操作方法与技巧】

创伤如果抢救不及时或处理不当，患者可能会出现失血过多、伤口受到不必要的污染、骨折移位等，损伤正常组织，导致重要器官受损，出现脊髓损伤等并发、继发损伤，甚至可能出现失血性休克、多脏器功能衰竭等危及生命。所以对创伤进行及时、正确的止血、包扎、固定、搬运，有利于创伤有效的救治，急救医学把保持呼吸道通畅、止血、包扎、固定、搬运合并称为现场急救的五大技术。

创伤救护的基本步骤是先止血、包扎，然后妥善固定，最后用正确的搬运方法及时转送。

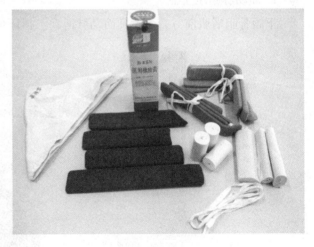

图 6-41　创伤急救器械

一、止血方法

（一）指压止血法

找到伤口处动脉血管近心端，用手指或手掌把血管直接压在局部的骨骼上的一种止血方法。适用于四肢及头面部的出血急救，为一种临时、有效的止血方法。在使用该方法止血后，应进一步选择其他方法充分止血、彻底处理。常用部位有以下几处：

1. 颞浅动脉指压止血

颞浅动脉位于耳前一指处，压迫颞浅动脉，可以对同侧头皮及额、颞部出血止血。

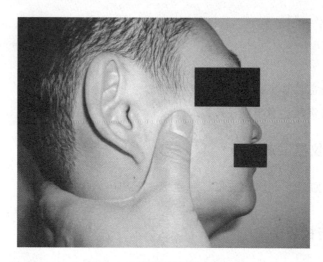

图 6-42 颞浅动脉指压止血法

2. 面动脉指压止血

下颌骨咀嚼肌前方，可触到面动脉搏动。指压可对同侧下半面部止血。

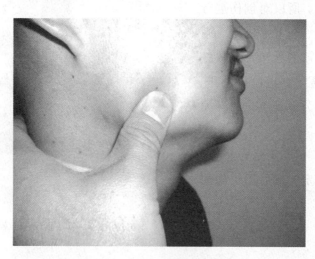

图 6-43 面动脉指压止血法

3. 颈动脉指压止血

颈动脉搏动可在胸锁乳突肌内侧触到，将颈动脉压向后方的颈椎横突上，可以对同侧头面部止血。

4. 上肢出血指压止血

上臂中上段内侧可触及肱动脉搏动，指压肱动脉到肱骨上即可止血。

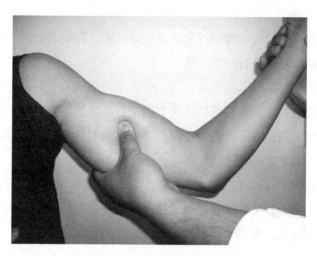

图6-44　上肢出血指压止血法

5. 下肢出血指压止血

在腹股沟中点偏下方可触到股动脉搏动，用手指将股动脉压迫到股骨上即可止血。

6. 手指出血指压止血

在手指两侧可以触到手指动脉搏动，用相邻手指将手指动脉压迫到该指骨上即可止血。

（二）加压包扎止血法

适用于全身各部位的静脉出血。先用干净敷料将伤口填塞或者覆盖，然后用绷带、三角巾逐层加压包扎固定；或者直接用急救包包扎。包扎顺序要从肢体远端向近端包扎。

（三）止血带止血法

可以采用橡皮止血带或气压止血带进行止血。选择弹性、粗细、力度合适的橡皮止血带或气压止血带，确定止血部位后将系缚部位先用敷料或毛巾等包好，上肢将止血带系缚于上臂上1/3处，下肢将止血带系缚于大腿中上1/3处。橡皮止血带需要缠绕肢体两周，在肢体外侧打结固定。气压止血带充气至可以止血即可。

二、包扎方法

（一）绷带包扎法

其分为环形包扎法、螺旋形包扎法、螺旋反折包扎法、"8"字环形包扎法等。

1. 环形包扎法

适用于小伤口或者敷料固定，直接用绷带在肢体表面螺旋包扎数圈即可。

2. 螺旋形包扎法

适用于肢体形状变化不大的部位。先将绷带先环绕肢体三圈，固定开始的一端，再斜向上，自下而上螺旋环绕包扎，后一圈压住前一圈 1/2～1/3。

3. 螺旋反折包扎法

适用于肢体粗细变化较大的部位。先环绕肢体三圈，固定开始的一端，再斜向上，自下而上螺旋环绕包扎，每圈进行一次反折。

4. "8" 字环形包扎法

适用于关节部位的包扎。先环绕肢体关节远端数圈以固定开始端，再跨越关节向上一圈，然后绕回关节另一侧，在下方环绕一圈，再跨越关节向上一圈，每圈和前圈在中间相交，后一圈压住前一圈 1/2～1/3。

（二）三角巾包扎法

三角巾包扎面积大，效果好，操作快，适用于全身各部位。使用时要求三角巾边要固定，角要鼓紧，中心舒展，敷料贴体。

1. 头部包扎法

三角巾底边向下，自眉部沿耳上方自前向后拉向枕部，然后将三角巾顶部从头顶拉向后方，底边两角压住顶角环绕回额部后打结，顶角反折后固定于枕部。

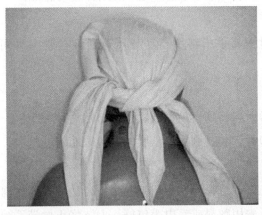
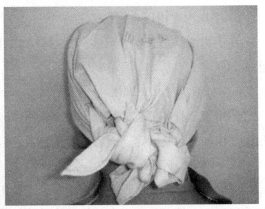

图 6 - 45　头部三角巾包扎法 1　　　　图 6 - 46　头部三角巾包扎法 2

2. 面部包扎法

将三角巾顶角打结后兜住下颌，罩住面部，左右底角向后环绕枕部后环绕回额部打结，眼部、鼻部、口部可以开口。

3. 胸部包扎法

底边横放在偏一侧胸部，并绕向背后打结，顶角拉过肩部到背后，与左右底角在背后打结。

4. 下腹部包扎法

三角巾顶角朝下，底边朝上，横放于腹部，两底角绕过腰部后在后侧打结，顶角绕过会阴部至腰部两底角结处与其打结。

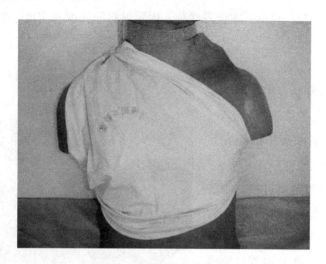

图 6 – 47　胸部三角巾包扎法

5. 体腔脏器膨出包扎法

在急救现场若遇腹部开放性损伤，腹腔脏器膨出等，不宜将污染的脏器纳回腹腔内，可用干净的碗盖住膨出的脏器，再用三角巾包扎。

三、骨折的急救固定

骨折是一种比较多见的创伤。如果伤员的受伤部位出现剧烈疼痛、肿胀、变形以及不能活动等现象时，可能是发生了骨折。这时，必须用一切可以利用的条件，迅速、及时而准确地给伤员进行临时固定，以避免因固定不及时而造成周围组织、血管和神经进一步损伤，同时也可以减少伤员的痛苦，预防发生疼痛性休克。注意应限制骨折端的异常活动继发新的损伤。

（一）骨折急救的程序

在进行骨折急救时，常行临时固定，要掌握以下程序：如有伤口出血，应先止血，并包扎伤口，然后再作骨折的临时固定。有脑伤和腹部伤时则不可服药。如心跳、呼吸已经停止，应该先进行胸外心脏按压和人工呼吸。

骨折临时固定目的在于保证伤员可以安全向地面医院转送。因此，对于有明显外伤畸形的伤肢，只要作临时固定进行大体纠正，而不需要按原形完全复位，也不必把露出的断骨送回伤口，否则反会给伤员增加不必要的痛苦，或因处理不当而使伤情加重。临时固定时，要注意防止伤口感染和断骨刺伤血管、神经，避免给下一步救治造成困难。

要尽可能就地固定（主要是四肢和脊柱骨折）。在固定前，不要无故移动伤员和伤肢。为了尽快找到伤口，又不增加伤员的痛苦，可剪开伤员衣物。临时固定的范围应包括损伤部位的上下两个关节。除了把骨折的上下两端固定好外，如遇关节处，要同时把关节固定好。

（1）固定材料。固定用的器材常用夹板、绷带、三角巾、棉垫等，也可以根据实际情况，就地取材，用树枝、竹竿、木棍等代替。固定材料的长度和宽度，要与伤肢相称，应能托住整个伤肢。

（2）固定要领。

① 夹板不能同皮肤直接接触，要用棉花或毛巾、布片等柔软物品垫好，尤其在夹板两端，骨头突出的地方和空隙的部位，都必须垫好。

② 固定时不可过紧或过松。四肢骨折应先固定骨折上端，再固定下端，并露出手指或趾尖，以便观察血液循环情况。如发现指（趾）尖苍白发冷并呈青紫色，说明包扎过紧，要放松后重新固定。

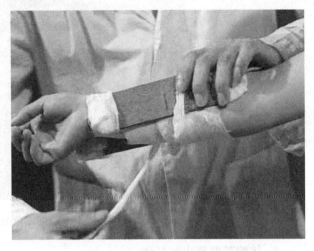

图 6-48　骨折夹板固定

③ 作临时固定后要做明显的标志，并迅速向医院转送。

（二）常用固定方法

最常见的骨折是四肢骨折和脊柱骨折。根据骨折的不同部位，可采用相应的方法固定。常用的临时固定方法有以下几种：

1. 前臂骨折固定法

取从肘关节至手指的夹板放在伤臂外侧，用绷带或布条缠绕固定，指尖外露，然后用三角巾将前臂悬吊于胸前。

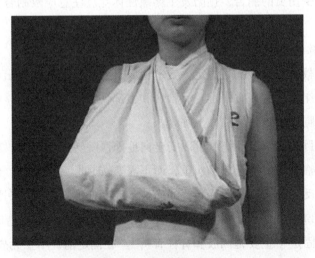

图 6-49　前臂骨折固定

2. 上臂骨折固定法

用两块夹板分别放在上臂内外两侧，并用绷带或布带缠绕固定，然后把前臂屈曲固定于胸前，也可用一块夹板放在骨折部的外侧，中间垫上棉花或毛巾，再用绷带或三角巾固定。

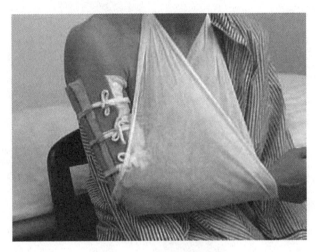

图6-50　上臂骨折固定

3. 肋骨骨折固定法

对于肋骨多根多段骨折出现反常呼吸的患者，先在局部用棉垫覆盖，然后用多头带将伤部固定，嘱患者呼气后屏气，在对侧胸部打结固定。

4. 大腿骨折固定法

取一块长约从足底至腋下的夹板置于受伤肢体外侧，用绷带或者条布带扎紧固定，贴近身体躯干的部分需要固定于躯干上；也可用两块夹板，其中一块的长度与腋窝到足跟的长度相当，另一块的长度与伤员的腹股沟到足跟的长度相当。长夹板放在伤肢外侧腋窝下并和下肢平行，短夹板放在两腿之间，用棉花或毛巾垫好肢体，再用三角巾或绷带分段绑扎固定。

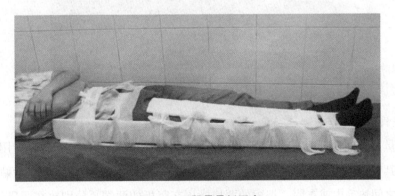

图6-51　股骨骨折固定

5. 小腿骨折固定法

取一块长约从大腿至足底的夹板，置于伤肢外侧，用绷带或布条固定；亦可取长度相当于由大腿中部到足跟长度的两块夹板或木板，分别放在受伤的小腿内外两侧，用棉花和毛巾垫好，再用绷带或三角巾分段固定。

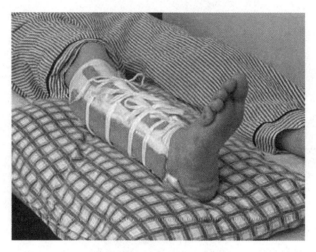

图 6-52 小腿骨折夹板固定

当没有夹板时，也可用绷带或三角巾，甚至衣服、腰带等物品将受伤的小腿和另一条没有受伤的腿一起固定起来。上肢亦可应用此法固定于躯干、胸廓。此时，躯干或健侧肢体实际上就起着夹板的作用，这种固定方法又叫自身健肢固定法。

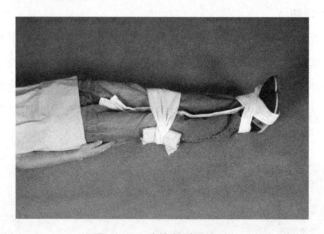

图 6-53 自身健肢固定法

6. 脊柱骨折固定法

确定伤员是脊柱骨折后，就不能轻易搬动，应该照伤员伤后的姿势固定。用三块夹板架成工字形，其中一块约 75cm，另两块约 60cm。把长的一块顺着人体，放在紧贴脊柱处，在夹板和背部之间垫毛巾或衣服。把短的两块横压在竖板的两端，分别放在两肩后和腰骶部，然后用绷带或三角巾固定在两肩和腰骶部。先固定上端的一块横板，再固定下端的横板。

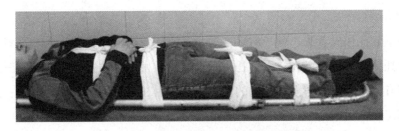

图 6-54 脊柱骨折的固定

（三）骨折常见并发症

1. 截 瘫

如果是颈椎骨折，误用揉捏或旋转头部可使脊髓受压发生高位截瘫。胸腰部脊柱骨折时，揉压按压或移位过重可以损伤脊髓神经发生下肢瘫痪。

2. 血管及肺组织损伤

骨折引起内出血时，其折裂端可能较锋利，按、揉、挤、捏均会刺破局部血管导致出血。肋骨骨折时，揉按可致骨折端刺破肺脏，发生气胸、血胸、纵隔及皮下气肿、咯血等，应注意避免。

3. 神经损伤

四肢长骨骨折，移位或按压除可造成出血外，还可能使骨折端刺伤或切断周围的神经，严重者可能造成神经麻痹。

4. 加重休克

严重的骨折如大腿、骨盆或多发性肋骨骨折合并内脏损伤时，由于失血和疼痛，病人可发生休克。如果再施以不当搬运会进一步加重休克，甚至造成死亡。

5. 骨缺血性坏死

如股骨颈、腕骨骨折后盲目复位，可损伤关节囊血管和骨干滋养血管，导致骨颈缺血性坏死。如骨折已造成内部肌肉出血，会加重肌肉和血管的损伤，时间稍久可能形成局部肌肉缺血，导致神经功能丧失，如不及时处理，易造成肢体坏死，严重者可发展为挤压综合征而危及生命。

四、搬 运

伤员经止血、包扎、固定等处理后，应尽快搬运与转送到具备救治条件的医院进行治疗。搬运的方式多种多样，包括搀扶、背负、抱、轮椅、担架等方式，以参加人员多少分为单人搬运、二人搬运、三人搬运、多人搬运等。平卧搬运法是指搬运时两人或数人蹲在伤员同一侧，分别用双手托住伤员头部、背部、腰部、臀部和腿部，动作协调一致地将伤员托起，置于担架、平车、病床上。

（一）二人搬运法

搬运者站在同侧，将患者双手交叉于胸腹前，一人一手臂托住患者头、颈、肩部，一手臂托住腰部；另一人一手臂托住患者臀部，一手臂托住腘窝搬运。

（二）三人搬运法

一人一手臂托住患者头、颈、肩部，另一手臂托住胸背部；另一人一手臂托住患者腰部，另一手托住臀部；第三人一手臂托住患者腘窝，另一手臂置于小腿处，三人同时用力搬运。对疑有脊柱骨折的病人，正确的搬运应至少由三人采用平卧式搬运法；颈椎骨折的患者应当固定颈椎后搬运。

（三）四人搬运法

搬运者一人站在头侧托住患者头、颈、肩部；另一人一手臂托住患者肩部，另一手臂托住胸背部；第三人一手臂托住患者腰部，另一手托住臀部；第四人一手臂托住患者腘窝，另一手臂置于小腿处，四人同时用力搬运。

【注意事项】

一、创伤急救的原则是先抢后救、先重后轻、先急后缓、先近后远

严重创伤现场急救的首要原则是抢救生命。救护的同时应注意维护伤员呼吸道通畅，尤其注意昏迷伤员呼吸道通畅情况，及时清除口咽部异物；如发现伤员心跳、呼吸已经停止或濒于停止，应立即进行胸外心脏按压和人工呼吸；有意识障碍者可针刺其人中、百会等穴位；一旦怀疑有骨折，应尽量减少患处活动，搬运时尽量用硬板床。

二、伤口处理

开放性伤口可有大量出血，处理除应及时恰当地止血外，还应立即用消毒纱布或干净布加压包扎，以防伤口继续被污染，有条件者最好用高锰酸钾等消毒液冲洗伤口后再包扎、固定。伤口表面的异物要去除，外露的骨折端切勿推入伤口，以免污染深层组织。严重出血者若使用止血带止血，时间不宜过长，否则容易导致肢体坏死，因此一定要记录开始使用止血带的时间，每隔30min应放松1次，每次放松30~60s，或每隔1h松开15min。

三、简单固定

现场急救时及时正确地固定断肢，可减少伤员的疼痛及周围组织继续损伤，也便于伤员的搬运和转送。但急救时的固定是暂时的，应力求简单而有效，不要求对骨折准确复位。开放性骨折有骨端外露者更不宜复位，而应原位固定。

四、必要止痛

严重外伤后，强烈的疼痛刺激可引起休克，可予必要的止痛药物。如口服止痛药物或注射止痛剂，如吗啡10mg或杜冷丁50mg。但有脑、胸部损伤者不可注射吗啡，以免造成呼吸抑制。

五、安全转运

经现场救护后，应将伤员迅速、安全地转运到医院救治。转运途中注意动作轻稳，以减少疼痛，防止震动和碰坏伤肢。注意保暖和适当的活动。

第六节 胸部外伤急救

【目的要求】

掌握胸部外伤急救的急救要点。

【标本教具／仪器试剂】

教学录像、绷带、棉垫、胶布、三角巾、无损伤血管钳、穿刺针头、大量生理盐水等。

【实验方法与技巧】

一、胸部外伤的概念

胸部损伤以直接暴力撞击胸部，造成胸部开放伤和闭合伤。其中以肋骨骨折、气胸和血胸等多见。心脏区有外伤时，要注意心包出血及心包填塞症。常见原因为刀伤、钝器、火器伤和车祸所致。同时，胸部外伤常合并腹腔脏器等身体其他部位的损伤。这些严重损伤都威胁生命，应紧急处理后，送医院抢救。

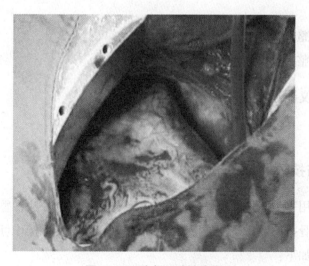

图 6-55 胸部开放性外伤

二、观看教学录像

三、胸部外伤急救要点

（1）胸部开放伤要立即包扎封闭（不要用敷料填塞胸腔伤口，以防滑入）。

（2）清除呼吸道的血液和黏液，必要时在条件许可下进行紧急气管插管或切开术。

（3）多根肋骨骨折有明显的胸壁反常呼吸运动时，用厚敷料或急救包压在伤处，外加胶布绷带固定。

（4）有明显呼吸困难者，检查发现气管偏于一侧，应考虑对侧有张力性气胸，应立即在伤侧前胸壁锁骨中浅第2肋间穿刺排气。为安全送医院，可保留穿刺针头，用止血钳固定于胸壁上，并在针头上连接单相引流管或橡皮指套加剪缺口，持续排气。送医院后进一步作胸腔闭式引流等处理。

（5）胸部伤送医院急救时应取30°半坐体位，并用衣被将伤员上身垫高，有休克者可同时将下肢抬高，切不可取头低脚高位。

（6）迅速建立2~3条静脉通道是抢救患者生命的根本条件，以保证快速输液、输血补充循环血容量。采用18G和16G静脉留置套管针，穿刺外周静脉如大隐静脉、头静脉、肘正中静脉和颈外静脉，尽量穿刺下肢静脉，减少胸腔内出血速度，必要时建立深静脉通道，保证补液补血的顺利进行。

第七节　整复手法

【目的要求】

（1）掌握手法整复操作方法。

（2）熟悉手法整复操作注意事项。

【标本教具/仪器试剂】

教学录像。

【操作方法与技巧】

整复手法是应用手为工具，对骨折、脱位局部施以一定的手法，整复骨折脱位的一种方法。正骨八法对骨折的手法整复进行了高度总结和概括，实际操作可以根据患者病情灵活选用，具体方法如下：

一、手摸心会

骨折整复前，术者必须用手触摸骨折局部，确实了解骨折端在肢体内移位的具体情况，以便做到术前心中有数，对整复过程进行统筹安排，此为施行手法整复前的必要步骤。

二、拔伸牵引

主要用于克服肌肉拮抗力，矫正患肢短缩移位，恢复肢体的长度。牵引时术者与助手两人一人握住肢体远端，一人握住肢体近端，沿着肢体纵轴进行持续牵引。

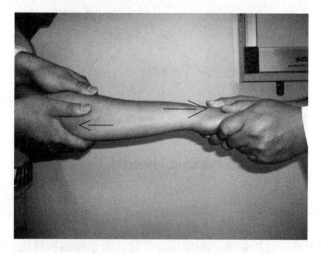

图 6 - 56　拔伸牵引

三、旋转屈伸

其主要用于矫正骨折断端的旋转移位及部分成角移位。操作时助手握住肢体近端，术者握住肢体远端，在拔伸牵引的同时固定近端，旋转肢体远端，纠正旋转移位。

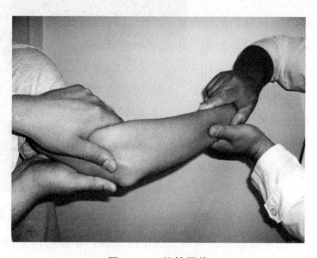

图 6 - 57　旋转屈伸

四、提按端挤

其主要用于矫正骨折侧方移位。在维持牵引的情况下，术者使用拇指与示指，或者手指与手掌分别置于骨折侧方移位的两侧，用力挤压，使得侧方移位复位。

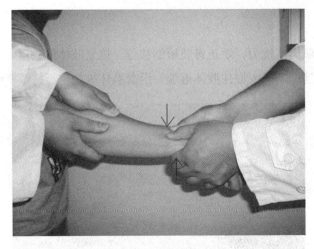

图 6-58 提按端挤

五、摇摆触碰

摇摆法主要用于矫正骨折短缩、侧方等移位后，由于断端有缝隙，接触不稳定时，为使骨折接触紧密，增加稳定性使用。术者用两手固定骨折部，在助手维持牵引情况下轻轻地左右或前后摆动骨折的远段使得断端紧密接触。触碰法主要用于使骨折部紧密嵌插，在骨折整复、固定后用手轻轻叩击骨折的远端，使骨折断端紧密接触。

六、夹挤分骨

其主要用于有双骨并列骨折的部位，矫正两骨互相并拢的情况。如尺桡骨双骨折、双掌骨骨折等。术者用两手拇指及示、中、环三指在骨折部位中间挤压，将两骨骨间膜、骨间肌分开，骨折向外侧复位。

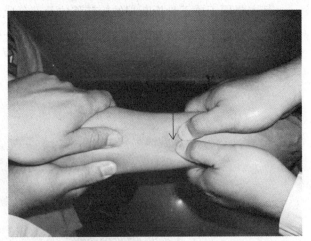

图 6-59 夹挤分骨

七、折顶回旋

其主要用于骨折患者肌肉发达，单靠牵引力不能完全矫正重叠移位或者侧方移位的情况。术者用两手拇指抵于突出的骨折一端，其余四指置于对侧，在牵引同时加大成角，两拇指用力向下挤压突出的骨折端，待远近端骨皮质已经相顶时再反折，反折时拇指需要仍然用力顶住突出处，以矫正移位。

八、推拿按摩

其主要用于骨折整复后调理骨折周围扭转曲折的肌肉、肌腱，使其舒展通达。术者在骨折整复后，按照肌肉、肌腱的走行方向由上而下以顺骨捋筋、舒筋散瘀。

【注意事项】

（1）整复前要明确诊断，充分准备人员、固定材料、急救设备等。

（2）要掌握骨折手法整复适应证，把握复位时机，必要时在麻醉后复位。

（3）复位力度要适中，避免用力过度导致骨折或者骨折端分离。

第八节　局部封闭

【目的要求】

（1）掌握局部封闭操作方法。

（2）熟悉局部封闭操作注意事项。

【操作方法与技巧】

封闭治疗是在损伤或有病变的部位，注射局部麻醉药物或其他药物进行治疗的一种方法。

对疾病诊断清楚，确定选用局部封闭治疗方法后，首先要确认注射选用部位。常用的注射部位有：

（1）痛点封闭。为在病变部位体表压痛最明显处注射的方法。常用于滑囊炎、筋膜炎等。

（2）鞘内封闭。为将药物注入肌腱腱鞘内的方法。常用于手屈指肌腱腱鞘炎、桡骨茎突狭窄性腱鞘炎等。

（3）硬膜外封闭。为将药物注入椎管硬囊外腔的方法。常用于腰椎间盘突出症、腰椎椎管狭窄症等。

（4）神经根封闭。为将药物注入神经根部的方法。用于腰椎间盘突出症、颈椎病等。

选择合适的药物，常用药物有：

（1）利多卡因注射液。为最常用局麻药，优点是不需要皮试。

（2）曲安奈德注射液。为较常用的类固醇类药物，可以用于痛点、鞘内等部位注射。

（3）醋酸强的松龙。

注射部位常规消毒，以注射器抽吸药物后进针，进针至注射部位后回抽无回血后将药物注入。

注射完毕，消毒棉签压迫止血，消毒敷料覆盖24h。

【注意事项】

（1）诊断必须明确，掌握禁忌证与适应证。

（2）注射部位要准确，深度、层次要到位。

（3）选择药物要合适。

（4）要严格无菌操作。

（5）注射完毕要观察患者有无不良反应。

第九节　关节腔穿刺

【目的要求】

（1）掌握关节腔穿刺操作方法。

（2）熟悉关节腔穿刺操作注意事项。

【标本教具/仪器试剂】

无菌消毒器材、注射器、细菌培养管、标本采集管、关节腔内注射药物等。

【操作方法与技巧】

通过关节腔穿刺，可以抽取关节液进行化验检查，或注入造影剂行造影检查，也可以注射药物到关节腔内，起到治疗作用。

（1）明确诊断之后，确定是否需要进行腔穿刺。

（2）准备相关材料。

（3）患者签署同意书。

（4）明确穿刺部位、穿刺点。常用各部位穿刺点如下：

①肩关节。可以经肩关节前方、外侧、后侧穿刺。但是经三角肌前缘可触及肩关节囊处，此处穿刺最为常用。

②肘关节。于肘关节屈曲位，肘关节后侧尺骨鹰嘴与肱骨外髁之间穿刺最为常用。

③腕关节。在尺骨茎突外侧进针最为常用。也可以在拇指伸肌腱与示指伸肌腱之间穿刺。

④髋关节。常用侧方穿刺，自股骨大粗隆下方沿股骨颈方向向内上方穿刺，直至关节

腔。也可以在腹股沟中点向外、向下 2.5cm 处，股动脉稍外侧垂直进针穿刺。

⑤膝关节。最常用的位置是自髌骨外上角向内下方穿刺。

⑥踝关节。可以从胫骨前肌与内踝之间穿刺，也可以经趾长伸肌与外踝之间穿刺。

（5）常规消毒，穿刺点局部麻醉。

（6）注射器针头或者穿刺针刺入关节腔，回吸无回血后抽吸关节液或者注入药物。

（7）抽出针头后局部用消毒棉签按压止血，消毒敷料覆盖 24h。

【注意事项】

（1）操作要严格遵循无菌原则。

（2）穿刺点位置要准确，以免意外损伤其他组织。

（3）要严格掌握适应证与禁忌证。

第七章 传染病学基本技能

第一节 传染病报告制度及常用消毒剂的使用

【目的要求】

（1）掌握传染病报告制度的内容与方法，会正确填写传染病报告卡。

（2）掌握常用消毒剂的使用方法。

【标本教具/仪器试剂】

传染病报告卡、各类消毒剂等。

【实验方法与技巧】

一、传染病报告制度

（一）意 义

认真执行传染病报告制度，对及时有效地管理传染源，切断传播途径，保护易感人群具有很重要的作用，是每个医务工作者应尽的职责。

（二）报告的病种

经国家主席批准，自 2008 年 6 月起施行的《中华人民共和国传染病防治法》所规定管理的传染病分为 3 类 38 种。2009 年 4 月 30 日，卫生部将甲型 H1N1 流感（原称人感染猪流感）纳入《中华人民共和国传染病防治法》规定的乙类传染病，并采取甲类传染病的预防、控制措施。截至目前，共有 3 类 39 种。

1. 甲 类

属强制管理传染病，包括鼠疫和霍乱。

2. 乙 类

属严格管理传染病，包括：①传染性非典型肺炎；②艾滋病；③病毒性肝炎；④脊髓灰质炎；⑤人感染高致病性禽流感；⑥甲型 H1N1 流感；⑦麻疹；⑧流行性出血热；⑨狂犬病；⑩流行性乙型脑炎；⑪登革热；⑫炭疽；⑬细菌性和阿米巴性痢疾；⑭肺结核；⑮伤寒和副伤寒；⑯流行性脑脊髓膜炎；⑰百日咳；⑱白喉；⑲新生儿破伤风；⑳猩红热；㉑布鲁氏菌病；㉒淋病；㉓梅毒；㉔钩端螺旋体病；㉕血吸虫病；㉖疟疾。

3. 丙 类

属监测管理传染病，包括：①流行性感冒；②流行性腮腺炎；③风疹；④急性出血性结膜炎；⑤麻风病；⑥斑疹伤寒；⑦黑热病；⑧包虫病；⑨丝虫病；⑩除霍乱、痢疾、伤寒和副伤寒以外的感染性腹泻病；⑪手足口病。

以上受管理的 39 种传染病均称为法定传染病。国务院可以根据情况，增加或者减少甲类传染病病种，并予公布；国务院卫生行政部门可以根据情况，增加或者减少乙类、丙类传染病种，并予公布。

凡确诊为上述传染病者均应按《中华人民共和国传染病防治法》及时填写传染病报告卡，并向当地卫生防疫机构报告。

（三）报告人

1. 法定报告人

各级各类医疗机构、疾病预防控制机构、采供血机构均为责任报告单位；凡诊治病人的中、西医务人员，检验、检疫人员，农村医生、厂矿医生、个体开业医生均为法定责任疫情报告人，必须按照《传染病防治法》的规定进行疫情报告，履行法律规定的义务。

2. 义务报告人

各行各业的职工、农民、机关干部、教师、保幼人员、学生、居民和退休职工等发现应报告的传染病均有报告的义务。

（四）报告的种类

1. 发生报告

凡诊治患者的医务人员及其他有关人员遇有规定应报告的传染病或类似传染病例，不论病人存亡与否均应及时准确地向当地卫生防疫机构报告。

2. 订正报告

指已报告的传染病例经确诊后或治疗过程中变更诊断的报告。

3. 转归报告

指已报告的病例在治疗终结 24h 内应报告其转归情况，注明治愈、回家修养、转院、死亡、后遗症等。

（五）报告的期限

（1）责任疫情报告人发现鼠疫、霍乱、肺炭疽、传染性非典型肺炎、脊髓灰质炎、人感染高致病性禽流感病人或疑似病人时，城镇于 6 小时内，农村于 12 小时内，以最快的通信方式向发病地的卫生防疫机构报告，并同时报出传染病报告卡。

（2）责任疫情报告人发现乙类传染病病人、病原携带者和疑似病例时，城镇于 12 小时内，农村于 24 小时内向发病地的卫生防疫机构报出传染病报告卡。

（3）责任疫情报告人发现丙类传染病病人、病原携带者和疑似病例时，于 24 小时内向发病地的卫生防疫机构报出传染病报告卡。

（六）报告方式

报告以口头、电话、电报、书面等方式进行，一般多利用传染病报告卡片作书面报告。传染病报告卡见本章最后。

二、各种物品常用消毒方法

表 7 - 1　各种物品常用消毒方法

消毒对象		消毒剂	消毒方法		时　间	备　注
名　称	性　质		剂型与浓度	用　量		
生活环境、物品	家具	漂白粉	0.2%～1% 澄清液	200mL/m³ 喷洒或湿抹	1h	金属或油漆家具不用漂白粉，肝炎病房或病人家庭消毒可用戊二醛。水果、蛋品、体温表可用过氧乙酸消毒
		来苏	3%～5%	同上	同上	
		氨胺等	0.2%～0.5%	同上	同上	
		戊二醛	2%	同上	同上	
	塑料制品	过氧乙酸	0.5%	完全淹没待消毒品	15min	
	书籍	福尔马林	加热蒸发	12.5～50 mL/m³	10～24h	
		环氧乙烷	蒸发	0.5～0.7 kg/m³	24～48h	
	地面墙壁	漂白粉及氯胺	与家具同	与家具同	与家具同	
		84 消毒液	0.5%	200～300 mL/m³	干燥后	
	空气	人工紫外线	270nm 左右		30min	
		乳酸	熏蒸	2～4 mL/100m³	30min	
粪便	稀	漂白粉	干粉	200g/L	2h	完全搅匀成型便可用 20% 漂白粉乳剂
		氯胺等	3%	完全淹没粪便	2h	
		石灰	20% 乳剂	同上	2h	
尿		漂白粉	干粉	2g/L	2h	
痰		漂白粉	干粉	200g/L	2h	

续 表

消毒对象		消毒剂	消毒方法		时 间	备 注
名 称	性 质		剂型与浓度	用 量		
脓		漂白粉	干粉	5g/L	2h	
便盆、尿壶等	搪瓷、木器	漂白粉	0.2%～0.5%澄清液	浸泡	30min	
		氯胺等	0.2%～0.5%	同上	30min	
皮肤	手或其他污染部位	洗必泰	0.2%～0.5%	浸泡洗手	5～10min	
		新洁尔灭	0.1%	同上	同上	
		来苏	3%～5%	浸泡	同上	
		过氧乙酸	0.5%～1%	同上	同上	
皮毛	可疑污染的生皮毛	盐酸加食盐	2.5%盐酸加热至25℃～30℃加15%食盐	500～1000 mL/m³ 喷洒、浸泡	40h	
		环氧乙烷	蒸发	0.5～0.7 kg/m³	24～48h	
残余食物	固体	漂白粉	10%～20%乳剂	完全淹没待消毒品	30min	亦可煮沸消毒
医疗器械	橡胶、压舌板、手术器械、敷料、直肠镜、玻璃类器皿	高压蒸汽	压力1～1.2kg/cm²		15～30min	
	胃镜、膀胱镜、纤支镜	戊二醛	2%	完全淹没待消毒物品	4～20min	确认或可疑分枝杆菌感染，应消毒60分钟
	锐利器械（剪刀、刀片等）	戊二醛	2%	完全淹没待消毒物品	4h以上	
	硅胶管	戊二醛	2%	完全淹没待消毒品	1～4h	

续 表

| 消毒对象 | | 消毒剂 | 消毒方法 | | 时 间 | 备 注 |
名 称	性 质		剂型与浓度	用 量		
医疗器械	体温计、雾化吸入器及管道	过氧乙酸	0.2%～1%	同上	30min	
		碘伏	0.5%			
衣服、被单等	棉织品	煮沸	加（或不加）0.5%～1%碱或肥皂	15L/kg	30min	芽孢1小时
		高压蒸汽	压力1～1.2kg/cm²		15～30min	
		湿热空气	相对湿度80%～100%，温度100℃		30min	可用蒸笼代替
		84消毒液	0.5%浸泡	配成0.5溶液	30min	
	丝织品及皮毛类	福尔马林	消毒室加热蒸发福尔马林	繁殖值75mL/m³，芽孢200mL/m³	10～24h	需求温度15℃
		环氧乙烷	蒸发	0.5～0.7L/m³	24～48h	排气时注意通风
食具	瓷器及搪瓷类	煮沸	加（或不加）1%～2%的碱	完全淹没待消毒物品	15min	金属食具不用漂白粉，玻璃及塑料食具不宜蒸者
		漂白粉	0.2%～1%澄清液	同上	30min	
		湿热空气	100℃	同上	15min	
		新洁而灭	0.5‰	同上	15min	
		84消毒液	1%	同上	30min	
		碘伏	有效碘含量2～8mg/L	同上	10～20min	

中华人民共和国传染病报告卡

卡片编号：_____   报卡类别：1. 初次报告   2. 订正报告

姓名＊：_____（患儿家长姓名：_____）

身份证号：□□□□□□□□□□□□□□□□□□性别＊：□男□女

出生日期＊：_____年___月___日（如出生日期不详，实足年龄：___年龄单位：□岁□月□天）

工作单位：_____联系电话：_____

病人属于＊：□本县区   □本市其他县区   □本省其他地市   □外省   □港澳台   □外籍

现住址（详填）＊：_____省_____市_____县（区）_____乡（镇、街道）_____村_____（门牌号）

患者职业＊：

□幼托儿童、□散居儿童、□学生（大中小学）、□教师、□保育员及保姆、□餐饮食品业、□商业服务、□医务人员、□工人、□民工、□农民、□牧民、□渔（船）民、□干部职员、□离退人员、□家务及待业、□其他（   ）、□不详

病例分类＊：（1）□疑似病例、□临床诊断病例、□实验室确诊病例、□病原携带者、□阳性检测结果（献血员）

（2）□急性、□慢性（乙型肝炎、血吸虫病）

发病日期＊：_____年___月___日

诊断日期＊：_____年___月___日

死亡日期：_____年___月___日

甲类传染病＊：

□鼠疫、□霍乱

乙类传染病＊：

□传染性非典型肺炎、□艾滋病、□病毒性肝炎（□甲型、□乙型、□丙型、□戊型、□未分型）、□脊髓灰质炎、□人感染高致病性禽流感、□甲型H1N1流感、□麻疹、□流行性出血热、□狂犬病、□流行性乙型脑炎、□登革热、□炭疽（□肺炭疽、□皮肤炭疽、□未分型）、痢疾（□细菌性、□阿米巴性）、肺结核（□涂阳、□仅培阳、□菌阴、□未痰检）、伤寒（□伤寒、□副伤寒）、□流行性脑脊髓膜炎、□百日咳、□白喉、□新生儿破伤风、□猩红热、□布鲁氏菌病、□淋病、梅毒（□Ⅰ期、□Ⅱ期、□Ⅲ期、□胎传、□隐性）、□钩端螺旋体病、□血吸虫病、疟疾（□间日疟、□恶性疟、□未分型）

丙类传染病＊：

□流行性感冒、□流行性腮腺炎、□风疹、□急性出血性结膜炎、□麻风病、□流行性和地方性斑疹伤寒、□黑热病、□包虫病、□丝虫病、□除霍乱、细菌性和阿米巴性痢疾、伤寒和副伤寒以外的感染性腹泻病。

其他法定管理以及重点监测传染病：

订正病名：_____   退卡原因：_____

报告单位：_____   联系电话：_____

报告人：_____   填卡日期＊：_____年___月___日

备注：

填卡说明

1. 本卡片根据《中华人民共和国传染病防治法》而制定。适用于甲类、乙类传染病新发病例的诊断、订正、出院、死亡等报告之用。

2. 按报告病种在病名格内画"√"表示诊断，画"?"表示疑似。订正报告、出院及死亡一律重新填报本卡，订正报告在原报病名格内画"×"，并将变更诊断名填写在"订正病名"栏。

3. 请工整填写或画"O"选择卡片正面左侧各栏目。

4. 同时发生两种传染病时，须分别填写两张卡片。十四岁以下儿童请填写家长姓名。

5. 发现鼠疫、霍乱、艾滋病和炭疽等重要的传染病或暴发疫情时，必须先作电话报告。

6. 报告病毒性肝炎、伤寒、副伤寒、脊髓灰质炎、麻疹、百日咳、白喉、流脑、狂犬病、钩端螺旋体病和乙脑的病例须填写预防接种史。

7. 被确定为丙类传染病的监测区（点）报告丙类传染病时，填写丙类传染病报告卡。

第二节 病毒性肝炎的认识

【目的要求】

（1）掌握病毒性肝炎诊断标准及临床表现。
（2）熟悉病毒性肝炎的治疗。

【标本教具/仪器试剂】

观看甲肝、乙肝、丙肝教学录像。

【实验方法与技巧】

一、观看教学片《甲型肝炎的诊断治疗》

着重讲述甲型肝炎的诊断、鉴别诊断和治疗，具体包括：甲型肝炎的流行病学、临床表现、辅助检查、与其他病毒性肝炎等多种疾病的鉴别诊断、一般治疗、重型肝炎的治疗、预防等内容。

二、观看教学片《乙型肝炎的诊断治疗》

讲述乙型肝炎的病毒特性、传染途径、病理、实验室检查、临床表现、各种并发症、鉴别诊断和预防，重点介绍急性、慢性、重型和淤胆型乙型肝炎的内科治疗方法。

三、观看教学片《丙型肝炎的诊断治疗》

讲述丙型肝炎的病原学、发病机制与病理解剖、临床表现、检查方法、诊断与鉴别诊断、并发症和治疗。

第三节　胸腔穿刺术

【目的要求】

掌握正常胸腔穿刺流程内容与方法。

【标本教具/仪器试剂】

教学录像、一次性胸穿包、胸穿模拟人、2%利多卡因注射液、无菌手套、一次性口罩、帽子、棉签、碘伏、无菌纱布、试管、空瓶、急救用品（输液装置、吸氧装置、肾上腺素、阿托品、可拉明、洛贝林、阿拉明等）。

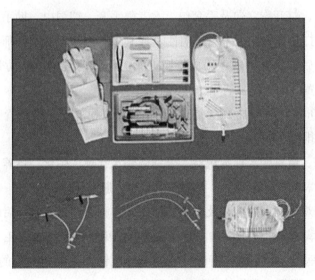

图 7-1　胸穿器械

【实验方法与技巧】

一、适应证

（一）诊断性胸腔穿刺

对于胸膜腔积液诊断不明确的患者，通过穿刺抽取积液进行化验检查。

（二）治疗性胸腔穿刺

胸膜腔积液导致患者明显的症状表现，如咳嗽、呼吸循环功能受到大量胸膜腔积液的影响等，可行胸膜腔穿刺抽出积液，缓解压迫症状。脓胸或严重气胸患者，行胸膜腔穿刺抽出脓液或积气，并可向胸膜腔注射药物作局部治疗。

二、穿刺步骤

（1）向病人说明穿刺的目的和术中注意事项，如术中不能移动位置，勿深呼吸和咳嗽等，并签手术同意书。

（2）穿刺部位宜取叩诊最浊部位，一般在肩胛骨下第 7~9 肋间隙或腋中线第 6~7 肋间隙。气胸者取锁骨中线第 2 肋间隙进针。必要时经 X 线或超声检查确定穿刺部位。

（3）行普鲁卡因皮试。

（4）协助病人反坐靠背椅上，双手平放于背椅上缘。危重者可取半卧位，病侧上肢置头颈部，使肋间隙增宽。

（5）常规消毒，打开胸穿包及手套包，术者戴手套，铺洞巾。助手用胶布固定洞巾两上角以防滑脱，并打开普鲁卡因（皮试阴性）或利多卡因注射液供医师抽吸局麻用。术者持穿刺针（穿刺针后的胶管由助手用血管钳夹紧）沿局麻处的下位肋骨上缘缓慢刺入胸腔，并固定穿刺位置，助手持血管钳。

（6）术者用 50mL 注射器抽吸胸水时，助手将血管钳放松，当针管吸满后，应先夹紧胶管再取下注射器排液，以防气体进入胸腔。

（7）抽液完毕，留取胸水标本送检，分别做胸水常规、生化、培养、病检。如治疗需要，可注射药物。术毕拔出穿刺针，覆盖无菌纱布，胶布固定。

（8）术后密切观察病人的病情及生命体征，并作胸穿记录。胸穿后的物品按规定消毒及倾倒。非感染性胸水每 1 000mL 加 1 片消毒灵，感染性胸水每 500mL 加 1 片消毒灵。保留 30min 后，倒入医疗污物渠道。穿刺针、注射器等锐器须放入专门的医疗锐器收集箱，其余物品投入标有放置医疗废物的黄色垃圾袋内。

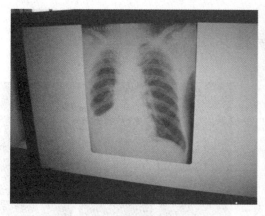

图 7-2　胸部 X 线正位片

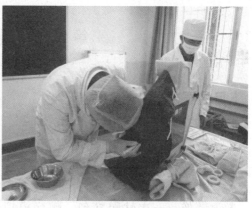

图 7-3　局部麻醉

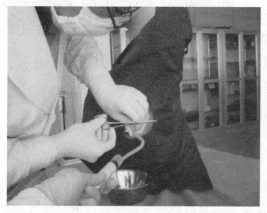

图 7-4　进　针

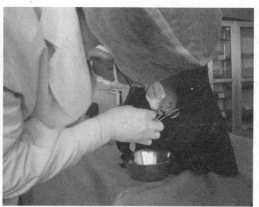

图 7-5　抽积液

【注意事项】

（1）需要做胸膜腔穿刺的患者，病情往往较急或较重，术前、术中和术后应密切监测呼吸和循环状况，对不良反应及时采取相应措施。术前病人咳嗽剧烈者，可适当使用镇咳药；术中密切观察病人有无头晕、面色苍白、出冷汗、心悸、胸部剧痛、刺激性咳嗽等情况，一旦发生立即停止抽液，并作相应处理；术后注意穿刺点有无渗血或渗液。

（2）穿刺进针时应靠近下一肋骨的上缘，避免损伤肋间神经或血管。注意针体进入胸壁的深度，不可将穿刺针过于深入胸膜腔内，以免针尖损伤肺叶。

（3）一次抽出液体不超过 1 000mL，排气不超过 1 500mL，穿刺抽液速度不能太快。因为一次短时间内大量排液或排气，虽然可使肺叶舒张，但是可能引起迷走神经兴奋，导致心律失常。因此，需要在穿刺过程中监测呼吸循环的变化。凡患者发生咳嗽、不安、呼吸急促、脉率加快等，应停止穿刺。

第四节　腰椎穿刺术

【目的要求】

掌握正常腰椎穿刺流程内容与方法。

【标本教具/仪器试剂】

教学录像、一次性腰穿包、腰穿模拟人、2%利多卡因注射液、无菌手套、一次性口罩、帽子、棉签、碘伏、消毒止血钳、无菌纱布、试管、空瓶、急救用品（输液装置、吸氧装置、肾上腺素、阿托品、可拉明、洛贝林、阿拉明等）。

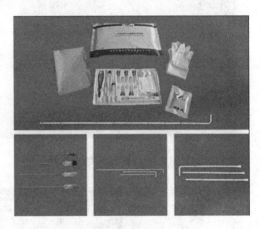

图7-6　腰穿器械

【实验方法与技巧】

一、向病人说明

向病人说明穿刺目的、过程、注意事项及穿刺时采取的特殊体位，以消除患者恐惧感，取得充分合作，并签手术同意书。穿刺前嘱病人排尿、排便，在床上静卧15~30min。

二、行普鲁卡因皮试（略）

三、穿刺步骤

（1）取侧卧位，病人背部接近床沿，头部垫枕，头部极度俯屈，两髋、膝均尽量屈曲近腹。脊背弯成弓形使椎间隙增大，便于穿刺。协助病人时动作应轻柔，勿过度弯曲，以免影响病人呼吸。

（2）一般取第3~4腰椎间隙作穿刺点（相当于两髂前上嵴连线与脊柱交点的稍上或稍下）。

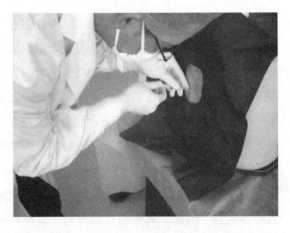

图7-7　局　麻

（3）常规消毒穿刺部位皮肤，打开无菌包，术者戴无菌手套，铺上消毒洞巾，行局部麻醉。术者进针时，助手应协助病人保持上述正确体位，防止乱动，以免发生断针、软组织损伤及手术野污染。穿刺针由穿刺眼垂直于脊平面刺入 4~6cm 深度时，可感到阻力忽然消失，表明已穿过硬脊膜，此时将针芯拔出部分，如见脑脊液滴出，立即将针芯插回。如需要测脑脊液压力，应嘱病人全身放松，自然侧卧，助手接上测压管进行测压。如压力明显增高，则针芯不应完全拔出，以防脑疝形成，应使脑脊液缓慢滴出；若压力不高，可拔出针芯放出脑脊液 3~5mL 送检，分别做脑脊液常规、生化、培养、病检。

（4）放液及测压完毕插入针芯，拔出穿刺针，穿刺点消毒，无菌纱布包封。

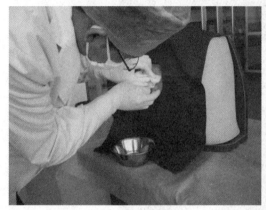 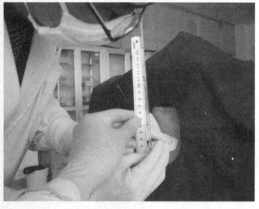

图 7-8 进 针　　　　　　　　　　　图 7-9 测量脑脊液压力

（5）术后观察病人的病情及生命体征，做好腰穿记录。腰穿后的物品按规定消毒及倾倒。

【注意事项】

（1）在整个操作过程中应随时观察病人面色、呼吸及脉搏等，如有异常立即告知医师作出相应处理。

（2）术后病人宜去枕平卧 4~6h，最好 24h 内不要下床活动，以防穿刺后反应如头痛、恶心、眩晕等发生。颅内压较高者严格卧床的同时应密切观察意识、瞳孔及生命体征的变化，密切观察是否出现脑疝前驱症状如意识障碍、剧烈头痛、频繁呕吐、呼吸加深、血压上升、体温升高等。

第五节 腹腔穿刺术

【目的要求】

掌握正常腹腔穿刺流程内容与方法。

【标本教具/仪器试剂】

教学录像、一次性腹穿包、穿刺模拟人、血压计、皮尺、2%利多卡因注射液、无菌手套、一次性口罩、帽子、棉签、碘伏、消毒止血钳、无菌纱布、试管、空瓶、容器、急救用品（输液装置、吸氧装置、肾上腺素、阿托品、可拉明、洛贝林、阿拉明等）。

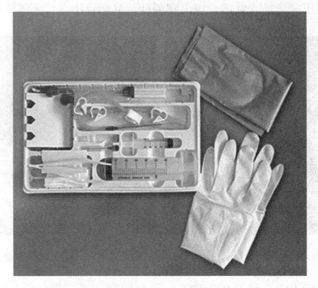

图 7 - 10　腹穿器械

【实验方法与技巧】

一、适应证

（一）诊断性腹腔穿刺

腹部闭合损伤，腹膜炎或腹腔积液，如果经临床检查化验和影像学检查仍不能明确病因，可行腹腔穿刺抽取腹腔液体化验检查，以辅助诊断。

（二）治疗性腹腔穿刺

腹水过多影响呼吸或循环，须排出部分腹水以降低腹压，缓解患者的症状，亦可向腹腔注入诊断或治疗性的药物。如重症胰腺炎患者可行腹腔灌洗引流以减少有害物质的吸收，可作为重症胰腺炎的辅助治疗。

二、操作步骤

（一）向病人说明

穿刺前先向病人说明手术目的、过程及注意事项并签手术同意书，术前复核病人的肝功能、血常规、出凝血时间等。先嘱患者排空尿液，以免穿刺时损伤膀胱。

（二）体格检查

术前行腹部体格检查，叩诊移动性浊音阳性，已确认有腹水。放液前应测量腹围、脉搏、血压，以观察病情变化。

（三）体　位

扶患者坐在靠椅上，或平卧、半卧、稍左侧卧位。

（四）穿刺点的选择

选择适宜穿刺点。一般常选于左下腹部脐与髂前上棘连线中外1/3交点处，也可取脐与耻骨联合中点上1cm，偏左或右1.5cm处，或取侧卧位脐水平线与腋前线或腋中线的交点。对少量或包裹性腹水，常须在B超引导下定位穿刺。穿刺点定位后，需用龙胆紫标记。

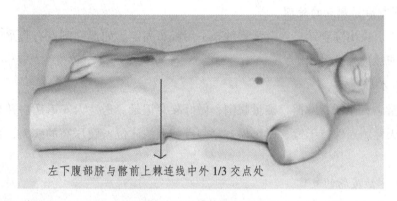

左下腹部脐与髂前上棘连线中外1/3交点处

图7-11　穿刺点的定位

（五）消　毒

穿刺部位常规消毒2次，范围为以穿刺点为中心的直径15cm内皮肤，第二次的消毒范围不要超越第一次的范围。戴无菌手套，铺消毒洞巾。

（六）麻　醉

自皮肤至腹膜壁层用2%利多卡因逐层作局部浸润麻醉。先在皮下打皮丘（直径5~10mm），再沿皮下、肌肉、腹膜等逐层麻醉。麻醉的重点在于皮肤与腹膜的麻醉。

（七）穿　刺

术者左手固定穿刺处皮肤，右手持针经麻醉路径逐步刺入腹壁，待针尖抵抗突然消失时，表示针尖已穿过腹壁进入腹腔，此时即可抽取和引流腹水。诊断性穿刺可直接用20mL或50mL无菌注射器和7号针尖进行穿刺；大量放液时可用针尾连接橡皮管的8号或9号针头，助手用消毒血管钳固定针尖并夹持橡皮管（一次性腹穿包的橡皮管末

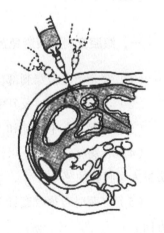

图7-12　穿刺进针示意图

端带有夹子，可代替止血钳来夹持橡皮管）。在放腹水时若流出不畅，可将穿刺针稍作移动或变换体位。当患者腹水量大，腹压高时，应采取移行进针的方法（皮肤与腹膜的穿刺

点不在同一直线上）。

（八）放腹水的速度和量

术中注意观察病人反应，并注意保暖。放腹水的速度不应该过快，以防腹压骤然降低，内脏血管扩张而发生血压下降甚至休克等现象。一般每次放腹水的量不超过 3 000 ~ 6 000mL；肝硬化病人第一次放腹水不要超过 3 000mL。

（九）标本的收集

抽取的第一管液体应该舍弃，取腹水于消毒试管中以备检验用。一般腹水常规需要 4mL 以上；腹水生化需要 2mL 以上；腹水细菌培养需在无菌操作下，取 5mL 注入细菌培养瓶；腹水病理检查需收集 250mL 以上送检。

（十）穿刺后穿刺点的处理

放液结束后拔出穿刺针，盖上消毒纱布，用胶布固定，如遇穿刺点有腹水渗漏时，可用蝶形胶布或涂火棉胶封闭。

（十一）术后处理

术后测量患者血压、脉搏，测量腹围，做好腰穿记录。送病人安返病房并交代注意事项。术后当天穿刺点保持干燥，尽量保持穿刺点朝上的体位。腹压高的病人，穿刺后需腹带加压包扎。

（十二）术后废物的处理

腹穿后的物品按规定消毒及倾倒。非感染性腹水每 1 000mL 加 1 片消毒灵，感染性腹水每 500mL 加 1 片消毒灵。保留 30min 后，倒入医疗污物渠道。穿刺针、注射器等锐器须放入专门的医疗锐器收集箱，其余物品投入标有放置医疗废物的黄色垃圾袋内。

【注意事项】

一、腹腔穿刺必须避免损伤肠管和其他内脏

（1）穿刺前在拟穿刺部位叩诊，不可在鼓音区（可能有充气的肠胃）穿刺。

（2）不在手术瘢痕及其邻近处穿刺，因该处腹壁下可能有粘连肠管。

（3）一般不在中腹部和上腹部穿刺，如果确实需要，应有超声波探测指引。

（4）在腹壁进针时，可迅速通过皮肤，到其余组织层内应当稳而慢，这样较易辨别针头进入腹膜腔的感觉。

（5）穿刺时若须改变针头方向，应先退针头到皮下后再进针，不可在腹腔内改变针刺方向。

（6）穿刺液含大量胆汁或食物渣屑，应立即退针，并且辨别有无胃肠穿孔，针头是否误入肠管。

二、放出腹水速度应缓慢、均匀

抽出的腹水应取部分进行化验检查，其余部分应容器内计量。一次抽出腹水的总量不宜过多，以免腹内压骤降，膈下移，影响患者的呼吸和循环。

第六节　骨髓穿刺术

【目的要求】

掌握正常骨髓穿刺流程内容与方法。

【标本教具/仪器试剂】

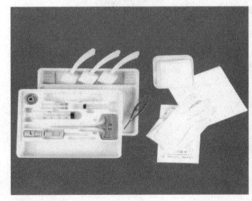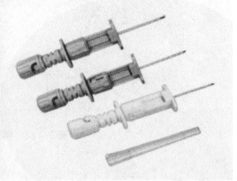

图 7 - 13　骨穿器械

教学录像、骨穿包、穿刺模拟人、2% 利多卡因注射液、无菌手套、一次性口罩、帽子、棉签、碘伏、无菌纱布、玻片等。

【实验方法与技巧】

一、向病人说明

穿刺前向病人说明穿刺目的、过程及注意事项，并签手术同意书。术前复核病人的肝功能、血常规、出凝血时间等。

二、穿刺部位选择

（一）髂前上棘
常取髂前上棘后上方 1～2cm 处作为穿刺点，此处骨面较平，容易固定，操作方便安全。

（二）髂后上棘

位于骶椎两侧、臀部上方骨性突出部位。

（三）胸骨柄

此处骨髓含量丰富，当上述部位穿刺失败时，可作胸骨柄穿刺，但此处骨质较薄，其后有心房及大血管，易穿透发生意外，较少选用。

（四）腰椎棘突

位于腰椎棘突突出处，极少选用。

（五）胫骨粗隆前下方

2岁以下婴幼儿选择胫骨粗隆前下方。

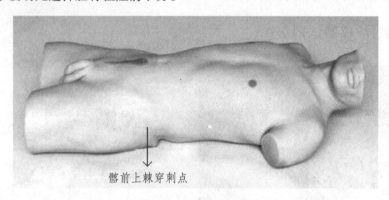

髂前上棘穿刺点

图7－14　髂前上棘穿刺点

三、体　位

胸骨及髂前上棘穿刺时取仰卧位；髂后上棘穿刺时取侧卧位；腰椎棘突穿刺时取坐位或侧卧位。

四、穿刺步骤

（1）常规消毒皮肤，戴无菌手套，铺消毒洞巾，用2%利多卡因作"品"字形多点局部浸润麻醉直至骨膜。等待2min左右，以保证麻醉效果充分。

（2）将骨髓穿刺针固定器固定在适当长度上（髂骨穿刺约1.5cm，肥胖者可适当放长，胸骨柄穿刺约1.0cm），以左手拇、示指固定穿刺部位皮肤，右手持针于骨面垂直刺入（若为胸骨柄穿刺，穿刺针与骨面成30°~40°角斜行刺入）。当穿刺针接触到骨质后则左右旋转，缓缓钻刺骨质，当感到阻力消失，且穿刺针已固定在骨内时，表示已进入骨髓腔。

（3）用干燥的20mL注射器，将内栓退出1cm，拔出针芯，接上注射器，用适当力度缓慢抽吸，可见少量红色骨髓液进入注射器内，骨髓液抽吸量以0.1~0.2mL为宜，取下注射器，将骨髓液推于玻片上，由助手迅速制作涂片 5~6 张送检，行细胞形态学及细胞化学染色检查。

（4）如需作骨髓培养，再以注射器抽吸骨髓液 2~3mL 注入培养液内。

（5）如未能抽得骨髓液，可能是针腔被皮肤、皮下组织或骨片填塞，也可能是进针太深或太浅，针尖未在髓腔内，此时应重新插上针芯，稍加旋转或再钻入少许或退出少许，拔出针芯，如见针芯上带血迹，再行抽吸可望抽出骨髓液。

（6）抽吸完毕，插入针芯，轻微转动拔出穿刺针，随后将消毒纱布盖在针孔上，稍加按压，用胶布固定。

第七节　心包腔穿刺术

【目的要求】

掌握正常心包腔穿刺流程内容与方法。

【标本教具/仪器试剂】

教学录像、一次性心包穿刺腔包、穿刺模拟人、2% 利多卡因注射液、试管、消毒止血钳、无菌手套、一次性口罩、帽子、棉签、碘伏、无菌纱布等。

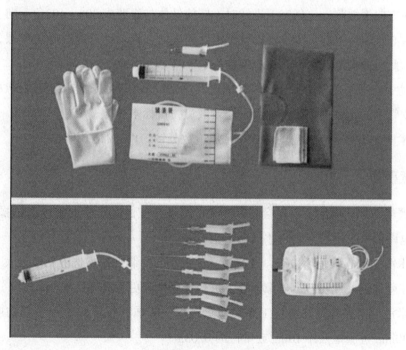

图 7-15　心包穿刺器械

【实验方法与技巧】

一、向病人说明

向病人说明穿刺目的、过程及注意事项，并签手术同意书。术前复核病人的肝功能、血常规、出凝血时间等。

二、穿刺部位选择

患者取坐位或半卧位，以手术巾盖住面部，仔细叩出心浊音界，选好穿刺点。常用心尖部穿刺点，据膈位置高低而定，一般在左侧第 5 肋间或第 6 肋间心浊音界内 2.0cm 左右，也可在剑突与左肋弓缘夹角处进针。

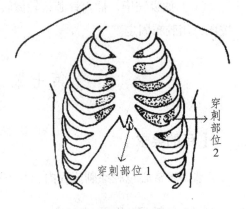

图 7 - 16 心包穿刺点

三、穿刺步骤

（1）常规消毒局部皮肤，术者及助手均戴无菌手套，铺洞巾。自皮肤至心包壁层以 2% 利多卡因作局部麻醉。

（2）术者持针穿刺，助手以血管钳夹持导液橡皮管。在心尖部进针时，应使针自下而上，向脊柱方向缓缓刺入；剑突下进针时，应使针体与腹壁成 30°～40°角，向上、向后并稍向左刺入心包腔后下部。待针锋抵抗感突然消失时，提示针已穿过心包壁层，同时感到心脏搏动，此时应稍退针少许，以免划伤心脏。

（3）助手立即用血管钳夹住针体并固定其深度，术者将注射器接于导液橡皮管上，然后放松橡皮管上的止血钳，缓慢抽吸，记录液量，留标本送检。

（4）术毕拔出穿刺针，盖消毒纱布，压迫数分钟，用胶布固定。

【注意事项】

（1）严格掌握适应证。心包穿刺有一定危险性，应由有经验的临床医师操作或指导，并应在心电图监护下进行穿刺，才较为安全。

（2）术前须行心脏超声检查，确定液平段大小与穿刺部位，选液平段最大、距体表最近点作为穿刺部位，或在超声显像指导下进行穿刺抽液更为准确、安全。

（3）术前应向患者做好解释工作，消除顾虑，并嘱其在穿刺过程中切勿咳嗽或深呼吸。术前 30min 可服地西泮 10mg 或可待因 0.03g。

（4）麻醉要完善，以免因疼痛引起神经源性休克。

（5）抽液量第一次不宜超过 100～200mL，以后再逐渐增到 300～500mL。抽液速度要慢，如过快、过多则可能使大量血液回心导致肺水肿。

（6）如抽出鲜血，应立即停止抽吸，并严密观察有无心包压塞症状出现。

（7）取下空针前夹闭橡皮管，以防空气进入。

（8）术中、术后均需密切观察患者呼吸、血压、脉搏等的变化。

第八章　眼科学基本技能

第一节　动物眼球解剖

【目的要求】

（1）以动物眼球为解剖对象，熟练掌握眼球的一般生理形态及有关病理。

（2）眼附属器重点了解泪道解剖走行及其病变。

【标本教具/仪器试剂】

生猪眼球若干、眼科常规手术器械等。

【实验方法与技巧】

一、具体解剖操作

（一）确定解剖次序

从眼前节开始至眼底。

（二）解剖操作

按照上述检查次序开始进行规范解剖操作，依次观察、识别眼部各组织的正常形态，并用语言表述之。

1. 观察眼球壁的解剖结构

眼球为类球体结构，其外层前 1/6 为透明的角膜，后 5/6 为白色的巩膜，俗称"白眼"，起维持眼球形状和保护眼内组织的作用。

（1）角膜。稍呈横椭圆形，略向前突。横径为 11.5～12mm，垂直径为 10.5～11mm。周边厚约 1mm，中央厚约 0.6mm。其解剖学特点为透明，有神经，无血管。因此角膜是接受视觉信息的最前哨入口，光线经此射入眼球，构成了屈光间质的一部分。角膜含丰富的末梢神经，感觉敏锐，对眼部起到很好的保护作用，是测定人体知觉的重要部位。

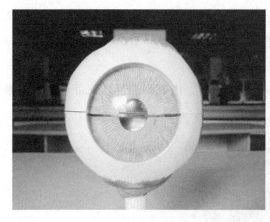

图8-1 眼球正面观

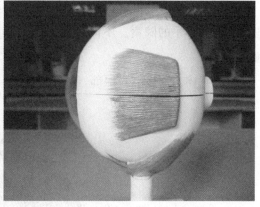

图8-2 眼球侧面观

（2）巩膜。为致密的胶原纤维结构，不透明，呈乳白色，质地坚韧。

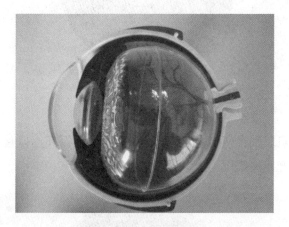

图8-3 角膜和巩膜

（3）葡萄膜层（色素膜层）。眼球中层又称葡萄膜层或色素膜层，具有丰富的色素和血管，由虹膜、睫状体和脉络膜三部分构成。

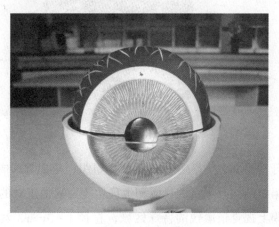

图8-4 虹 膜

①虹膜。呈圆环形，在葡萄膜的最前部分，位于晶状体前，有辐射状皱褶，称虹膜纹理，表面含不平的隐窝。不同种族人的虹膜颜色不同。中央有一 2.5～4mm 的圆孔，称瞳孔。

②睫状体。前接虹膜根部，后接脉络膜，外侧为巩膜，内侧则通过悬韧带与晶状体赤道部相连。

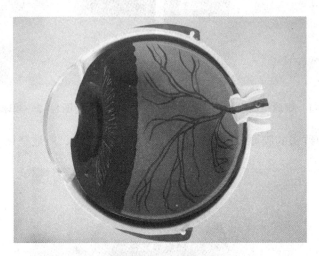

图 8-5　睫状体

③脉络膜。位于巩膜和视网膜之间。脉络膜丰富的血循环不但营养视网膜外层，其含有的丰富色素还起遮光暗房作用。

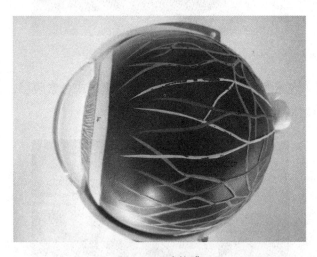

图 8-6　脉络膜

（4）视网膜。位于眼球内层，为一层透明膜样组织，是视觉形成的神经信息传递的第一站，具有很精细的组织结构及丰富的代谢和生理功能。视轴正对的视网膜中点为黄斑中心凹。黄斑区是视网膜上视觉最敏锐的特殊区域，直径 1～3mm，其中央为一小凹，即中心凹。黄斑鼻侧约 3mm 处有一直径为 1.5mm 的淡红色区，为视盘，亦称视乳头，是视网膜上视觉纤维汇集向视觉中枢传递的出眼球部位，无感光细胞，故视野上呈现为固有的暗区，称生理盲点。

2. 观察眼内腔和内容物

眼内腔包括前房、后房和玻璃体腔。眼内容物包括房水、晶状体和玻璃体，三者均为透明组织，与角膜一起共称为屈光间质。

（1）房水。由睫状体生成，有营养角膜、晶状体及玻璃体，屈光及维持眼压的作用。

（2）晶状体。为富有弹性的透明体，形如双凸透镜，位于虹膜、瞳孔之后，玻璃体之前。

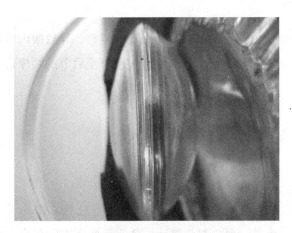

图 8-7 晶状体

（3）玻璃体。为透明的胶质体，充满眼球后 4/5 的空腔内，主要成分为水，表面覆盖着玻璃体膜。玻璃体有屈光作用，也起支撑视网膜的作用。

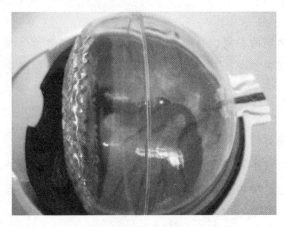

图 8-8 玻璃体

3. 视神经、视路

视神经是中枢神经系统的一部分。视网膜所得到的视觉信息，经视神经传导，传送到视中枢。

视路是指从视网膜接受视信息到大脑视皮层视中枢形成视觉的整个神经冲动传递的路径。

完成眼球解剖后,学习眼附属器相关知识,重点掌握泪道的解剖及病变。

实验结束清洁、归还解剖用具。

二、考 核

回答教师有关本实验的相关提问。

【注意事项】

(1)眼球为精密组织器官,解剖过程切忌动作粗鲁,导致眼内容物流出,影响观察。

(2)注意解剖及观察顺序,按由外到内、由前节至后节的顺序进行。

附:眼附属器

眼附属器包括眼睑、结膜、泪器、眼外肌和眼眶。

一、眼 睑

眼睑分上睑和下睑,居眼眶前缘,覆盖眼球前面。上睑以眉为界,下睑与颜面皮肤相连。上下睑间的裂隙称睑裂。两睑相连接处,鼻侧及颞侧处分别称为内眦及外眦。内眦处有肉状隆起称为泪阜。上下睑缘的内侧各有一有孔的乳头状突起,称泪小点,为泪小管的开口。

二、结 膜

结膜是一层薄而透明的黏膜,覆盖在眼睑后面和眼球前表面。按解剖部位可分为球结膜、睑结膜和穹隆结膜三部分,三者共同形成的囊状腔隙称为结膜囊。

三、泪 器

泪器包括分泌泪液的泪腺和排泄泪液的泪道。泪道上端起于泪小点,下端止于下鼻甲鼻泪管末端开口处,由泪小点、泪小管、泪总管、泪囊及鼻泪管构成。临床常见泪小点阻塞、狭窄,泪小管、泪总管的阻塞、狭窄,泪囊炎等病变,常借助泪道冲洗或探通加以诊断治疗。

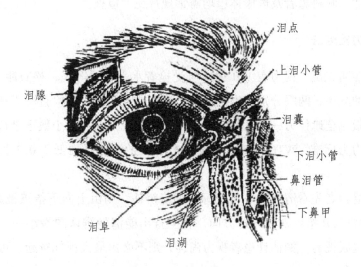

泪点

上泪小管

泪腺

泪囊

下泪小管

鼻泪管

下鼻甲

泪阜

泪湖

图 8 - 9 泪器的解剖

四、眼外肌

眼外肌共有 6 条，司眼球的运动。其中包括 4 条直肌：上直肌、下直肌、内直肌和外直肌；2 条斜肌：上斜肌和下斜肌。

五、眼 眶

眼眶由额骨、蝶骨、筛骨、腭骨、泪骨、上颌骨和颧骨 7 块颅骨构成的近似四棱锥体骨窝，其基底部向前，尖朝后，稍向内，向上倾斜，有上下内外四壁。成人眶深 4～5cm。眶内除眼球、眼外肌、血管、神经、泪腺和筋膜外，各组织之间充满脂肪，起软垫作用，有效支撑、保护眶内容物。

第二节　视力检查

【目的要求】

掌握中心视力（远视力和近视力）的检查方法。

【标本教具/仪器试剂】

国际标准远视力表 2 张、遮眼板若干、标准近视力表 10 张。

【实验方法与技巧】

视力分为中心视力（分为远视力和近视力）和周边视力（即视野）。视力检查用于初步检测视觉功能，眼科患者及健康体检均需常规行视力检查。

一、远视力检查法

检查时应照明充足，视力表 1.0 视标与受检者水平视线等高，检查距离为 5m。一般按照先右后左的顺序，两眼分别检查记录，先检查裸眼视力，后检查矫正视力。检查一眼时，须以遮眼板完全遮住另一眼。我国常用国际标准视力表，以小数记录视力。临床诊断一般以矫正视力为标准，WTO 规定，双眼中较好眼的矫正视力低于 0.3 为低视力，低于 0.05 为盲。

检查者令受检者先看清最大一行视标，如能辨认，则由上向下指点视力表上的视标，患者需在 3s 内辨认并指示视标开口方向，直至查出能清楚辨认的最小一行视标，该行对应数字即为被检眼视力。如估计患者视力尚佳，则不必由最大视标查起，可酌情从中间小字行开始。

能认清"1.0"行或更小的行次者，即为正常视力。倘若对某行视标不能完全辨认，如"0.6"行有两个字不能辨认，则记录为"0.6－2"，如该行只能认出两个字，则记录为"0.5＋2"，余类推。或者，0.1～0.4 每行有 1 个视标不能辨认，则记录为上一行的视力；0.5～0.8 每行允许看错 1 个，如果看错 2 个记为上一行的视力；1.0～1.2 每行允许看错 2 个，视力在 1.5 以上每行允许看错 3 个。

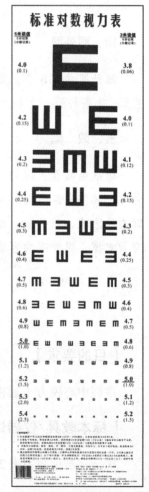

图 8－10 远视力表

如受检者在 5m 处不能辨认出表上任何视标时，可让受检者逐步走近视力表，直至能辨认表上"0.1"行视标，此时，视力 ＝0.1×受检者所在距离（m）/5（m）。如 3m 处能辨别出 0.1 的视标，则记录为"0.06"。

如受检者在 1m 处尚不能看清"0.1"行视标，则嘱其数检查者手指，从 1m 处逐渐移近，直到能正确辨认，记录该距离。例如在 30cm 处能看清手指数，则记录为"30cm/指数"或"CF/30cm"。

如手指移至 5cm 处仍不能辨认，则检查者在受检者眼前方做摆手动作，能辨认者记为手动，记录其能判断手动的距离。如在 20cm 处可以看到，则记录为"手动/20cm"或"HM/20cm"。

如眼前手动不能识别，应检查有无光感。光感的检查在 5m 长的暗室内进行，先用手指遮盖一眼，不得透光。检查者持聚光手电或检眼镜在受检者眼前方，对被检眼做照射—熄灭，反复交替，嘱其辨认眼前是否有光亮。如 5m 处不能辨认，则将光源移近，记录能够辨认光感的距离，如"光感/50cm"或"LP/50cm"。无光感者说明视力消失，临床上记录为"无光感"或"NLP"。有光感者，为进一步了解视网膜功能，尚须检查光定位，方法是嘱受检者注视正前方，在眼前 1m 处，分别将光源置于正前上、中、下，颞侧上、中、下，鼻侧上、中、下共 9 个方向，嘱受检者指出光源方向，并记录，能辨认记为"+"，不能辨认记为"−"，在上述 9 方位用符号分别标记，并注明眼、鼻、颞侧。

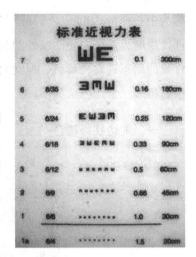

图 8 - 11 近视力表

二、近视力检查法

我国比较通用的近视力表是耶格（Jaeger）近视力表和标准视力表（许广第）。前者表上有大小不同的 8 行字，每行字的侧面有号数，后者式样同远视力表（国际标准视力表）。

检查时确保光线充足，但应避免视力表反光，嘱受检者手持近视力表放在眼前，任意前后移动，直到找出能辨认的最小视标，若能看清 1 号字或 1.0 时，则让其渐渐移近，直到字迹开始模糊，在尚未模糊以前能看清之处，为近点，近点与角膜之距离即为近点距离，记录时以 cm 为单位，例如 1/10cm 或 1.0/10cm。若看不清 1 号字或 1.0，只记录其看到的最小视标，不再测量其距离。

【注意事项】

使用遮眼板时，注意勿压迫眼球。

第三节 视野检查

【目的要求】

（1）掌握视野检查的适应证。
（2）了解各种常用视野检查法的基本原理和操作方法。

【标本教具/仪器试剂】

教学录像、平面视野计、弧形视野计、计算机视野计、Amsler 方格表等。

【实验方法与技巧】

视野即周边视力，是眼注视某一点时能看见的空间范围。注视点周边 30°以内的范围称为中心视野；30°以外的范围称为周边视野，类似我们通常所说的"余光"。视野检查是评价视网膜黄斑中心凹以外的视觉细胞功能的最重要手段，常用于青光眼的诊断、病情和疗效的动态观察，黄斑、视网膜及视路疾病的诊断等，也用于正常眼的检查。视野检查方法有很多，常用方法如下。

一、周边视野检查

（一）对比法

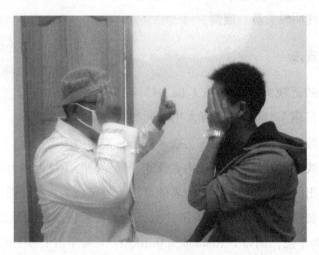

图 8 - 12　对比法检查视野

检查者与受检者对坐，相距 0.5m，眼位等高。检查右眼时，受检者右眼与检查者左眼对视，双方各自遮盖另一眼。检查者将手指或点光源置于视野外与二人等距离处，从各方向由外周向中央移动。如双方能在各个方向同时看到手指或点光源，则可初步判定受检者视野大致正常。此法简单直观易行，但准确性较差。

（二）弧形视野计

弧形视野计由底座、支架和一块 180°的弧形板构成，可测试、绘制等视线，检查周边视野。检查时受检者下颌置于下颌架上，受检眼与视野计中央注视点等高，遮盖另一眼，嘱其固视中央注视点，检查者持视标沿弧形板内侧自周边向中央缓慢移动，直至受检者看到视标为止，记录受检者能看到视标的位置及视标消失和再现的位置。沿子午线转动弧形板，每转动

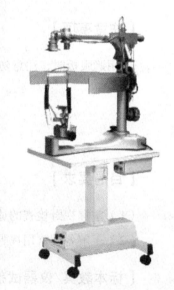

图 8 - 13　弧形视野计

15°～30°检查一次，依次检查 12 条子午线，最后将各子午线开始看到视标的点连接起来即为周边视野范围。

二、中心视野检查

（一）平面视野计

平面视野计由黑色无反光绒布制成，标示同心圆及子午线，用于检查注视点 30°范围内的中心视野。检查时受检者距离视野屏 1m，下颌置于下颌架上，受检眼固视屏中央注视点，遮盖另一眼。检查者以视标沿子午线自周边向中央缓慢移动，记录视标消失和再现的位置。由于视神经乳头不具备视功能，可在视野屏上形成投影，故中心视野范围内有一生理性盲点，除此以外，任何盲点都是病理性的。完全看不到视标的暗点为绝对暗点，虽能看到单相对较暗或辨色困难的暗点称相对暗点。

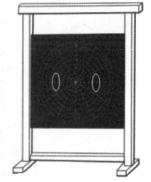

图 8-14　平面视野计

（二）Amsler 方格表

这种方格表主要用于检查黄斑部 10°范围内的中心视野。方格表将一张 10cm 见方的黑纸板用白线条划分为 400 个 5mm 宽的正方格，表中央的白色圆点为注视目标，检查距离为 30cm。检查时被检眼注视表格中心白点，遮盖另一眼，按先右后左的顺序检查。询问受检者是否能看见黑纸板中心的白色注视点，是否能看见整个黑纸板，方格有无变形，线条是否扭曲等情况。此法简单易行，方格表携带方便，可以迅速而准确地查出中心视野的改变。

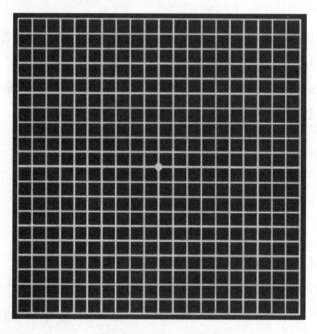

图 8-15　Amsler 方格表

（三）计算机视野计检查法

计算机视野计能按照程序在检查空间范围内各个位点以不同亮度发出光刺激，准确地对视网膜光阈值进行定量测定，计算出视野缺损的深度和范围，并绘制成图形、颜色、数字相结合的视野检查报告，更加提高了视野检查的精确度和敏感度。

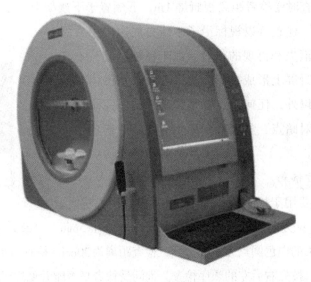

图 8-16　计算机视野计

【注意事项】

（1）视野检查属于心理和物理学的检查，离不开检查医师与受检者的配合。检查中，受检者应集中注意力，必须始终注意中心固视点，同时不能太疲劳。

（2）屈光不正的受检者行平面视野计检查时，未矫正者可使视野缩小，导致误差，但检查周边视野时，患者最好不戴眼镜，以免镜框阻碍视线。

第四节　裂隙灯检查

【目的要求】

（1）掌握裂隙灯显微镜的基本结构及其构造。

（2）掌握裂隙灯显微镜检查方法，重点掌握直接焦点照明法。

（3）通过裂隙灯显微镜，视诊眼外部的一般生理状态，了解常见病理表现。

【标本教具/仪器试剂】

教学录像、裂隙灯显微镜 2 台或以上（学生操作用）、数码裂隙灯显微镜 1 台（带有电脑图像采集功能，教师示教用）、复方托吡卡胺滴眼液（必要时散瞳用）。

【实验方法与技巧】

一、裂隙灯显微镜基本知识

（一）裂隙灯显微镜简介

1911 年，瑞典著名眼科学专家 Allvar Gullstrand 发明裂隙灯显微镜（slit lamp microscope），简称裂隙灯（slit lamp），主要由两部分器械构成：一为裂隙灯，作照明之用，一为双目显微镜，在检查时可把物像放大并具有立体感。由于这种检查法是检查活人眼，因此又名活体显微镜检查法（bio – microscopy）。

（二）裂隙灯的原理和构造

裂隙灯的原理，主要是充分利用集中的光线，对被检眼进行照明，然后通过双目显微镜（立体显微镜）进行观察的一种方法。裂隙灯的光线发自亮度较高的灯泡，经过一系列凸透镜，集中成一强有力的光束，然后通过焦点的调节、裂隙的宽窄、光点大小的控制等进入眼球，与光线射入路径一致的眼部组织即被照明而清晰可见，其他在光线路径以外的组织仍为黑暗，因而形成强烈的明暗对比，这对详细检查颇为有利。眼的各屈光间质虽同为透明组织，在弥散光线下观察是透明的，但因各组织内部微细结构不同，对光线的反射、折射也就不同。因此，在强光路径上的透明胶质组织，如角膜、晶状体、玻璃体等，也就表现出透明程度不同的光带来，在病理状态时，这种现象更加明显。同时，由于眼部各屈光间质的折射系数不同，在检查时可利用不同的照明方法，使眼部各组织结构

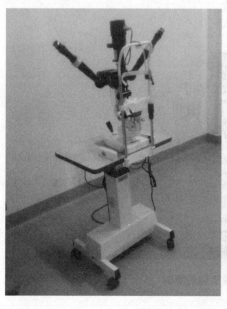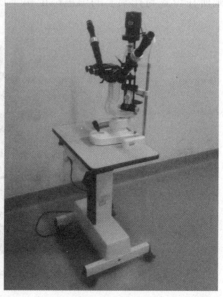

图 8 – 17　带示教镜的台式裂隙灯

明显地显现出来，这样在低倍镜下（甚至低于 20 倍），房水中的游动细胞仍清晰可见。因此，裂隙灯检查法在临床上具有很高的实用价值。

裂隙灯上还配有各种附件，在检查时如附加上 Hruby 前置镜或 Goldmann 眼底接触镜就可进一步检查眼后节玻璃体和眼底；配合前房角镜可检查前房角；配合三面接触镜（简称三面镜）则检查范围更广；配合 Goldmann 压平眼压计还可测量眼压；与激光治疗机连在一起，还可进行眼科激光治疗等，因此应用范围大为拓展。

除台式裂隙灯外，还有袖珍型裂隙灯，携带方便，也颇为实用。

二、检查前的准备

为了对病变有较全面的了解和减少裂隙灯检查的时间，在进行本检查前应先对被检眼作一般检查，包括焦点集光放大镜的检查等。

裂隙灯检查须在暗室中进行，但为便于操作，仍以室内有微光为佳。检查者应先有暗适应，以保证检查时的敏锐视觉。室内空气应流通，患者坐位应舒适。

除临床需要或眼部刺激症状较重的病例，一般不滴用表面麻醉剂，但在检查晶状体周边部、后部玻璃体和眼底时，可先选用复方托吡卡胺、2.5%～10% 新福林或 2% 后马托品等滴眼液散瞳。

三、操作步骤

（一）位置调节

受检者坐在检查台前，下颌置于下颌托上，前额顶住托架的前额横挡，然后调整下颌托，使眼所在位置与托架上的黑色标记相一致。

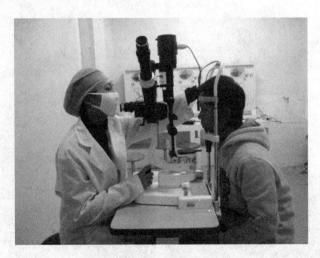

图 8 - 18　检查前的准备

（二）焦点调节

令受检者闭眼，开灯，先在眼睑上进行焦点调节，然后嘱患者睁眼向前注视检查者的前额或注视检查需要的固定方向。一般光线自颞侧射入，这样既便于检查，也不致给受检者过度光刺激，这是因为鼻侧视网膜的敏感度较颞侧黄斑区低的缘故。光源与显微镜的角度一般呈 45°，但在检查眼深部组织如晶状体、玻璃体等，应降至 30°以下，在检查玻璃体后 2/3 和眼底时，除需加用特制接触镜或 Hruby 前置镜外，光线射入角度也应减小至5°～15°甚至 0°垂直照射。

兹介绍六种照明方法如下：

1. 弥散光线照明法（diffuse illumination）

本法是利用非焦点的弥散光线对眼前部组织形态进行直接观察的一种方法。在检查时使用裂隙灯的宽光、钝角或加用毛玻璃，对结膜、角膜、虹膜和晶状体等进行照明，然后用双目显微镜进行观察，所得影像既全面又立体，颇有实用价值。

2. 角膜缘分光照明法（sclerotic scatter）

本法是利用光线通过透明组织内的折射来观察角膜的病变。在检查时把光线照射在角膜缘上，由于光线在角膜内曲折反射，在整个角膜缘上形成一光环。此环在照射点对侧之角膜缘最为明亮。正常角膜除在角巩膜缘呈现一光环和因巩膜突起所致之暗影环外，角膜即无所见，但角膜上若有病变如云翳、角膜后壁沉着物（kp）和小的角膜穿通性瘢痕等，由于内部光线折光的关系，再加低倍放大，可清楚地看到病灶，因此本法对检查角膜的细微病变甚为适宜。

3. 直接焦点照明法（direct focal illumination）

这是一种最基本的检查方法，也是临床上最常用的方法，其他方法多由这种方法演变而来。其原理是在检查时把光线的焦点调节至与显微镜的焦点完全重合为止。用本法检查时，因眼部各组织透明度不一，即出现不同情况：如果被检查区为不透明组织如巩膜、虹膜等，则出现一整齐光亮的区域；如果被检查区为透明组织如角膜和晶状体等，则出现一种乳白色的平行六面棱体，即光学切面。

光线斜穿角膜所形成的光学切面有内、外二弧，弧度之大小取决于投入光线和角膜轴间的角度，当病变发生时，光学切面就发生不同改变。如果密度增大，如在角膜白斑时，即呈现灰白色；密度降低，如大泡性角膜炎，病变部位即呈现黑色等。

角膜后面、虹膜前面的空间即前房，为充满房水的光学空间。在运用强光照明，特别是使用小点或圆柱光线时，沿光线经过的路径上，可出现极微弱的闪亮，即生理性房水闪光。在病理情况下如葡萄膜炎时，房水中血浆渗出成分增加，细胞微粒增多，混浊度增高，房水闪光亮度增强，裂隙灯下可见大量小灰白色或棕灰色微粒浮游，这种现象称为 Tyndall 现象。

光线经过瞳孔后，则又出现一深浅密度不一的光学切面，即晶状体的光学切面，内夹有由晶状体核所构成之灰白色带。晶状体的厚度为角膜的 4～5 倍，故在裂隙灯下，光焦点和显微镜焦点必须移动数次方能全部看清。

再后，光线进入玻璃体，可见灰白色网状组织。应用裂隙灯一般检查方法，仅能观察前 1/3 的玻璃体，原因是光线的强度在经过角膜、前房和晶状体后，约 85% 被削减，同时由于组织深，观察角与投射角均受一定限制。因此，在不借助特殊器械和方法时，后部玻璃体是观察不到的。

4. 后部反光照明法（retro - illumination）或透照（trans - illumination）

这种方法是借后部反射回来的光线检查透明的、半透明的、正常的和病理的组织，最适于应用在角膜和晶状体，其特点是光线焦点与显微镜焦点不在同一平面上。例如欲检查角膜病变，光线的焦点反而照射在后面不透明的组织如虹膜或浑浊的晶状体上，但显微镜的焦点仍然是在所要检查的角膜组织上；又如欲检查晶状体前囊，反而把光线焦点照射在后囊上等。此法常用来检查角膜上皮或内皮水肿、角膜新生血管、角膜后壁沉着物（kp）、云翳、血管翳和晶状体空泡等。上述这些病变，由于在显微镜下所呈现的形态不同，可分为遮光体和分光体。前者如色素及充满血液之角膜血管等，在使用后部反光照明法时，与一般所见不同，色素呈棕黑色，血管呈粉红色。后者如角膜水肿、云翳和浸润等，均呈淡灰色。此外还有屈光体，即能使背景缩小或改变形状者，如不含有血液的角膜血管、晶状体空泡等。

5. 镜面反光带照明法（zone of specular reflection）

此法是利用光线在射入眼球时于角膜或晶状体表面所形成的表面反光区，以直接焦点照明法检查这一反光区的方法。因利用了光亮增强的镜面反光区，故名镜面反光带照明法。这种方法的原理，是光线进入不同屈光指数的间质时在两间质的邻近面形成不衔接面，这种不衔接面能产生镜面反射作用。如果物体表面完全光滑，循反光路线进行观察时，则为一完全光亮区，刺目不能查看；如果不完全光滑，则为不规则反光，从而借以观察其表面组织形态。

6. 间接照明法（indirect lateral illumination）

此法的要点是把光线照射在一部分组织上，而观察同一组织的邻近的另一部分。例如把光线照射在邻近于瞳孔缘的鼻侧虹膜上而观察其邻近的组织，这样既可观察瞳孔括约肌，也可看见虹膜上的细小出血，如果使用直接焦点照明法反而看不见。角膜新生血管的观察，也可使用这一方法。

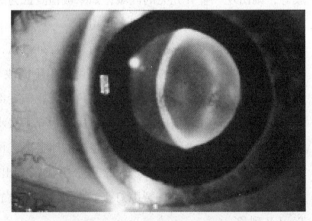

图 8 - 19　裂隙光形成的光学切面

检查时应灵活运用上述各种方法，例如移动光线照明法（oscillatory illumination），即上述各方法的综合应用，利用光线移动，对易于遗漏的细微病变亦可查见。

（三）裂隙灯显微镜下眼部各组织的检查

1. 结　膜

结膜组织用一般焦点聚光放大镜检查，就可得知其梗概。但有特殊需要时，则需进行裂隙灯检查。球结膜检查较容易，睑结膜和穹隆部结膜检查时，则需翻转和固定眼睑方能检查。

（1）上睑翻转法。

①单手翻转法。嘱受检者向下注视，检查者拇指放在被检眼上睑中央近睑缘处，示指放在上睑中央眉弓下凹陷处，两指捏起相应部位的皮肤向前下方轻拉，以示指轻压睑板上缘，同时拇指将上睑皮肤向上捻转，上睑即被翻转，暴露出上睑结膜。此时另一手拇指于下睑处向上轻推眼球，即可暴露上穹隆结膜。

②双手翻转法。以拇指、示指捏住被检眼上睑近睑缘处皮肤，向前轻拉，捻转，另一手持棉签横置于睑板上缘，向下压迫，上睑即可翻转。

（2）下睑翻转法。嘱受检者向上注视，检查者以拇指将下睑轻轻下拉，即可暴露下睑和穹隆部结膜。

由于结膜是半透明组织，在白色巩膜衬托下，可以使用裂隙灯的各种照明方法，进行详细检查，使结膜、表层巩膜和巩膜的一些细微构造和病变清楚查见。

2. 角　膜

用裂隙灯检查角膜缘时，可见巩膜与角膜之移行部位，不像一般肉眼所见透明与不透明组织那样清楚易辨，而在移行部位有栅栏状不透明组织自巩膜伸入角膜实质内，并可见角膜周围血管网。正常角膜组织显微镜下可分为 5 层。在使用裂隙灯检查时，使用宽的光学切面不能分出层次，只能分辨出由角膜实质分开的前明后暗的两个光带，使用窄光宽角进行检查时，则易于分辨层次。

（1）上皮组织。由于光线变窄，使光学切面的两侧缘相互接近，几乎成一条细线，则前一光带即上皮组织所在，此光带又分为两层，前一层为角膜表面的泪膜，后一层是 Bowman 膜，中间所夹的透明组织，即上皮组织。正常上皮组织整齐、透明、光亮，无特殊构造。

（2）前弹力层（Bowman 膜）。如前所述之后一条白线即 Bowman 膜，正常情况下所见仅为一条白线，在角膜炎症或穿通性外伤时，则可出现皱褶或裂纹。

（3）主质层（基质层）。占角膜全层的最大部分。裂隙灯下所见与组织学所见的板层构造不同，呈白色颗粒状组织，其中可见神经纤维，主要分布在主质层的中层，前层、后层很少。初学者常误认其为硬化的新生血管，须加鉴别。

（4）后弹力层（Descemet 膜）。在宽角窄光的光学切面最后一个光带，即相当于 Descemet 膜与内皮细胞层。因其为透明组织，用一般方法不能看见，但如果发生病变即可明显看出。

（5）内皮细胞层。为一单层多角形细胞层，平铺在 Descemet 膜之内面，用一般照明法不能看见，必须使用镜面反光带照明法方能看清，细胞呈青铜色花砖地样镶嵌状，中有散在之点，名 Hassall-Henle 体。

3. 前 房

在角膜后光带与晶状体前光带或虹膜之间即为前房，其深度约为 3.5mm。如前所述，在暗室中用小孔（点）或圆柱形光线检查，如出现乳白色光带，并见有多数微粒运动，即属 Tyndall 征阳性，这种现象是诊断虹膜睫状体炎的重要体征之一。若炎症微粒黏附在角膜后壁上，可形成角膜后壁沉着物（kp）。

4. 虹 膜

裂隙灯下虹膜为一较复杂组织，就像指纹一样，不同个体具有不同的虹膜颜色、表面凹陷之数目、分布、大小和深浅、瞳孔缘部色素突出的多少、瞳孔区与睫状区的排列以及虹膜色素痣等，所以裂隙灯下可发现虹膜的各种特殊形态和病变。

5. 晶状体

用裂隙灯检查晶状体是确定有无白内障的重要方法之一，但由于晶状体本身构造较复杂，故应对晶状体在裂隙灯下的正常情况彻底了解，方可不误诊。

为了了解到晶状体病变的位置，应先使用宽光对不同焦点进行观察，同时也应使用镜面反光带照明法。在做进一步检查时，还需利用窄光形成光学切面。这样，晶状体缝、晶状体裂、前囊、皮质、核、后囊等结构在隙灯下各个光带都能一览无余，行晶状体周边部检查应先散瞳。晶状体最常见的病变为各种原因导致的白内障。

6. 玻璃体

玻璃体是位于晶状体后面的透明胶质样组织，裂隙灯下可分为原始玻璃体和玻璃体两部分。晶状体后间隙即原始玻璃体所在，呈漏斗状，并非完全透明，强光下观察，可见纤细网状结构。原始玻璃体后是玻璃体主体，似一透明的光学空间，但在裂隙灯强光照射下，可看到其中有由疏松的支架组织所构成的复杂而变化多端的假纤维及假膜，形态多样，像悬挂的薄纱幕，纱幕的褶皱随眼球运动而飘动。裂隙灯下玻璃体内常见的病理变化是在假纤维和假膜间出现棕黄色或灰白色的细小如尘埃状、丝状或片状的混浊物、结晶体、液化、波浪状带束、灰白色渗出及色素团块、积血等。

【注意事项】

一、检查顺序

先健眼后患眼，先外后里，先颞侧后鼻侧。

二、操作时注意

（1）直接焦点照明法中在使用光学切面进行检查时，要注意光之宽窄。如果把光线放宽，切面之前后面均加宽；如果光线变窄，切面也立即变窄，但其深度并无改变。角膜或晶状体细微病变的观察或正确定位，常需使用窄的光学切面。当利用窄光进行检查时，光线本身虽相对减弱，但由于周围背景为黑色，光线本身分散、反射均少，因而可深达眼内部，使内部组织暴露无遗。所以窄的光学切面与病理切片之愈薄观察愈能细致之理相似，故初学者应多练习使用窄光检查。

（2）尽量缩短检查时间，减少受检者眼部刺激。

（3）不可持续过长时间使用裂隙灯，以免烧坏灯泡，检查结束务必关闭电源并清洁裂隙灯表面沾染的泪液、药液等污物。

附：使用裂隙灯显微镜检查眼后部法

使用裂隙灯检查眼后部法，是对后2/3玻璃体和眼底等的检查。近年来由于设备仪器的改进，这种方法在临床上已广泛应用。本方法需要同时使用其他附属工具，如眼底接触镜、前置镜、高度平凸透镜等。优点是眼内部透明或半透明组织被裂隙灯的强光照明后，再经双目显微镜的观察，不仅使物体得到一定放大，而且有立体感，充分发挥了裂隙灯的优点，可以通过光学切面的观察，对后部玻璃体、视网膜、视网膜周边部、脉络膜和视神经等部位疾病的诊断更加准确、直观，弥补了直接检眼镜的不足。

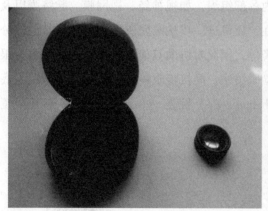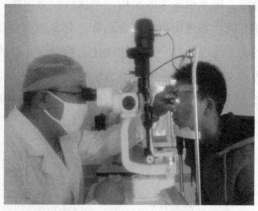

图 8 - 20　裂隙灯下前置镜检查眼底

第五节　眼底检查

【目的要求】

（1）掌握直接检眼镜的基本结构及原理。

（2）掌握直接检眼镜检查方法，熟悉内眼的一般生理结构及形态，了解有关病理。

【标本教具/仪器试剂】

教学录像、直接检眼镜、复方托吡卡胺滴眼液（必要时散瞳用）。

【实验方法与技巧】

一、检眼镜基本知识

内眼检查必须使用检眼镜（ophthalmoscope）或称眼底镜（funduscope）方能看清，故亦名检眼镜检查法（ophthalmoscopy）。

1851 年，德国医生 Helmholtz 发明检眼镜。检查一般要在暗室内进行，其原理（以反光检眼镜为例）主要是借检眼镜把光线经过瞳孔照射入受检者眼内，由受检者眼底反射出来的光线，成像在集光镜与检查者眼前方者名间接检查法，成像在检查者眼内者名直接检查法。由于检眼镜的使用，不仅可检查出眼内各部组织，如视神经、视网膜、脉络膜以及屈光间质各透明组织是否正常、有无病变存在，还可进一步从眼底所见了解全身其他部分的病变情况，如全身动脉硬化、脑肿瘤、肾炎等，因此对协助其他各科疾病的诊断也有很大意义。常用的眼底检查方法有三种：直接检眼镜法、间接检眼镜法和裂隙灯显微镜眼底检查法，最常用的是直接检眼镜（direct ophthalmoscope）检查，本节主要讲述直接检眼镜检查法。

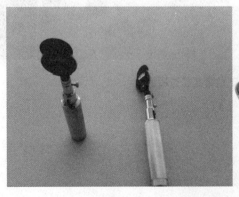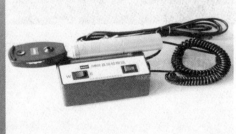

图 8 - 21　直接检眼镜

二、直接检眼镜检查法

（一）正确的体位和检查手法

嘱受检者端坐，双眼平视正前方，检查者站立或坐在受检者右侧，并用右手持检眼镜，以右眼检查受检者之右眼，检查左眼方法与右眼对称，必要时可用另一手固定受检者的头部，拇指还可以向上牵引上睑，以便于进行各方向的检查。

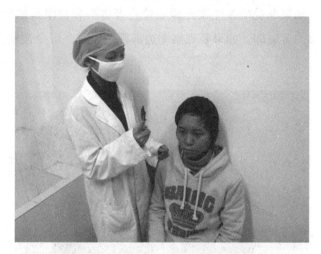

图 8 - 22　受检者的体位和检查者的方位

（二）远距离检眼

首先将轮盘拨至 +8.00D ~ +10.00D 镜片，将检眼镜放在距受检者眼前约 20cm 处，通过检眼镜中央孔检查屈光间质各部组织有无混浊。如有混浊，则在瞳孔红色的反射区内可以看出点状或线状的黑色物。此时令受检者迅速向上下或左右转动眼球，然后停住向前直视，能看见混浊物飘浮游荡时，即可知混浊位于玻璃体内。有时，角膜、晶状体和玻璃

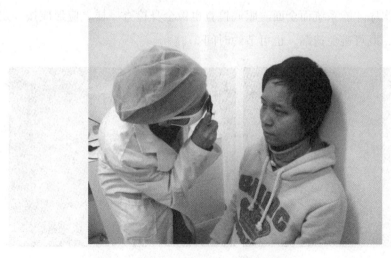

图 8 - 23　远距离检眼

体的浑浊需仔细区分，定位方法可用移像试验法，即借被检查眼球转动时浑浊移位的方向来确定浑浊所在。如角膜上的浑浊与眼球运动方向一致，晶状体的浑浊不随眼球的运动而移动，玻璃体的浑浊则与眼球运动方向相反。

（三）近距离检眼

逐步靠近被检眼约 2cm 处观察眼底，此时可看到放大约 16 倍的眼底正像。检查时可以自由转动轮盘，以矫正检查者与受检者的屈光差或调节力。令受检者向前直视时，恰好可看到视神经乳头，如果令受检者注视光源或检查者将头和检眼镜稍稍偏向颞侧观看时，恰好可检查到受检眼的黄斑部。如果要观察周边部视网膜时，可令被检查眼尽量向各方向转动。

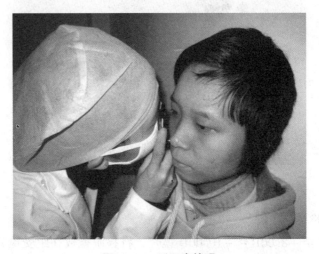

图 8-24 近距离检眼

三、正常眼底所见

检查眼底应按次序才能系统而全面。眼底检查也像全身检查一样，应形成按一定顺序进行的习惯，这样，既可避免遗漏，也可节约时间。

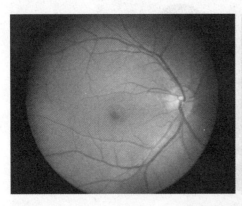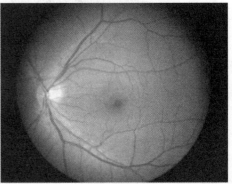

图 8-25 正常双眼底

检查眼底时一般先自视盘起，按视网膜中央动脉四条主要分支，把眼底分为四个象限，依次检查鼻上、颞上、颞下及鼻下象限，由后极直达周边部，最后检查黄斑。也可在查视盘后，即查黄斑，然后再沿四个主要动脉顺序检查，包括周边部在内。用直接检查法时应同时注意屈光状态。

（一）视　盘

视盘又称视神经乳头，检查视神经乳头应注意其大小、形状、边缘、颜色和有无隆起或凹陷。正常视神经乳头呈圆形或稍呈椭圆形，色淡红，直径约 1.5mm，边缘整齐清晰。中央部分较浅，且向下凹陷，称生理凹陷，这里可以看出一些色较暗的斑点，名筛板。临床上常将视乳头上生理凹陷的大小与视乳头直径之比（即杯盘比值）C/D 作为青光眼诊断和动态观察的一个指标。

（二）黄　斑

黄斑部在视乳头颞侧，距视乳头约 2 个视乳头直径处，稍偏下方，约有 1 个视乳头直径的范围，颜色比眼底其他部位深，周围有一闪光晕轮（小儿最为明显）。检眼镜下可见其中央凹处有一个最亮的反射光点，名中央凹反射。检查时注意黄斑部有无水肿、渗出或色素等。

（三）视网膜血管

包括视网膜中央动脉和静脉，先分为上、下两支，再分为鼻上、颞上、鼻下、颞下四支，以后又再分很多小支，布满全部视网膜。动脉色红，静脉色暗红。检查时应注意血管的粗细、比例、弯曲度、管壁反光情况、有无视乳头的动脉搏动等。

（四）视网膜

视网膜呈粉红色，但色素多的人，眼底反光较暗；色素少者，眼底反光较明亮，如果脉络膜血管间的色素较多，全眼底可呈豹纹状。检查视网膜应该沿血管分布向各方向检查到最周边部的锯齿缘，检查有无局部炎性病灶或肿瘤、渗出、出血、色素斑块、灰白色萎缩斑块或呈波浪状或山谷状的视网膜脱离区域。

【注意事项】

（1）检查时按照先健眼后患眼的顺序检查。

（2）若小瞳孔下检查不满意，在排除青光眼并测量眼压后，可散瞳检查，以详细了解眼底情况。临床成人常用复方托吡卡胺滴眼散瞳，20min 后检查。

（3）黄斑部是视网膜视觉最敏锐的地方，受光刺激后可立刻引起瞳孔的反射性收缩，使检查变得困难，因此，应尽量减少黄斑的光刺激。

（4）结束关闭照明系统。

附：新型示教检眼镜

近年来由于新型示教检眼镜（demonstration ophthalmoscope）的不断出现，眼底病的诊断、记录以及治疗都扩大了范围。这类检眼镜检查法的特点是受检者头部和检眼镜都可以固定，被检眼固视指引灯方向，在检查时只要检查者调节仪器，即可产生清晰的眼底影像，初学者就可直接进行眼底观察。常用的 Gullstrand 大型检眼镜由于增设了多头观察筒，成为多头示教检眼镜，对示教极为便利。

眼底摄影法是眼底检查中又一大进步，促进了观察、记录、研究和治疗的进展。如今实现了数码化采集处理，所得影像更为直观、逼真，图像数据也便于管理保存。

第六节　眼压测量

【目的要求】

（1）掌握眼压测量的临床意义。
（2）掌握各种常用眼压测量法的基本原理和操作方法。

【标本教具/仪器试剂】

教学录像、Schiotz 眼压计、Goldmann 眼压计、非接触式眼压计、盐酸奥布卡因滴眼液、抗生素滴眼液、消毒荧光素试纸条或 0.25% 荧光素钠滴眼液、75% 酒精、棉签。

【实验方法与技巧】

眼压是眼内压（IOP）的简称，是眼球内容物作用于眼球壁的压力。眼压测量常用于各型青光眼的诊断及病情变化和临床疗效的观察、术前常规检查（如白内障手术、准分子激光手术等）、正常眼压测量等，正常眼压的统计学参考值为 10～21mmHg。以下是几种常用测量方法。

一、指测法

嘱受检者眼球向下注视，检查者双手中指、环指、小指轻置于受检者前额部作为支撑，双手示指尖置于被检眼上睑板上缘处皮肤，交替轻压眼球，当一手指轻压眼球时，另一手指感触传达到指尖的波动感，从而估计眼压的高低。眼压正常者记录为 Tn，T+1、T+2 和 T+3 分别表示轻、中、高度的眼压升高，T-1、T-2、T-3 表示轻、中、高度的眼压降低。此法可对眼压高低先有一个大致的估计。

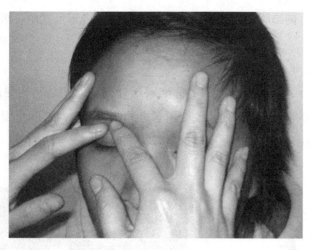

图 8 - 26　指测法

二、眼压计测量法

（一）Schiotz 眼压计测量法

此法是以一定重量的砝码压陷角膜中央部来测量眼压，属于压陷式眼压计，缺点是测量值受眼球壁硬度影响，易造成误差。目前在我国仍广泛应用，测量方法步骤如下：

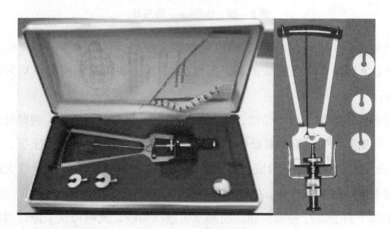

图 8 - 27　Schiotz 眼压计

（1）受检者取仰卧位，以盐酸奥布卡因滴眼液行表面麻醉 2 ~ 3 次，每次间隔 1min。

（2）在测试板上校正眼压计指针至零刻度，以 75% 酒精消毒眼压计底板并干燥。

（3）麻醉起效后，嘱受检者双眼固视前方，使角膜保持正中位，或抬起手在眼前正上方注视自己的示指。检查者左手拇指及示指分开被检眼上下睑并固定于上下眶缘，避免压迫眼球，右手持眼压计，将眼压计底板垂直轻放在角膜中央，先选用 5.5g 砝码测量，迅速读出指针刻度，若指针刻度小于 3，则换用 7.5g 砝码重新测量，以此类推。测量结果记录方法：如砝码为 5.5g，刻度读数为 4，查眼压换算表值为 20.55mmHg，则记录为 5.5/4 = 20.55mmHg。

（4）测量完毕，向结膜囊内滴抗生素眼液，嘱受检者不可揉眼，眼压计与眼接触部位应行表面消毒。

（二）Goldmann 眼压计测量法

Goldmann 眼压计为目前国际通用的标准眼压计，其原理是利用测压头压平一定面积的角膜，根据所需力量与角膜的面积改变两者之间的关系来间接测量眼压，属于压平式眼压计，优点是测量值不受眼球壁硬度影响，较为准确。操作方法如下。

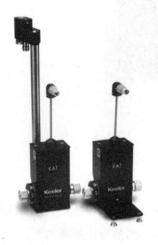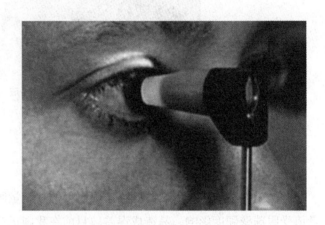

图 8 – 28　Goldmann 眼压计

（1）以盐酸奥布卡因滴眼液 1~2 滴点眼作表面麻醉，麻醉后滴 0.25% 荧光素钠滴眼液或在下穹隆处放置消毒荧光素试纸条，瞬目 2~3 次，使角膜表面泪膜均匀着色，睁眼后即开始检查。

（2）嘱受检者取坐位，放松情绪，将其头部固定于裂隙灯下颏托，裂隙灯选择钴蓝色滤光片，此时可见染色的泪膜呈鲜绿色，将裂隙光带完全打开，照亮测压头，光源投射角约为 60°。将测压头转至裂隙灯目镜正前方，嘱受检者直视正前方，尽量睁大睑裂，必要时检查者可用手指协助撑开睑裂，但不可压迫眼球。

（3）低倍镜下将裂隙灯向前移动，使测压头触压角膜，此时可从裂隙灯目镜观察到角膜面两个鲜绿色的荧光素反光半环，继续向前推动裂隙灯，直至观察到两个清晰的半圆形鲜绿色荧光素半环，微调裂隙灯的高度，使两个荧光半环上下相等，内圆相接。读出此时测压螺旋上的刻度，刻度读数（g）×10 = 眼压值（mmHg），重复测量 2~3 次，取平均值。

（4）测量完毕，取下并拭干消毒测压头，用抗生素滴眼液点眼。

（三）非接触式眼压计测量法

非接触式眼压计（NCT）的原理是利用可控空气脉冲的气流压力，压平角膜中央固定的 $3.6mm^2$ 的面积，再以电脑分析角膜表面反射的光线和压平此面积所需时间之间的关系测量出眼压，亦属于一种压平式检查法，其优点是不与角膜直接接触，避免交叉感染，非常适用于各种急性眼部炎症患者，眼科术后患者以及角膜表面麻醉剂过敏者，但测量值不够准确。

　　检查时受检者取坐位，头置于头架上，前额向前紧靠，检查者调节好电动桌高度及眼部高度，嘱受检者双眼注视正前方，受检眼注视仪器内红色指示点。调整操纵杆并对焦，按测量键进行测量，连续三次取平均值。测量结束，打印检查结果。

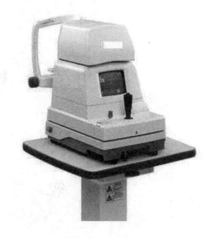

【注意事项】

一、指测眼压时注意

图 8-29　非接触式眼压计（NCT）

指测法只能粗略估计眼压，且需要临床经验为基础，初学时可触压自己的前额、鼻尖及嘴唇，粗略感受高、中、低三种眼压。

二、眼压计测量时注意

（1）操作宜轻柔，暴露角膜时，手指切勿压迫眼球。

（2）先测右眼，后测左眼，不宜连续反复多次测量，以免损伤角膜上皮及影响测量结果的准确性。

（3）患急性结膜炎、角膜炎或角膜有损伤、溃疡等情况下，不宜用接触式眼压计测量眼压。

三、非接触式眼压计测量时注意

（1）检查前告知受检者测量时有轻微气流喷出，不可瞬目及后退，使其放松并配合检查。

（2）视力低下者不适合用此法测量眼压。

第九章 耳鼻喉科学基本技能

第一节 前鼻镜、额镜检查

【目的要求】

掌握前鼻镜及额镜的使用方法。

【标本教具/仪器试剂】

前鼻镜、光源、额镜多具。

【实验方法与技巧】

一、戴镜及对光

戴额镜前，先调节双球状关节的松紧，使镜面既能灵活转动又可置于任何位置上不松滑下坠为度。然后调节额带圈使之适合检查者头围大小，于头部后固定好额镜，再将双球状关节拉直，镜面正对检查者平视的左眼或右眼，远近适宜。

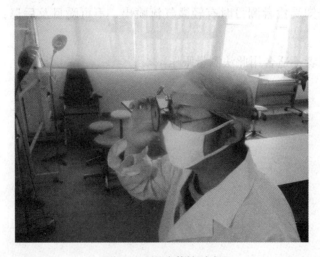

图 9 – 1 　正确戴镜对光

二、前鼻镜检查操作步骤

（1）检查者一手执前鼻镜，以拇指及示指捏住前鼻镜的关节，前鼻镜之一柄贴于掌心，余三指握于另一柄上司前鼻镜的启闭。另一手扶持受检者的面颊部或顶部以调整其头位。

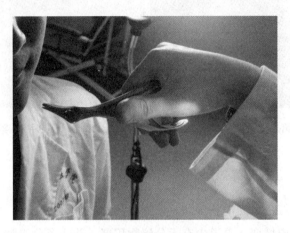

图9-2　前鼻镜的正确持法

（2）先将前鼻镜的两叶合拢，与鼻腔底平行伸入鼻前庭，切勿超过鼻阈，以免引起疼痛或损伤鼻中隔黏膜引起出血。然后将前鼻镜的两叶轻轻地上下张开，抬起鼻翼，扩大前鼻孔，按下述顺序检查。

①先使受试者头位稍低（第一位置），以观察鼻腔底、下鼻甲、下鼻道、鼻中隔前下部分及总鼻道的下段。下鼻甲萎缩者，可直接看到鼻咽部。

②嘱受检者头部逐渐后仰30°（第二位置），以检查鼻中隔的中段以及中鼻甲、中鼻道和嗅裂的一部分。

③再使头部逐渐后仰至约60°（第三位置），即可看到鼻中隔的上部、中鼻甲前端、鼻堤、嗅裂和中鼻道的前下部。检查过程中可视需要将受试者的头部左右转动，以便能详查鼻腔内壁和外壁。

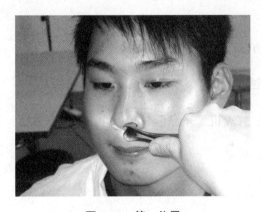

图9-3　第一位置

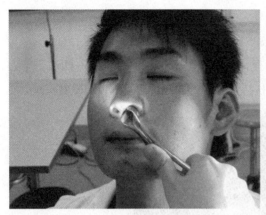
图9-4 第二位置

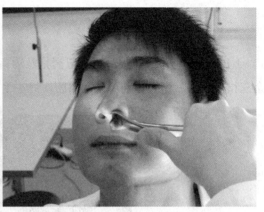
图9-5 第三位置

三、检查所见

正常鼻黏膜呈淡红色，光滑，湿润。检查中注意鼻甲有无充血，水肿，肥大，干燥及萎缩。中鼻甲有无息肉样变，鼻道中有无分泌物积聚，并注意分泌物之性质。鼻中隔有无偏曲或鼻棘，穿孔及其位置，有无出血点，血管曲张，糜烂，溃疡，黏膜肥厚。鼻腔有无异物、息肉或肿瘤等。

【注意事项】

（1）前鼻镜的两叶伸入鼻前庭时，动作应轻柔，伸入范围切勿超过鼻阈，以免引起疼痛或损伤鼻中隔黏膜引起出血。

（2）按顺序观察各部位组织结构，勿遗漏。

第二节　间接喉镜、压舌板检查

【目的要求】

掌握间接喉镜检查方法、压舌板检查方法。

【标本教具/仪器试剂】

间接喉镜、酒精灯、打火机、光源多个，额镜、压舌板多具。

【实验方法与技巧】

一、检查前准备

正确佩戴额镜，按要求对好光源。

二、压舌板检查方法

受检者端坐，放松，自然张口，检查者以压舌板轻压舌前 2/3 处，嘱患者发"啊"音，观察口咽黏膜有无充血溃疡或新生物；软腭有无下塌或裂开，双侧运动是否对称；悬雍垂是否过长，分叉；双侧扁桃体腭舌弓有无充血、水肿、溃疡；扁桃体表面有无疤痕隐窝口，是否有脓栓或干酪样物；咽后壁有无淋巴滤泡增生肿胀和隆起。

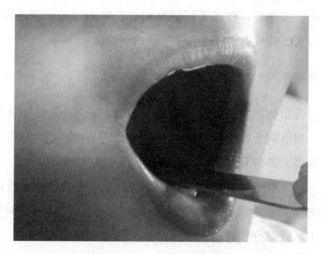

图 9-6　压舌板检查法

三、间接喉镜检查方法

间接喉镜检查是耳鼻喉科临床最常用而简洁的检查法，此法是将间接喉镜置于口咽部，观察镜中喉的影像，不但可以检查喉部，还能观察部分咽喉部。具体方法如下：

（1）受检者正坐，上身稍前倾，头稍后仰，张口，将舌伸出。

（2）检查者先调整额镜对光，使焦点光线能照射到悬雍垂，然后用纱布包裹舌前1/3，避免下切牙损伤舌系带，以左手拇指（在上方）和中指（在下方）捏住舌前部，把舌拉向前下方，示指推开上唇抵住上列牙齿，以求固定。

（3）右手以执笔姿势持间接喉镜，用酒精灯稍加热镜面，不使起雾，再放入咽部。

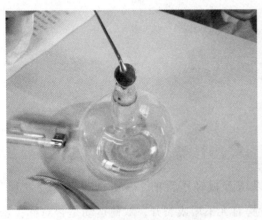

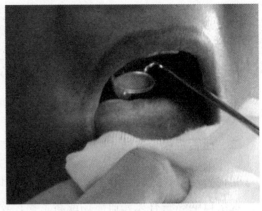

图9-7　加热镜面　　　　　　　　　图9-8　将喉镜放入咽部

（4）将喉镜伸入咽内，镜面朝向前下方，镜背紧贴悬雍垂前面，将软腭推向上方，避免接触咽后壁，以免引起恶心。检查者可根据需要，略予转动和调整镜面的角度及位置，以求对喉及喉咽部作完整的检查。

四、检查顺序及所见

首先检查舌根、舌扁桃体、会厌谷、喉咽后壁及侧壁、会厌舌面及游离缘、勺状软骨及两侧梨状窝等处。然后嘱受检者发"衣"声，使会厌上举，此时可看到会厌喉面，勺状会厌襞，勺间区、室带、声带及其闭合情况，声门下及黏膜情况。

在正常情况下，喉及喉咽左右两侧对称，梨状窝无积液，黏膜呈淡红色，声带呈白色条状。发"衣"声时，声带内收，向中线靠拢；深吸气时，声带分别向两侧外展，此时可通过声门窥见声门下区或部分气管的软骨环。

检查时应注意喉的黏膜色泽和有无充血、增厚、溃疡、瘢痕、新生物或异物存留等，同时观察声带及勺状软骨活动情况。

【注意事项】

（1）因咽反射过于敏感，以致不能进行检查者并不多见。若咽反射很敏感，可于悬雍垂、软腭和咽后壁处喷1%地卡因2～3次，麻醉黏膜后再进行检查。

（2）间接喉镜使用前用酒精灯加热时，注意掌握好温度，切勿过烫。检查前应在手背上试温后方能放入咽部，以免烫伤黏膜。

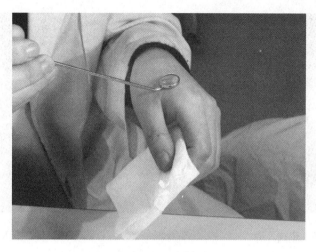

图 9-9 注意检查前手背试温

第三节 普通耳镜、电耳镜检查

【目的要求】

掌握普通耳镜及电耳镜检查方法。

【标本教具/仪器试剂】

光源、额镜、普通耳镜、电耳镜等多套。

【实验方法与技巧】

一、检查前准备

正确佩戴额镜，按要求对好光源。

二、普通耳镜检查法

耳镜形如漏斗，口径大小不一。检查时，应根据外耳道的宽窄选用口径适当的耳镜。检查方法如下：

（一）双手检查法

检查者一手牵拉耳廓使外耳道变直，另一手将耳镜轻轻置入外耳道内，使耳镜前端抵达软骨部即可，注意勿超过软骨部和骨部的交界处，以免引起疼痛。耳镜管轴方向应与外耳道长轴一致，否则不能窥见鼓膜。

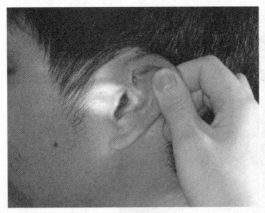 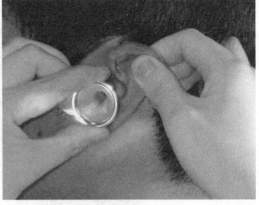

图 9 - 10　牵拉耳廓　　　　　　　　　　图 9 - 11　置入耳镜

（二）单手检查法

检查左耳时，左手拇指及示指持耳镜，先以中指从耳甲艇处将耳廓向后上方推压，随后即将耳镜置于外耳道内。检查右耳时，仍以左手拇指及示指持耳镜，中指及环指牵拉耳廓，外耳道变直后随即将耳镜置入。此法可空出右手，便于操作，但要求检查者有娴熟的技巧。

三、电耳镜检查法

电耳镜是自带光源和放大镜的耳镜，借此可仔细地观察鼓膜，发现肉眼不能觉察的细微病变。使用时打开电源，检查者一手朝被检耳向后上方牵拉耳廓，电耳镜直接置入外耳道即可。

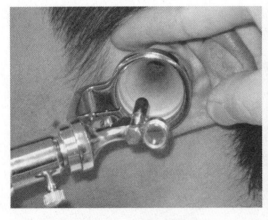 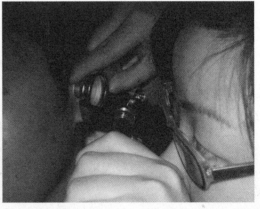

图 9 - 12　置入电耳镜　　　　　　　　图 9 - 13　电耳镜检查

外耳道有脓液时，须观察其性状和气味，并将脓液彻底洗净，拭干，以便窥清鼓膜。

四、检查所见

鼓膜是外耳与中耳的分界，位于外耳道底，为一椭圆形半透明膜。正常鼓膜有 3 个重要解剖标志：锤骨短突，位于鼓膜紧张部前上方，呈点状突出；锤骨柄，自短突向后下方呈细条状，色浅黄；光锥，光线照射鼓膜后，自鼓膜中心向前下方构成三角形光反射区，称为光锥。

检查外耳道和鼓膜时，首先应注意外耳道内有无耵聍栓塞、异物，外耳道皮肤是否红肿，有无疖肿、新生物、瘘口、狭窄、骨段后上壁塌陷等。

鼓膜、中耳病变时，鼓膜皆可出现不同程度的变化，急性炎症时鼓膜充血，肿胀。鼓室内有积液时，鼓膜色泽呈黄、琥珀、灰蓝色，透过鼓膜可见液面或气泡。鼓室硬化症时鼓膜增厚，萎缩变薄，出现钙化。若鼓膜上有穿孔，应注意穿孔的位置及大小，鼓室黏膜是否充血，水肿，鼓室内有无肉芽、息肉或胆脂瘤。

【注意事项】

无论采用上述何种方式，欲看鼓膜全貌，必须按需要稍稍变换受试者的头位。在鼓膜标志中，以光锥最易辨别，初学者可先找到光锥，然后相继观察锤骨柄、短突及前后皱襞，区分鼓膜的松弛部及紧张部。

第四节 音叉检查

【目的要求】

掌握音叉试验听力检查法的原理及操作方法。

【标本教具/仪器试剂】

音叉多套。

【实验方法与技巧】

一、音叉检查的原理

音叉检查是门诊最常用的一种听力检查方法。音叉由钢或合金制成，外观类似 "Y" 形，临床常用频率为 128Hz、256Hz、512Hz、1024Hz、2048Hz 的五支音叉。音叉测试分气导和骨导两种。气导即将击响的音叉叉臂放在距受检者外耳道口约 1cm 处，通过空气传导声波；骨导是将敲响的音叉柄端置于受检者耳后乳突部或前额正中线某一点，通过颅骨传导声波至内耳。气导测试一般选用128Hz和256Hz音叉测试低频听力，2048Hz测试高频听力，骨导测试通常选用256Hz或512Hz音叉而不选用其他频率音叉。

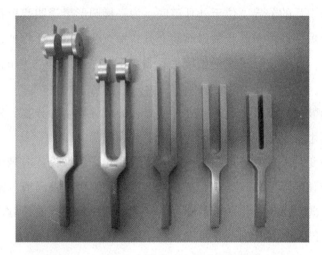

图9-14　音叉（从左至右频率由低到高）

二、操作方法

（一）击响音叉

以音叉上1/3敲击膝盖或手掌鱼际，每次用力大小应相对固定，然后开始音叉检查。

（二）气导、骨导的观察与分析

将击响的音叉分别放置在受检者耳旁、乳突或前额部，检查气导和骨导听力，通过比较气导和骨导间、健耳和患耳间能听清的时间，来大致估计听力损失的程度，进而初步分辨传导性聋、神经性聋及混合性聋。此法简便、可靠、易行，可依据其结果对听力进行初步判定，指导进一步的诊断和治疗。

1. 气、骨导差比较试验（rinne test，RT）

通过比较音叉气导时间与骨导时间的长短来判断听力障碍类型。将振动的音叉柄端置于受检者乳突部（骨导）至受试者听不到音叉声音时立即将叉臂置于距受试耳外耳道1cm处（气导），此时若又能听到，说明气导大于骨导，记为RT（＋）。若不能听到，可先测气导，再测骨导，再次比较两者的时间，若骨导大于气导，记作RT（－），二者相等记为RT（±）。若气导时间长于骨导时间，但二者均短于正常听力耳，则记为短阳性。

RT（－）或RT（±）提示听力障碍为传导性或混合性，RT（＋）多见于正常耳，短阳性主要见于感音神经性聋。

2. 骨导偏向试验（weber test，WT）

音叉柄置于颅骨或前额正中线的一点上，令受试者指出响度偏向，以"→"示抽偏向的耳别，"＝"示两侧相等。

若偏向健侧或听力损失较轻的一侧，则患耳或听力损失较重的一侧为感音神经性聋，反之则为传导性聋，如在正中，则双耳听力可能正常，也可能气导、骨导听力相应减退或检查环境因素等的综合结果。

3. 骨导对比试验（schwabach test，ST）

通过比较被检耳与听力正常耳的骨导时间长短来判断听力障碍类型。先测正常人骨导听力，当其不再闻及音叉声时，迅速将音叉移至受试者乳突部，然后按同法先测受试者，后移至正常人。ST（+）为受试者骨导延长，ST（-）为受试者骨导缩短，ST（±）为两者相似。

ST（+）属传导性聋，ST（-）多为感音神经性聋或混合性聋。

【注意事项】

（1）击响音叉时不可敲击硬物，以免产生泛音或损坏音叉。

（2）连续检查气、骨导时注意反复轮替或间歇片刻，间歇时间 2~5s，以避免听觉疲劳，干扰检查结果。

第十章　中医内科学基本技能

第一节　舌　诊

【目的要求】

掌握舌诊的基本原理及正确的检查方法。

【标本教具/仪器试剂】

舌诊模型、教学录像。

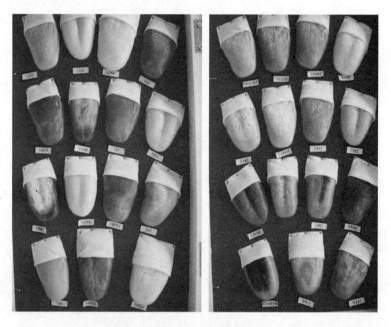

图 10 - 1　舌诊模型

【实验方法与技巧】

一、舌诊的临床意义

（1）判断正气盛衰；

（2）分辨病位深浅；

（3）区别病邪性质；

（4）推断病情进退。

二、舌诊的方法

（一）望舌的体位和伸舌姿势

望舌时患者可采取坐位或仰卧位，但必须使舌面光线明亮，便于观察。伸舌时必须自然地将舌伸出口外，舌体放松，舌面平展，舌尖略向下，尽量张口使舌体充分暴露。如伸舌过分用力，舌体紧张、蜷曲或伸舌时间延长，都会影响舌的气血流行而引起舌色改变，或干湿度变化。

（二）诊舌方法

观察舌象，一般先看舌尖，再舌中、舌侧，最后看舌根部。先看舌体的色质，再看舌苔。因为舌体的色、质位深而易变，若伸舌时间过久，舌体易随血管变形而发生色泽变化。而舌苔覆盖于舌体上，表浅而容易观察，一般不会随伸舌时间变化。如果一次望舌判断不清，可令病人休息 3~5min 后，重复望舌一次。

三、舌象特点及意义

（一）正常舌象特点及意义

正常舌象，可概括为"淡红舌、薄白苔"。具体表现为舌体柔软，运动灵活自如；颜色淡红而红活鲜明；其胖瘦老嫩大小适中，无异常形态；苔色白，颗粒均匀，薄薄地铺于舌面，揩之不去，其下有根，干湿适中，不粘不腻等。正常舌象提示脏腑功能正常、气血津液充盈、胃气旺盛。

（二）望舌质

1. 舌色变化及临床意义

（1）淡红舌。颜色淡红润泽，白中透红，主气血调和，常见于正常人或外感病初起。

（2）淡、白舌。比正常舌色浅淡，白色偏多，红色偏少。舌色白，全无血色，则称为枯白舌，主气血两虚、阳虚。

（3）红、绛舌。较正常舌色红，呈鲜红色者，称为红舌；较红舌更深或略带暗红色者，谓之绛舌，主热证。

（4）青、紫舌。全舌呈均匀青色或紫色，或在舌色中泛现青紫色，主气血运行不畅。

2. 舌形变化及临床意义

（1）荣、枯。舌质滋润，红活鲜明为荣舌；舌质干枯，色泽晦暗，缺少血色为枯舌。舌质的荣枯，是衡量机体正气盛衰、估计疾病轻重和预后的依据。

（2）老、嫩。舌体坚敛苍老，纹理粗糙或皱缩，舌色较暗者为老舌；舌体浮胖娇嫩，纹理细腻，舌色浅淡者为嫩舌。老舌多见于实证；舌质浮胖娇嫩，多见于虚证。

（3）胖、瘦。舌体较正常人大而厚，伸舌满口，称为胖大舌，主水湿停滞，气血两虚、阳虚等。舌体比正常舌瘦小而薄，为瘦薄舌，主气血两虚，阴虚火旺。

（4）点、刺。点、刺是指菌状乳头肿胀或高突，主脏腑阳热亢盛，或为血分热盛。

（5）裂纹。舌面出现各种形状的裂纹、裂沟，深浅不一，多少不等，主精血亏虚，或阴精耗损。

3. 舌态变化及临床意义

（1）痿软。舌体软弱无力，不能随意伸缩回旋，多为伤阴或气血俱虚。

（2）强硬。舌体失其柔和，卷伸不利，或板硬强直，不能转动，多见于热入心包，或高热伤津，或为风痰阻络。

（3）歪斜。伸舌时舌体偏向一侧，主肝风夹痰，或痰瘀阻滞经络。

（4）颤动。舌体不自主地颤动，动摇不宁者，多见于气血亏虚、阴液亏耗或为热极生风、肝阳化风。

（5）吐弄。舌伸于口外，不即回缩者，称为吐舌；伸舌即回缩如蛇舔，或反复舔口唇四周，调动不宁者，叫弄舌，主心脾有热。病情危急时见吐舌，多为心气已绝。弄舌多为热甚动风的先兆。

（6）短缩。舌体卷缩，紧缩，不能伸长，严重者舌不抵齿。多为病情危重的征象。

（三）望舌苔

1. 苔色及其临床意义

（1）白苔。主表证、寒症。薄白苔亦为正常舌苔的表现之一。白厚腻苔多为湿浊内困或痰饮内停，亦可见于食积。白厚腻干苔多为湿浊中阻，津气不得宣化。苔白如积粉，扪之不糙，为积粉苔，见于外感温热病。苔白而燥裂，扪之粗糙，提示燥热伤津。

（2）黄苔。有淡黄、深黄和焦黄苔之别。黄苔主热证、里证。薄黄苔示邪热未甚。黄腻苔主湿热蕴结、痰饮化热，或食积热腐等症。黄糙苔、黄瓣苔、焦黄苔均主邪热伤津，燥结腑实之症。

（3）灰黑苔。多由白苔或黄苔转化而来，其中苔质润燥是鉴别灰黑苔寒热属性的重要指针，多见于热极伤阴、阳虚阴甚或肾阴亏损，痰湿久郁等症。

2. 苔质变化及其临床意义

（1）薄、厚苔。能透过舌苔隐隐见到舌体的苔为薄苔，反之则为厚苔。薄苔为疾病初起在表，病情轻浅，未伤胃气。厚苔主宿食，或痰饮停滞，病位在里，病情较重。

（2）润、燥苔。舌苔干湿适中，不滑不燥，称为润苔。舌面水分过多，伸舌欲滴，扪之湿而滑，称为滑苔。舌苔干燥，扪之无津，甚则舌苔干裂，为燥苔；苔质粗糙，称为糙苔。润苔为轻病，提示体内津液未伤。滑苔主寒、主湿。燥苔提示体内津液已伤或阳气阻遏，津液不能上承于口。糙苔多见于热盛伤津之重症；苔质粗糙而不干者，多为秽浊之邪盘踞中焦。

（3）腻、腐苔。苔质颗粒细腻致密，融合成片，中间厚边周薄，紧贴于舌面，揩之不去，刮之不易脱落者，为腻苔。苔质颗粒粗大而根底松浮，如豆渣堆铺舌面，边中皆厚，揩之可去，或成片脱落，舌底光滑者，为腐苔。腻苔主湿浊、痰饮、食积，多由湿浊内蕴、阳气被遏所致。腐苔多见于胃气衰败，湿邪上泛之症。

（4）剥苔、类剥苔。舌苔全部或部分剥落，剥落处舌面光滑无苔，为剥苔。舌前部苔剥落者，称前剥苔，舌中部苔剥落者，称中剥苔，舌根部苔剥落者，称根剥苔；舌苔多处剥落，舌面仅斑驳片存少量舌苔者，称花剥苔；舌苔剥落殆尽，舌面光滑如镜者，称为镜面舌，是剥苔最严重的一种。舌苔剥落处，舌面不光滑，仍有新生苔质颗粒或乳头可见者，称类剥苔。剥苔、类剥苔一般主胃气匮乏，胃阴枯涸或气血两虚，亦是全身虚弱的一种征象。

（四）望舌下络脉

舌下络脉是位于舌系带两侧纵行的大络脉，淡紫色。望舌下络脉主要观察其长度、形态、颜色、粗细、舌下小血络等变化。

观察舌下络脉时，先让病人张口，将舌体向上腭方向翘起，舌尖可轻抵上腭，勿用力太过，使舌体保持自然松弛，充分暴露舌下络脉。首先观察舌系带两侧的大络脉粗细、颜色，有否怒张、弯曲等改变。然后再查看周围细小络脉的颜色、形态以及有无紫暗的珠状结节和紫色血络。

舌下络脉细而短，色淡红，周围小络脉不明显，舌色和舌下黏膜色偏淡者，多属气血不足。舌下络脉粗胀，或舌下络脉呈青紫、紫红、绛紫、紫黑色，或舌下细小络脉呈暗红色或紫色网状，或舌下络脉曲张如紫色珠子状大小不等的瘀血结节等改变，是血瘀的征象。其成因可有寒、热、气滞、痰湿、阳虚等不同，需结合全身症候进行分析。

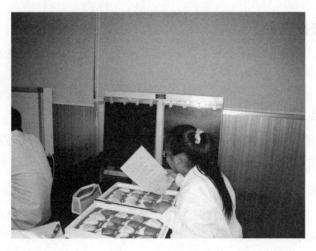

图 10 - 2　模拟舌诊

【注意事项】

一、光线对舌诊的影响

望舌以白天充足、柔和的自然光线为佳，光线要直接照射到舌面。

二、饮食或药物对舌诊的影响

饮食和某些药物可以使舌象发生变化。如刚进辛热食物，舌色偏红；多食糖果、甜腻食品，舌苔变厚，口味酸腻等。饮服某些食物或药物，可以使舌苔着色，称为染苔。如饮用牛乳、豆浆等可使舌苔变白、变厚；蛋黄、桔子、核黄素等可将舌苔染成黄色，吃橄榄、酸梅，长期吸烟等可使舌苔染成灰色、黑色。染苔可在短时间内自然退去，或经揩舌除去，一般多不均匀地附着于舌面，与病情亦不相符。如发现疑问时，可询问病人的饮食、服药情况，或用揩舌的方法加以鉴别。

第二节　脉　诊

【目的要求】

掌握脉诊的基本原理及正确的检查方法。

【标本教具/仪器试剂】

模拟脉象仪、教学录像。

【实验方法与技巧】

一、诊脉方法

（一）切脉指法

切脉指法概括地说为三指平齐，中指定关，再以指目按脉脊，以举、按、寻、循、推、总按、单诊等指法进行切脉。

（二）诊脉时间

以清晨（平旦）未起床、未进食时为佳。每次诊脉时间至少应在1min以上。

（三）平息及体位

要求检查者在诊脉时保持呼吸调匀，清心宁神，以自己的呼吸计算病人的脉率。诊脉时病人取正坐或仰卧，前臂自然向前平展，与心脏置于同一水平，手腕伸直，手掌向上，手指微微弯曲，在腕关节下垫一松软的脉枕，使寸口部充分伸展，局部气血畅通，便于诊察脉象。

（四）操作方法

（1）医生和病人侧向坐，用左手按诊病人的右手，用右手按诊病人的左手。

（2）诊脉下指时，首先用中指按在掌后高骨内侧关脉部位，接着用示指按在关脉前的寸脉部位，环指按在关脉后的尺脉部位，三指应呈弓形，指头平齐，以指目按触脉脊。布指的疏密要和病人的身材相适应。身高臂长者，布指宜疏，身矮臂短者，布指宜密。

（3）三指平布同时用力按脉，称为总按，为了重点体会某一脉象，也可用一指单按其中一部脉象，微微提起其他两指。诊小儿脉可用"一指定三关法"而不细分三部。诊脉时亦可用举、按、寻的方法探求脉象。轻手循之曰举，重手取之曰按，不轻不重，委曲求之曰寻。

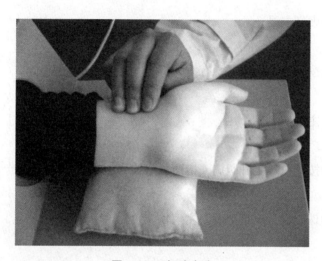

图 10 - 3 切脉方法

二、MM - 3 模拟脉象仪的操作

该模拟脉象仪应用仿生模拟及波形合成方法，在高分子材料做成的模型手腕部（寸口处）产生 12 种以上常见的中医脉象。开机，选择 4 个"脉象选择按键"之一，将手置于仿真手腕关节处，中指定关，三指并齐以指腹按脉脊，指力由轻到重，再由重到轻，轻轻推移，或三指施加不同压力体会寸关尺三部脉象变化。通过实践，熟悉这些脉象，举一反三，逐步掌握诊脉方法。

三、脉象及意义

（一）平 脉

1. 平脉的概念

平脉是正常人的脉象，平脉的形态是三部有脉，一息四至，不浮不沉，不大不小，从容和缓，柔和有力，节律一致，尺脉沉取有一定力量，并随生理活动和气候环境的不同而有相应正常变化。

2. 脉象胃、神、根的含义

（1）有胃。平人脉象不浮不沉，不快不慢，从容和缓，节律一致，是为有胃气。即使是病脉，不论浮沉迟数，但有徐和之象，便是有胃气。

（2）有神。脉有神的形态是柔和有力。

（3）有根。尺脉沉取应指有力，就是有根的脉象形态。

（二）常见脉象特征及意义

1. 浮 脉

轻取即得，重按稍减而不空，举之泛泛有余。主表证，亦主虚证。

2. 濡 脉

浮而细软，主虚又主湿。

3. 沉 脉

轻取不应，重按始得。主里证，有力为里实，无力为里虚。

4. 弱 脉

极软而沉细。主气血不足。

5. 弦 脉

端直而长，如按琴弦。主肝胆病，诸痛，痰饮，疟疾。

6. 滑 脉

往来流利，如珠走盘，应指圆滑。主痰饮，食滞，实热。

7. 涩 脉

往来艰涩不畅，如轻刀刮竹。主伤精，血少，气滞，血瘀，挟食，挟痰。

8. 洪 脉

洪脉极大，状如波涛汹涌，来盛去衰。主气分热盛。

9. 细 脉

脉细如线，但应指明显。主气血两虚，诸虚劳损，又主湿病。

10. 革 脉

脉浮而搏指，中空外坚如按鼓皮。主亡血，失精，半产，漏下等病症。

11. 迟 脉

脉来迟慢，一息不足四至。主寒证，有力为寒积，无力为虚寒。

12. 数 脉

一息脉来五至以上。主热平，有力为实热，无力为虚热。

13. 结 脉

脉来缓而时一止，止无定数。主阴盛气结，寒痰血瘀，癥瘕积聚。

14. 代　脉

脉来一止，止有定数，良久方来。主脏气衰微，风证痛症，七情惊恐，跌打损伤。

15. 促　脉

脉来数而时一止，止无定数。主阳盛实热，气血、痰饮、宿食停滞，亦主肿痈。

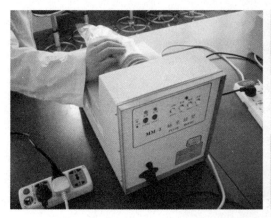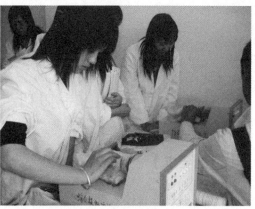

图 10 - 4　脉象仪的使用

第十一章 针灸学基本技能

第一节 手太阴、手阳明、足阳明及足太阴经络与腧穴

【目的要求】

（1）能够熟练在体表指出太阴循环层次的四条经脉（手太阴肺经、手阳明大肠经、足阳明胃经和足太阴脾经）的循行路线。

（2）掌握骨度分寸法、体表标志法、手指同身寸法和简便定穴法等四种定穴方法。

（3）能够准确、规范地应用上述定穴方法在体表对太阴循环层次的四条经脉上常用的重点腧穴进行点穴。

【标本教具/仪器试剂】

教学录像、人体穴位模型、计算机人体点穴模型。

【实验方法与技巧】

一、手太阴肺经

（一）手太阴肺经的体表循行

1. 推导分析过程

（1）紧紧扣住"手太阴肺经"这个全名，对其循行进行分析。

（2）起止部位的推导。手太阴为手三阴经中的一条，根据"手之三阴，从胸走手"的原则，因此手太阴经应起于胸（具体部位结合原文），止于手（具体部位结合原文）。

（3）循行线路的推导。手太阴经为手三阴经的一条，主要循行线路应在上肢，根据阴经行于属阴的部位的原则，手太阴应行于上肢内侧；再根据"太阴在前，厥阴在中，少阴在后"的分布规律，手太阴应行于上肢内侧前缘（桡侧，即大拇指侧）。

（4）脏腑属络的推导。因为是肺经，所以属肺，络大肠。

2. 结　论

手太阴肺经起于中焦（胸），体表循行于上肢内侧前缘，止于大拇指（手）。属肺，络大肠。联系脏腑器官包括胃、膈、咽喉、气道。

支脉从列缺分出，在食指商阳穴与手阳明大肠经相接。

（二）手太阴肺经的腧穴

肺经共 11 个穴，起于中府，止于少商，分别为中府、云门、天府、侠白、尺泽、孔最、列缺、经渠、太渊、鱼际、少商。

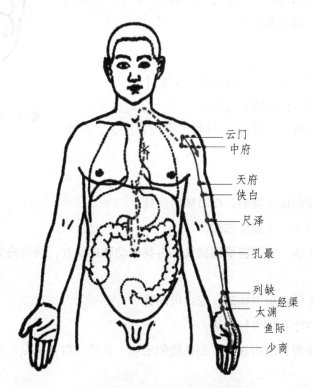

图 11 - 1　手太阴肺经

（三）手太阴肺经常用的重点腧穴

1. 中　府

（1）定位：胸前壁的外上方，第 1 肋间隙，距前正中线 6 寸。

（2）体表点穴方法：体表标志法结合骨度分寸法。

（3）体表点穴步骤：先找乳头（乳头位于第 4 肋间隙，距前正中线 4 寸），按着乳头向上数 3 个肋间隙即第 1 肋间隙，再向外移动乳头到正中线的一半距离，即为中府穴。

2. 尺　泽

（1）定位：屈肘，在肱二头肌腱桡侧凹陷处。

（2）体表点穴方法：体表标志法。

（3）体表点穴步骤：屈肘，在肘横纹正中上方寻找肱二头肌腱，肱二头肌腱与肘横纹交界桡侧的凹陷即为尺泽穴。

3. 孔 最

（1）定位：尺泽与太渊连线上，腕横纹上7寸。

（2）体表点穴方法：体表标志法结合骨度分寸法、手指同身寸法。

（3）体表点穴步骤：先定尺泽穴（同上）和太渊穴（桡动脉搏动处），在尺泽和太渊之间画一条连线，连线的中点为6寸（根据骨度分寸法，前臂为12寸），再向上1寸（拇指同身寸，见图11-2），即为孔最穴。

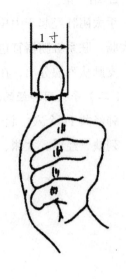

图11-2　拇指同身寸法

4. 列 缺

（1）定位：桡骨茎突上方，腕横纹上1.5寸。

（2）体表点穴方法：简便定穴法。

（3）体表点穴步骤：一手示指与另一手虎口交叉，示指指尖下即是列缺穴。

5. 太 渊

（1）定位：腕掌侧横纹桡侧，桡动脉搏动处。

（2）体表点穴方法：体表标志法。

（3）体表点穴步骤：先找腕掌侧横纹，再找桡动脉搏动处，两者的交界即为太渊穴。

6. 鱼 际

（1）定位：第1掌骨中点桡侧，赤白肉际处。

（2）体表点穴方法：体表标志法。

（3）体表点穴步骤：拇指屈曲，先在桡侧定第1掌骨，取其中点，赤白肉际处，即为鱼际穴。

7. 少 商

（1）定位：拇指桡侧指甲角旁0.1寸。

（2）体表点穴方法：体表标志法。

（3）体表点穴步骤：拇指指甲甲根桡侧0.1寸，即为少商穴。

二、手阳明大肠经

（一）手阳明大肠经的体表循行

1. 推导分析过程

（1）紧紧扣住"手阳明大肠经"这个全名，对其循行进行分析。

（2）起止部位的推导。手阳明为手三阳经中的一条，根据"手之三阳，从手走头"的原则，因此手阳明经应起于手（具体部位结合原文），止于头（具体部位结合原文）。

（3）循行线路的推导。手阳明经为手三阳经的一条，主要循行线路应在上肢，根据阳经行于属阳的部位的原则，手阳明应行于上肢外侧；再根据"阳明在前，少阳在中，太阳在后"的分布规律，手阳明应行于上肢外侧前缘（桡侧，即大拇指侧）。

（4）脏腑属络的推导。因为是大肠经，所以属大肠，络肺。

2. 结　论

手阳明大肠经起于手（食指桡侧），体表循行于上肢外侧前缘，止于头（对侧鼻旁）。属大肠，络肺。联系脏腑器官包括齿（入下齿中）、口、鼻。

在对侧鼻旁迎香穴与足阳明胃经相接。

（二）手阳明大肠经的腧穴

大肠经共 20 穴，起于商阳，止于迎香，分别为商阳、二间、三间、合谷、阳溪、偏历、温溜、下廉、上廉、手三里、曲池、肘髎、手五里、臂臑、肩髃、巨骨、天鼎、扶突、口禾髎、迎香。

（三）手阳明大肠经常用的重点腧穴

1. 商　阳

（1）定位：示指桡侧，指甲角旁约 0.1 寸。

（2）体表点穴方法：体表标志法。

（3）体表点穴步骤：示指甲甲根桡侧 0.1 寸，即为商阳穴。

2. 二　间

（1）定位：微握拳，在第二掌指关节前方凹陷处，当赤白肉际处。

（2）体表点穴方法：体表标志法。

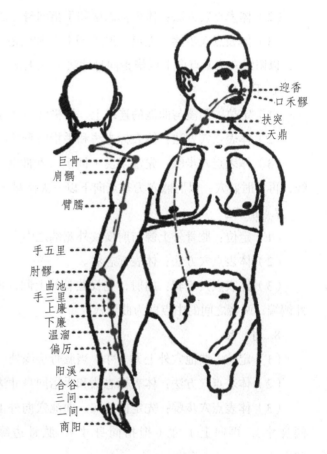

图 11 - 3　手阳明大肠经

（3）体表点穴步骤：微握拳，拇指侧向上，掌心横纹形成的皱褶处（正对第二掌指关节）前方凹陷处，赤白肉际处，即为二间穴。

3. 合　谷

（1）定位：第一、二掌骨之间，第二掌骨桡侧中点。

（2）体表点穴方法：体表标志法。

（3）体表点穴步骤：食指屈曲，先定第二掌骨桡侧，取其中点即合谷穴。

4. 阳　溪

（1）定位：拇指短伸肌腱与拇指长伸肌腱之间的凹陷。

（2）体表点穴方法：体表标志法（活动标志法）。

（3）体表点穴步骤：将拇指向上翘起，在拇指后方与腕背侧可见一由两条肌腱形成的明显凹陷，即为阳溪穴。

5. 偏　历

（1）定位：阳溪与曲池的连线上，腕横纹上 3 寸。

（2）体表点穴方法：体表标志法和手指同身寸法。

（3）体表点穴步骤：先定阳溪（同上）和曲池（见下），在阳溪和曲池之间画一条连线，以阳溪穴为基点向上以横指同身寸法（一夫法）量 3 寸，即为偏历穴。

6. 手三里

（1）定位：阳溪与曲池的连线上，肘横纹下 2 寸。

（2）体表点穴方法：体表标志法和手指同身寸法。

（3）体表点穴步骤：先定阳溪（同上）和曲池（见下），在阳溪和曲池之间画一条连线，再定肘髎穴，以肘髎穴为基点向下以一夫法量 3 寸，即为手三里。

7. 曲　池

（1）定位：肱骨外上髁与肘横纹外侧端之中点。

（2）体表点穴方法：体表标志法。

（3）体表点穴步骤：屈肘，先找肱骨外上髁，再定肘横纹外侧端，两者之间的中点即为曲池穴。

8. 肘　髎

（1）定位：曲池穴外上方 1 寸，当肱骨边缘处。

（2）体表点穴方法：体表标志法和手指同身寸法。

（3）体表点穴步骤：先定曲池穴，曲池穴向外 1 寸（拇指同身寸），再向上 1 寸（拇指同身寸），肱骨边缘处即为肘髎穴。

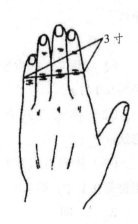

图 11 - 4　横指同身寸法
（一夫法）

9. 肩　髃

（1）定位：肩峰前下方凹陷处。

（2）体表点穴方法：体表标志法（活动标志法）。

（3）体表点穴步骤：臂外展平伸与肩平，肩峰前下方出现的凹陷处即为肩髃穴。

10. 扶　突

（1）定位：喉结突起旁 3 寸，胸锁乳突肌上。

（2）体表点穴方法：体表标志法。

（3）体表点穴步骤：先找喉结，再找胸锁乳突肌，平喉结的胸锁乳突肌肌腹上。

11. 迎　香

（1）定位：鼻翼外缘中点，当鼻唇沟中。

（2）体表点穴方法：体表标志法。

（3）体表点穴步骤：鼻翼外缘中点，与鼻唇沟交点处即为迎香穴。

三、足阳明胃经

（一）足阳明胃经的体表循行

1. 推导分析过程

（1）紧紧扣住"足阳明胃经"这个全名，对其循行进行分析。

（2）起止部位的推导。足阳明为足三阳经中的一条，根据"足之三阳，从头走足"的原则，因此足阳明经应起于头（具体部位结合原文），止于足（具体部位结合原文）。

（3）循行线路的推导。足阳明经为足三阳经的一条，主要循行线路应在下肢，根据阳经行于属阳的部位的原则，足阳明应行于下肢外侧；再根据"阳明在前，少阳在中，太阳在后"的分布规律，足阳明应行于下肢外侧前缘（即沿足背而上侧）；因足阳明经从头走到足，经过躯干，把躯干看做一个整体，依据"阳明在前，少阳在中，太阳在后"的分布规律，足阳明胃经应行于躯干的前部，即腹部。

（4）脏腑属络的推导。因为是胃经，所以属胃，络脾。

2. 结　论

足阳明胃经起于头（鼻），体表循行于胸腹部第2侧线，至气街，行于下肢外侧前缘，止于足（第2趾外侧），分支至中趾和大趾，属胃，络脾。联系脏腑器官包括膈、鼻、齿（上齿）、口唇、喉咙。

在足大趾隐白穴与足太阴脾经相接。

（二）足阳明胃经的腧穴

胃经共45穴，起于承泣，止于厉兑，分别为承泣、四白、巨髎、地仓、大迎、颊车、下关、头维、人迎、水突、气舍、缺盆、气户、库房、屋翳、膺窗、乳中、乳根、不容、承满、梁门、关门、太乙、滑肉门、天枢、外陵、大巨、水道、归来、气冲、髀关、伏兔、阴市、梁丘、犊鼻、足三里、上巨虚、条口、下巨虚、丰隆、解溪、冲阳、陷谷、内庭、厉兑。

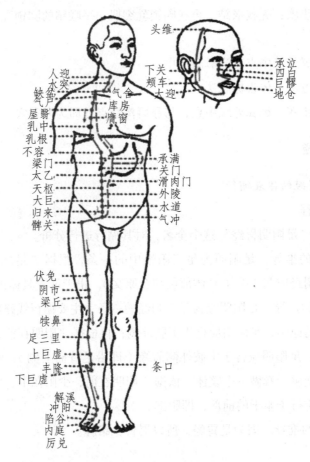

图 11 - 5 足阳明胃经

（三）足阳明胃经常用的重点腧穴

1. 承 泣

（1）定位：目正视，瞳孔直下，眼球与目眶下缘之间的凹陷。

（2）体表点穴方法：体表标志法。

（3）体表点穴步骤：正坐直视，瞳孔直下，眼球与目眶下缘的凹陷。

2. 四 白

（1）定位：目正视，瞳孔直下，当眶下孔凹陷处。

（2）体表点穴方法：体表标志法。

（3）体表点穴步骤：正坐直视，瞳孔直下，正当眶下孔中。

3. 地 仓

（1）定位：口角旁0.4寸。

（2）体表点穴方法：体表标志法。

（3）体表点穴步骤：目正视，瞳孔直下画一直线，与口角延长线相交，即为地仓穴。

4. 颊 车

（1）定位：下颌角前一横指，咬肌隆起高点处。

（2）体表点穴方法：体表标志法（活动标志法）。

（3）体表点穴步骤：先找下颌角，以示指点按在下颌角处，中指紧贴食指置于其前，上下齿用力咬紧，中指下隆起肌肉处，即是颊车穴。

5. 下 关

（1）定位：在颧骨弓下缘凹处，闭口取穴。

（2）体表点穴方法：体表标志法。

（3）体表点穴步骤：先找颧弓，一指置于颧弓的高点处，另一指沿颧弓向后滑行至颧弓终点，一指点在颧弓下凹陷中，张口时手指被顶起处，即是下关穴，因此刺此穴时应闭口取穴。

6. 头 维

（1）定位：额角发际直上 0.5 寸处。

（2）体表点穴方法：体表标志法。

（3）体表点穴步骤：先找额角发际，直上 0.5 寸，即是头维穴。

7. 梁 门

（1）定位：脐上 4 寸，前正中线旁开 2 寸。

（2）体表点穴方法：体表标志法和骨度分寸法。

（3）体表点穴步骤：先找胸骨下剑突，取剑突到脐连线（骨度分寸为 8 寸）的中点即为脐上 4 寸，再向旁边水平移动至前正中线至乳头（骨度分寸为 4 寸）的中点，即为梁门穴。

8. 天 枢

（1）定位：脐旁开 2 寸。

（2）体表点穴方法：体表标志法和骨度分寸法。

（3）体表点穴步骤：先找脐，再向旁边水平移动至前正中线至乳头（骨度分寸为 4 寸）的中点，即为天枢穴。

9. 水 道

（1）定位：脐下 3 寸，距前正中线 2 寸。

（2）体表点穴方法：体表标志法、骨度分寸法和手指同身寸法。

（3）体表点穴步骤：先找脐，以脐为基点向下以一夫法量 3 寸，再向旁边水平移动至前正中线至乳头（骨度分寸为 4 寸）的中点，即为水道穴。

10. 归 来

（1）定位：脐下 4 寸，距前正中线 2 寸。

（2）体表点穴方法：体表标志法、骨度分寸法和手指同身寸法。

（3）体表点穴步骤：先找耻骨联合上缘，以耻骨联合上缘为基点向上以拇指同身寸量 1 寸，再向旁边水平移动至前正中线至乳头（骨度分寸为 4 寸）的中点，即为归来穴。

11. 梁 丘

（1）定位：股外侧，髌骨底上2寸。

（2）体表点穴方法：体表标志法和简便取穴法。

（3）体表点穴步骤：先找髌骨底，以右（左）手掌心按于患者右（左）膝髌骨上缘，二至五指向上伸直，拇指约呈45°斜置，拇指尖下是穴。

12. 犊 鼻

（1）定位：膝关节处，髌韧带与髌骨形成的外侧凹陷。

（2）体表点穴方法：体表标志法。

（3）体表点穴步骤：屈膝，先找髌韧带，髌韧带与髌骨形成的外侧凹陷，即为犊鼻穴。

13. 足三里

（1）定位：犊鼻下3寸，胫骨前嵴旁开1横指。

（2）体表点穴方法：体表标志法和手指同身寸法。

（3）体表点穴步骤：先定犊鼻穴，再以犊鼻穴为基点向下以一夫法量3寸，再找胫骨前嵴，以胫骨前嵴为基点向外移动1横指（中指），即为足三里穴。

14. 上巨虚

（1）定位：足三里下3寸，胫骨前嵴旁开1横指。

（2）体表点穴方法：体表标志法和手指同身寸法。

（3）体表点穴步骤：先定足三里穴，再以足三里穴为基点向下以一夫法量3寸，再找胫骨前嵴，以胫骨前嵴为基点向外移动1横指（中指），即为上巨虚穴。

15. 条 口

（1）定位：犊鼻穴下8寸，胫骨前嵴旁开1横指。

（2）体表点穴方法：体表标志法和手指同身寸法。

（3）体表点穴步骤：取从膝至外踝尖连线（骨度分寸为16寸）的中点，再找胫骨前嵴，以胫骨前嵴为基点向外移动1横指（中指），即为条口穴。

16. 下巨虚

（1）定位：上巨虚下三寸，胫骨前嵴旁开1横指。

（2）体表点穴方法：体表标志法和手指同身寸法。

（3）体表点穴步骤：先定上巨虚穴，再以上巨虚穴为基点向下以一夫法量3寸，再找胫骨前嵴，以胫骨前嵴为基点向外移动1横指（中指），即为下巨虚穴。

17. 丰 隆

（1）定位：犊鼻穴下8寸，条口穴外1寸。

（2）体表点穴方法：体表标志法和手指同身寸法。

（3）体表点穴步骤：先取条口穴，再以条口穴为基点向外水平移动1横指（中指），即为丰隆穴。

18. 解　溪

（1）定位：踝部，伸肌腱之间。

（2）体表点穴方法：体表标志法。

（3）体表点穴步骤：踝关节背屈，关节横纹中点，两肌腱形成的凹陷处即为解溪穴。

19. 内　庭

（1）定位：第2、3趾趾蹼纹端。

（2）体表点穴方法：体表标志法。

（3）体表点穴步骤：找2、3趾趾蹼纹端，即为内庭穴。

20. 厉　兑

（1）定位：第2趾指甲角旁0.1寸。

（2）体表点穴方法：体表标志法。

（3）体表点穴步骤：第2趾趾甲甲根外侧（小趾侧）0.1寸，即为厉兑。

四、足太阴脾经

（一）足太阴脾经的体表循行

1. 推导分析过程

（1）紧紧扣住"足太阴脾经"这个全名，对其循行进行分析。

（2）起止部位的推导。足太阴为足三阴经中的一条，根据"足之三阴，从足走胸"的原则，因此足太阴经应起于足（具体部位结合原文），止于胸（具体部位结合原文）。

（3）循行线路的推导。足太阴经为足三阴经的一条，主要循行线路应在下肢，根据阴经行于属阴的部位的原则，足太阴应行于下肢内侧；再根据"太阴在前，厥阴在中，少阴在后"的分布规律，足太阴应行于下肢内侧前缘（即沿足背而上侧），在这里应注意经络循行分布的特别之处，即足厥阴和足太阴在下肢内踝上8寸以下，太阴行于中，厥阴行于前，至内踝上8寸以上，太阴行于前，厥阴行于中。

（4）脏腑属络的推导。因为是脾经，所以属脾，络胃。

2. 结　论

足太阴脾经起于足（足大趾），体表循行于下肢内侧，内踝上8寸以下，太阴行于中，厥阴行于前，至内踝上8寸以上，太阴行于前，止于胸（注：心中），属脾，络胃。联系脏腑器官包括脾、胃、心、膈、咽舌。

在心中与手少阴心经相接。

（二）足太阴脾经的腧穴

脾经共21穴，起穴隐白，止穴大包，分别为隐白、大都、太白、公孙、商丘、三阴交、漏谷、地机、阴陵泉、血海、箕门、冲门、府舍、腹结、大横、腹哀、食窦、天溪、胸乡、周荣、大包。

（三）足太阴脾经常用的重点腧穴

1. 隐　白

（1）定位：足大趾内侧趾甲角旁约0.1寸。

（2）体表点穴方法：体表标志法。

（3）体表点穴步骤：足大趾趾甲甲根内侧（足大趾侧）旁约0.1寸。

2. 太　白

（1）定位：足大趾内侧，第一跖趾关节后方凹陷处，当赤白肉际处。

（2）体表点穴方法：体表标志法。

（3）体表点穴步骤：先找第一跖趾关节，按其后方凹陷处，当赤白肉际处。

3. 公　孙

（1）定位：第一跖骨粗隆后方凹陷处，当赤白肉际处。

（2）体表点穴方法：体表标志法。

（3）体表点穴步骤：先找第一跖趾关节，以指沿第一跖骨向后方滑行，至隆起下方的凹陷处。

4. 商　丘

（1）定位：在内踝前下方，当舟骨结节与内踝高点连线的中点。

（2）体表点穴方法：体表标志法。

（3）体表点穴步骤：先找内踝尖，再找舟骨结节，两者连线的中点处即为商丘穴。

5. 三阴交

（1）定位：内踝高点上3寸，当胫骨内侧面后缘。

（2）体表点穴方法：体表标志法和手指同身寸法。

（3）体表点穴步骤：先找内踝尖，以内踝尖为基点向上以一夫法量3寸，再找胫骨的后缘，即为三阴交穴。

6. 地　机

（1）定位：阴陵泉下3寸。

（2）体表点穴方法：体表标志法和手指同身寸法。

（3）体表点穴步骤：先定阴陵泉穴，以阴陵泉穴为基点向下以一夫法量3寸，即为地机穴。

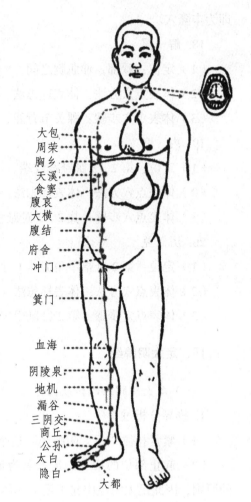

大包
周荣
胸乡
天溪
食窦
腹哀
大横
腹结
府舍
冲门
箕门
血海
阴陵泉
地机
漏谷
三阴交
商丘
公孙
太白
隐白
大都

图11-6　足太阴脾经

7. 阴陵泉

（1）定位：胫骨内侧髁下方凹陷处。

（2）体表点穴方法：体表标志法。

（3）体表点穴步骤：先找胫骨内侧髁，按其下方凹陷处即为阴陵泉穴。

8. 血　海

（1）定位：股内侧，髌骨底上 2 寸。

（2）体表点穴方法：体表标志法和简便取穴法。

（3）体表点穴步骤：屈膝取穴，在大腿内侧先找髌骨底，髌底内侧端上 2 寸，当股四头肌内侧头的隆起处。

9. 冲　门

（1）定位：腹股沟外侧股动脉搏动处。

（2）体表点穴方法：体表标志法和简便取穴法。

（3）体表点穴步骤：先找腹股沟，在其外侧循按动脉搏动处，即为冲门穴。

10. 大　横

（1）定位：脐旁 4 寸。

（2）体表点穴方法：体表标志法。

（3）体表点穴步骤：先找脐，然后从乳头画一平行于前正中线的直线，至脐水平处，即大横穴。

11. 大　包

（1）定位：腋中线，第 6 肋间。

（2）体表点穴方法：体表标志法。

（3）体表点穴步骤：先找乳头，定第 4 肋间，沿第 4 肋间循按至腋中线，再向下数 2 肋。

第二节　手少阴、手太阳、足太阳及足少阴经络与腧穴

【目的要求】

（1）能够熟练在体表指出少阴循环层次的四条经脉（手少阴心经、手太阳小肠经、足太阳膀胱经和足少阴肾经）的循行路线。

（2）掌握四种定穴方法：骨度分寸法、体表标志法、手指同身寸法和简便定穴法。

（3）能够准确、规范地运用上述定穴方法在体表对少阴循环层次的四条经脉上常用的重点腧穴进行点穴。

【标本教具/仪器试剂】

教学录像、人体穴位模型、计算机人体点穴模型。

【实验方法与技巧】

一、手少阴心经

（一）手少阴心经的体表循行

1. 推导分析过程

（1）紧紧扣住"手少阴心经"这个全名，对其循行进行分析。

（2）起止部位的推导。手少阴为手三阴经中的一条，根据"手之三阴，从胸走手"的原则，因此手少阴经应起于胸（具体部位结合原文），止于手（具体部位结合原文）。

（3）循行线路的推导。手少阴经为手三阴经的一条，主要循行线路应在上肢，根据阴经行于属阴的部位的原则，手少阴应行于上肢内侧；再根据"太阴在前，厥阴在中，少阴在后"的分布规律，手少阴应行于上肢内侧后缘（尺侧，即小指侧）。

（4）脏腑属络的推导。因为是心经，所以属心，络小肠。

2. 结　论

手少阴心经起于胸（心中），体表循行于上肢内侧后缘，止于手（小指尺侧），属心，络小肠。联系脏腑器官包括心、肺、咽及目。

至小指桡侧端与手太阳小肠经相接。

（二）手少阴心经的腧穴

心经共9穴，起于极泉，止于少冲，分别为极泉、青灵、少海、灵道、通里、阴郄、神门、少府、少冲。

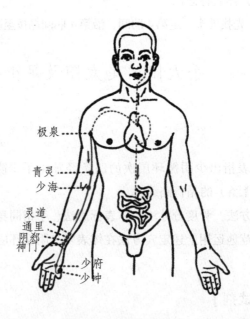

图 11 - 7　手少阴心经

（三）手少阴心经常用的重点腧穴

1. 极 泉

（1）定位：腋窝正中，腋动脉搏动处。

（2）体表点穴方法：体表标志法。

（3）体表点穴步骤：上臂外展，在腋窝中找寻腋动脉搏动处，即为极泉穴。

2. 青 灵

（1）定位：在少海与极泉的连线上，少海上3寸，肱二头肌的尺侧沟中。

（2）体表点穴方法：体表标志法和手指同身寸法。

（3）体表点穴步骤：举臂，先定极泉穴（同上）和少海穴（同下），在少海与极泉之间连线上，以少海穴为基点向上以一夫法量3寸，肱二头肌的尺侧沟中，即为青灵穴。

3. 少 海

（1）定位：肘横纹内侧端与肱骨内上髁连线的中点。

（2）体表点穴方法：体表标志法。

（3）体表点穴步骤：屈肘，先找肱骨内上髁，再找肘横纹内侧端，两者连线的中点，即为少海穴。

4. 灵 道

（1）定位：腕掌侧横纹上1.5寸，尺侧腕屈肌腱的桡侧缘。

（2）体表点穴方法：体表标志法和手指同身寸法。

（3）体表点穴步骤：先找腕掌侧横纹，以腕掌侧横纹为基点向上以拇指同身寸量1寸，再向上0.5寸，尺侧腕屈肌腱的桡侧，即为灵道穴。

5. 通 里

（1）定位：腕掌侧横纹上1寸，尺侧腕屈肌腱的桡侧缘。

（2）体表点穴方法：体表标志法和手指同身寸法。

（3）体表点穴步骤：先找腕掌侧横纹，以腕掌侧横纹为基点向上以拇指同身寸量1寸，尺侧腕屈肌腱的桡侧，即为通里穴。

6. 阴 郄

（1）定位：腕掌侧横纹上0.5寸，尺侧腕屈肌腱的桡侧缘。

（2）体表点穴方法：体表标志法。

（3）体表点穴步骤：先找腕掌侧横纹，以腕掌侧横纹为基点向上0.5寸，尺侧腕屈肌腱的桡侧，即为阴郄穴。

7. 神 门

（1）定位：腕掌侧横纹上，尺侧腕屈肌腱的桡侧缘。

（2）体表点穴方法：体表标志法。

（3）体表点穴步骤：先找腕掌侧横纹，再找尺侧腕屈肌腱的桡侧，两者的交点即为神门穴。

8. 少 府

（1）定位：手掌面，第4、5掌指关节后方凹陷处。

（2）体表点穴方法：简便取穴法。

（3）体表点穴步骤：微握拳，环指指下所点之处，即为少府穴。

9. 少 冲

（1）定位：小指桡侧指甲角旁0.1寸。

（2）体表点穴方法：体表标志法。

（3）体表点穴步骤：小指指甲甲根桡侧（拇指侧）旁0.1寸，即为少冲穴。

二、手太阳小肠经

（一）手太阳小肠经的体表循行

1. 推导分析过程

（1）紧紧扣住"手太阳小肠经"这个全名，对其循行进行分析。

（2）起止部位的推导。手太阳为手三阳经中的一条，根据"手之三阳，从手走头"的原则，因此手太阳经应起于手（具体部位结合原文），止于头（具体部位结合原文）。

（3）循行线路的推导。手太阳经为手三阳经的一条，主要循行线路应在上肢，根据阳经行于属阳的部位的原则，手太阳应行于上肢外侧；再根据"阳明在前，少阳在中，太阳在后"的分布规律，手太阳应行于上肢外侧后缘（尺侧，即小指侧）。

（4）脏腑属络的推导。因为是小肠经，所以属小肠，络心。

2. 结 论

手太阳小肠经起于手（小指），体表循行于上肢外侧后缘，止于头（目内眦）。属小肠，络心。联系脏腑器官包括胃、咽。

至目内眦与足太阳膀胱经相接。

（二）手太阳小肠经的腧穴

小肠经共19穴，起穴少泽，止穴听宫，分别为少泽、前谷、后溪、腕骨、阳谷、养老、支正、小海、肩贞、臑俞、天宗、秉风、曲垣、肩外俞、肩中俞、天窗、天容、颧髎、听宫。

（三）手太阳小肠经常用的重点腧穴

1. 少 泽

（1）定位：小指尺侧指甲角旁0.1寸。

（2）体表点穴方法：体表标志法。

（3）体表点穴步骤：小指指甲甲根尺侧旁0.1寸，即为少泽穴。

2. 后 溪

（1）定位：第5掌指关节后方凹陷处，赤白肉际处。

（2）体表点穴方法：体表标志法。

（3）体表点穴步骤：握拳时，当掌心横纹尺侧尽头端凹陷处即为后溪穴。

3. 腕 骨

（1）定位：在手掌尺侧，第5掌骨基底与三角骨之间的凹陷处。

（2）体表点穴方法：体表标志法。

（3）体表点穴步骤：先找第5掌指关节，以指沿第5掌骨滑行，至凹陷处即为腕骨穴。

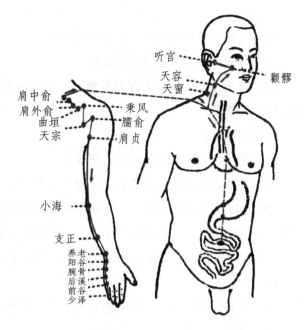

图 11-8　手太阳小肠经

4. 阳 谷

（1）定位：在尺骨小头与豌豆骨之间的凹陷中。

（2）体表点穴方法：体表标志法。

（3）体表点穴步骤：先找尺骨小头，以指沿尺骨小头向前滑行，至凹陷处即为阳谷穴。

5. 养 老

（1）定位：在尺骨小头桡侧凹陷中。

（2）体表点穴方法：体表标志法。

（3）体表点穴步骤：先找尺骨小头，以指按压尺骨小头，端平上肢，以掌心向胸，当尺骨小头桡侧出现的凹陷中。

6. 小 海

（1）定位：尺骨鹰嘴和肱骨内侧髁凹陷中。

（2）体表点穴方法：体表标志法。

（3）体表点穴步骤：先找尺骨鹰嘴，再找肱骨内侧髁，两者之间的凹陷即为小海穴。

7. 天 宗

（1）定位：肩胛岗岗下窝正中。

（2）体表点穴方法：体表标志法。

（3）体表点穴步骤：先找肩胛岗，再向下按压岗下窝的正中，即为天宗穴。

8. 颧 髎

（1）定位：目外眦直下，颧骨下凹陷处。

（2）体表点穴方法：体表标志法。

（3）体表点穴步骤：先找目外眦，以指按眼外角垂直向下画一直线，至颧骨下凹陷处，即为颧髎穴。

9. 肩外俞

（1）定位：第1胸椎棘突下旁开3寸。

（2）体表点穴方法：体表标志法和骨度分寸法。

（3）体表点穴步骤：低头，于隆起最高处定第7颈椎，向下数1个棘突为第1胸椎，于棘突下的凹陷处，再找肩胛骨内侧，沿肩胛骨内侧缘（按骨度分寸法，距后正中线3寸）向下画一直线，至第1胸椎棘突下凹陷处水平位，即为肩外俞。

10. 听 宫

（1）定位：耳屏前，下颌骨髁状突后方凹陷处。

（2）体表点穴方法：体表标志法。

（3）体表点穴步骤：先找耳屏，按压在耳屏前的部位，张口时出现凹陷处，即为听宫穴。

三、足太阳膀胱经

（一）足太阳膀胱经的体表循行

1. 推导分析过程

（1）紧紧扣住"足太阳膀胱经"这个全名，对其循行进行分析。

（2）起止部位的推导。足太阳为足三阳经中的一条，根据"足之三阳，从头走足"的原则，因此足太阳经应起于头（具体部位结合原文），止于足（具体部位结合原文）。

（3）循行线路的推导。足太阳经为足三阳经的一条，主要循行线路应在下肢，根据阳经行于属阳的部位的原则，足太阳应行于上肢外侧；再根据"阳明在前，少阳在中，太阳在后"的分布规律，足太阳应行于下肢外侧中间（沿外踝而上）；因足太阳经从头走到足，经过躯干，把躯干看做一个整体，依据"阳明在前，少阳在中，太阳在后"的分布规律，足太阳膀胱经应行于躯干的后缘，即背部。

（4）脏腑属络的推导。因为是膀胱经，所以属膀胱，络肾。

2. 结 论

足太阳膀胱经起于头（目内眦），体表循行于后背部，行于下肢外侧后缘（沿足跟而上），止于足（足小趾），属膀胱，络肾。联系脏腑器官包括目、脑。

至足小趾与足少阴肾经相接。

（二）足太阳膀胱经的腧穴

膀胱经共67穴，是经穴最多的一条经，起穴为睛明，止穴为至阴，分别为睛明、攒竹、眉冲、曲差、五处、承光、通天、络却、玉枕、天柱、大杼、风门、肺俞、厥阴俞、心俞、督俞、膈俞、肝俞、胆俞、脾俞、胃俞、三焦俞、肾俞、气海俞、大肠俞、关元俞、小肠俞、膀胱俞、中膂俞、白环俞、上髎、次髎、中髎、下髎、会阳、承扶、殷门、浮郄、委阳、委中、附分、魄户、膏肓、神堂、谚语、膈关、魂门、阳纲、意舍、胃仓、肓门、志室、胞肓、秩边、合阳、承筋、承山、飞扬、跗阳、昆仑、仆参、申脉、金门、京骨、束骨、足通骨、至阴。

（三）足太阳膀胱经常用的重点腧穴

1. 睛　明

（1）定位：目内眦上0.1寸凹处。

（2）体表点穴方法：体表标志法。

（3）体表点穴步骤：先找眼角内侧，其上凹陷处即为睛明穴。

2. 攒　竹

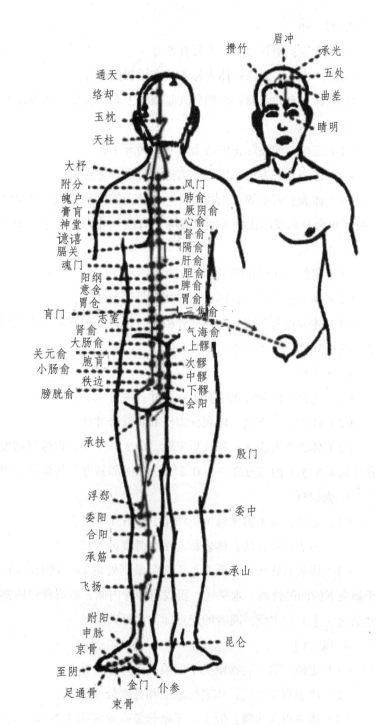

图11-9　足太阳膀胱经

（1）定位：眉头凹陷中。

（2）体表点穴方法：体表标志法。

（3）体表点穴步骤：先找眉头，再以指循按凹陷处即为攒竹。

3. 眉　冲

（1）定位：攒竹直上入发际 0.5 寸。

（2）体表点穴方法：体表标志法和手指同身寸法。

（3）体表点穴步骤：沿攒竹穴垂直向上画一直线，入发际 0.5 寸处即为眉冲穴。

4. 通　天

（1）定位：前发际正中直上 4 寸，旁开 1.5 寸。

（2）体表点穴方法：体表标志法和骨度分寸法。

（3）体表点穴步骤：先找前发际，从前发际至后发际（骨度分寸为 12 寸）的三分之一处，再旁开前发际正中至额角发际（骨度分寸为 4.5 寸）的三分之一，即为通天穴。

5. 玉　枕

（1）定位：枕外粗隆旁开 1.3 寸。

（2）体表点穴方法：体表标志法和骨度分寸法。

（3）体表点穴步骤：先找枕外粗隆，再旁开前发际正中至额角发际（骨度分寸为 4.5 寸）的三分之一少 0.2 寸，即为玉枕穴。

6. 天　柱

（1）定位：后发际正中直上 0.5 寸，旁开 1.3 寸。

（2）体表点穴方法：体表标志法和骨度分寸法。

（3）体表点穴步骤：先找后发际，向上 0.5 寸，再旁开前发际正中至额角发际（骨度分寸为 4.5 寸）的三分之一少 0.2 寸，在项部斜方肌起始部，即为天柱穴。

7. 大　杼

（1）定位：第 1 胸椎棘突下凹陷，旁开 1.5 寸。

（2）体表点穴方法：体表标志法和骨度分寸法。

（3）体表点穴步骤：低头，于隆起最高处定第 7 颈椎，向下数 1 个棘突为第 1 胸椎，于棘突下的凹陷处画一水平线，再找肩胛骨内侧，取肩胛骨内侧缘至后正中线（按骨度分寸法为 3 寸）的中线，两者的交点即为大杼穴。

8. 风　门

（1）定位：第 2 胸椎棘突下凹陷，旁开 1.5 寸。

（2）体表点穴方法：体表标志法和骨度分寸法。

（3）体表点穴步骤：低头，于隆起最高处定第 7 颈椎，向下数 2 个棘突为第 2 胸椎，于棘突下的凹陷处画一水平线，再找肩胛骨内侧，取肩胛骨内侧缘至后正中线（按骨度分寸法为 3 寸）的中线，两者的交点即为风门穴。

9. 肺　俞

（1）定位：第 3 胸椎棘突下凹陷，旁开 1.5 寸。

（2）体表点穴方法：体表标志法和骨度分寸法。

（3）体表点穴步骤：低头，于隆起最高处定第 7 颈椎，向下数 3 个棘突为第 3 胸椎，于棘突下的凹陷处画一水平线，再找肩胛骨内侧，取肩胛骨内侧缘至后正中线（按骨度分寸法为 3 寸）的中线，两者的交点即为肺俞穴。

10. 厥阴俞

（1）定位：第 4 胸椎棘突下凹陷，旁开 1.5 寸。

（2）体表点穴方法：体表标志法和骨度分寸法。

（3）体表点穴步骤：低头，于隆起最高处定第 7 颈椎，向下数 4 个棘突为第 4 胸椎，于棘突下的凹陷处画一水平线，再找肩胛骨内侧，取肩胛骨内侧缘至后正中线（按骨度分寸法为 3 寸）的中线，两者的交点即为厥阴俞穴。

11. 心　俞

（1）定位：第 5 胸椎棘突下凹陷，旁开 1.5 寸。

（2）体表点穴方法：体表标志法和骨度分寸法。

（3）体表点穴步骤：先找肩胛下角，与肩胛下角水平相平为第 7 胸椎，向上数 2 个棘突为第 5 胸椎，于棘突下的凹陷处画一水平线，再找肩胛骨内侧，取肩胛骨内侧缘至后正中线（按骨度分寸法为 3 寸）的中线，两者的交点即为心俞穴。

12. 膈　俞

（1）定位：第 7 胸椎棘突下凹陷，旁开 1.5 寸。

（2）体表点穴方法：体表标志法和骨度分寸法。

（3）体表点穴步骤：先找肩胛下角，与肩胛下角水平相平为第 7 胸椎，于棘突下的凹陷处画一水平线，再找肩胛骨内侧，取肩胛骨内侧缘至后正中线（按骨度分寸法为 3 寸）的中线，两者的交点即为膈俞穴。

13. 肝　俞

（1）定位：第 9 胸椎棘突下凹陷，旁开 1.5 寸。

（2）体表点穴方法：体表标志法和骨度分寸法。

（3）体表点穴步骤：先找肩胛下角，与肩胛下角水平相平为第 7 胸椎，向下数 2 个棘突为第 9 胸椎，于棘突下的凹陷处画一水平线，再找肩胛骨内侧，取肩胛骨内侧缘至后正中线（按骨度分寸法为 3 寸）的中线，两者的交点即为肝俞穴。

14. 胆　俞

（1）定位：第 10 胸椎棘突下凹陷，旁开 1.5 寸。

（2）体表点穴方法：体表标志法和骨度分寸法。

（3）体表点穴步骤：先找肩胛下角，与肩胛下角水平相平为第 7 胸椎，向下数 3 个棘突为第 10 胸椎，于棘突下的凹陷处画一水平线，再找肩胛骨内侧，取肩胛骨内侧缘至后正中线（按骨度分寸法为 3 寸）的中线，两者的交点即为胆俞穴。

15. 脾 俞

（1）定位：第 11 胸椎棘突下凹陷，旁开 1.5 寸。

（2）体表点穴方法：体表标志法和骨度分寸法。

（3）体表点穴步骤：先找肩胛下角，与肩胛下角水平相平为第 7 胸椎，向下数 4 个棘突为第 11 胸椎，于棘突下的凹陷处画一水平线，再找肩胛骨内侧，取肩胛骨内侧缘至后正中线（按骨度分寸法为 3 寸）的中线，两者的交点即为脾俞穴。

16. 胃 俞

（1）定位：第 12 胸椎棘突下凹陷，旁开 1.5 寸。

（2）体表点穴方法：体表标志法和骨度分寸法。

（3）体表点穴步骤：先找髂嵴，与髂嵴相平的是第 4 腰椎，沿第 4 腰椎棘突向上数 4 个棘突为第 12 胸椎，于棘突下的凹陷处画一水平线，再找肩胛骨内侧，取肩胛骨内侧缘至后正中线（按骨度分寸法为 3 寸）的中线，两者的交点即为胃俞穴。

17. 三焦俞

（1）定位：第 1 腰椎棘突下凹陷，旁开 1.5 寸。

（2）体表点穴方法：体表标志法和骨度分寸法。

（3）体表点穴步骤：先找髂嵴，与髂嵴相平的是第 4 腰椎，沿第 4 腰椎棘突向上数 3 个棘突为第 1 腰椎，于棘突下的凹陷处画一水平线，再找肩胛骨内侧，取肩胛骨内侧缘至后正中线（按骨度分寸法为 3 寸）的中线，两者的交点即为三焦俞穴。

18. 肾 俞

（1）定位：第 2 腰椎棘突下凹陷，旁开 1.5 寸。

（2）体表点穴方法：体表标志法和骨度分寸法。

（3）体表点穴步骤：先找髂嵴，与髂嵴相平的是第 4 腰椎，沿第 4 腰椎棘突向上数 2 个棘突为第 2 腰椎，于棘突下的凹陷处画一水平线，再找肩胛骨内侧，取肩胛骨内侧缘至后正中线（按骨度分寸法为 3 寸）的中线，两者的交点即为肾俞穴。

19. 气海俞

（1）定位：第 3 腰椎棘突下凹陷，旁开 1.5 寸。

（2）体表点穴方法：体表标志法和骨度分寸法。

（3）体表点穴步骤：先找髂嵴，与髂嵴相平的是第 4 腰椎，沿第 4 腰椎棘突向上数 1 个棘突为第 3 腰椎，于棘突下的凹陷处画一水平线，再找肩胛骨内侧，取肩胛骨内侧缘至后正中线（按骨度分寸法为 3 寸）的中线，两者的交点即为气海俞穴。

20. 大肠俞

（1）定位：第 4 腰椎棘突下凹陷，旁开 1.5 寸。

（2）体表点穴方法：体表标志法和骨度分寸法。

（3）体表点穴步骤：先找髂嵴，与髂嵴相平的是第 4 腰椎，于棘突下的凹陷处画一水平线，再找肩胛骨内侧，取肩胛骨内侧缘至后正中线（按骨度分寸法为 3 寸）的中线，两者的交点即为大肠俞穴。

21. 关元俞

（1）定位：第 5 腰椎棘突下凹陷，旁开 1.5 寸。

（2）体表点穴方法：体表标志法和骨度分寸法。

（3）体表点穴步骤：先找髂嵴，与髂嵴相平的是第 4 腰椎，沿第 4 腰椎棘突向下数 1 个棘突为第 5 腰椎，于棘突下的凹陷处画一水平线，再找肩胛骨内侧，取肩胛骨内侧缘至后正中线（按骨度分寸法为 3 寸）的中线，两者的交点即为关元俞穴。

22. 小肠俞

（1）定位：第 1 骶椎棘突下，旁开 1.5 寸。

（2）体表点穴方法：体表标志法和骨度分寸法。

（3）体表点穴步骤：先找髂嵴，与髂嵴相平的是第 4 腰椎，沿第 4 腰椎棘突向下数 2 个棘突为第 1 骶椎棘突，于棘突下的凹陷处画一水平线，再找肩胛骨内侧，取肩胛骨内侧缘至后正中线（按骨度分寸法为 3 寸）的中线，两者的交点即为小肠俞穴。

23. 次 髎

（1）定位：在骶部，当髂后上棘内下方，适对第 2 骶椎后孔处。

（2）体表点穴方法：体表标志法和骨度分寸法。

（3）体表点穴步骤：先找髂后上嵴，以指按髂后上嵴向内下方循按至凹陷处，即为次髎穴。

24. 会 阳

（1）定位：尾骨尖旁开 0.5 寸。

（2）体表点穴方法：体表标志法和手指同身寸法。

（3）体表点穴步骤：从臀沟向下循按尾骨，直至尾骨尖，旁开 0.5 寸即为会阳穴。

25. 承 扶

（1）定位：臀横纹中点。

（2）体表点穴方法：体表标志法和手指同身寸法。

（3）体表点穴步骤：先找臀横纹，取其中点，即为承扶穴。

26. 委 阳

（1）定位：腘横纹外侧。

（2）体表点穴方法：体表标志法和手指同身寸法。

（3）体表点穴步骤：先找腘横纹，再取其外侧端，即为委阳穴。

27. 委 中

（1）定位：腘横纹中点。

（2）体表点穴方法：体表标志法和手指同身寸法。

（3）体表点穴步骤：先找腘横纹，取其中点，即为委中穴。

28. 附 分

（1）定位：第2胸椎棘突下凹陷，旁开3寸。

（2）体表点穴方法：体表标志法和骨度分寸法。

（3）体表点穴步骤：低头，于隆起最高处定第7颈椎，向下数2个棘突为第2胸椎，于棘突下的凹陷处画一水平线，再找肩胛骨内侧，沿肩胛骨内侧缘（按骨度分寸法，距后正中线3寸）向下画一直线，至第2胸椎棘突下凹陷处水平位，即为附分穴。

29. 魄 户

（1）定位：第3胸椎棘突下凹陷，旁开3寸。

（2）体表点穴方法：体表标志法和骨度分寸法。

（3）体表点穴步骤：低头，于隆起最高处定第7颈椎，向下数3个棘突为第3胸椎，于棘突下的凹陷处画一水平线，再找肩胛骨内侧，沿肩胛骨内侧缘（按骨度分寸法，距后正中线3寸）向下画一直线，至第3胸椎棘突下凹陷处水平位，即为魄户穴。

30. 膏 肓

（1）定位：第4胸椎棘突下凹陷，旁开3寸。

（2）体表点穴方法：体表标志法和骨度分寸法。

（3）体表点穴步骤：先找肩胛下角，与肩胛下角水平相平为第7胸椎，向上数3个棘突为第4胸椎，于棘突下的凹陷处画一水平线，再找肩胛骨内侧，沿肩胛骨内侧缘（按骨度分寸法，距后正中线3寸）向下画一直线，至第4胸椎棘突下凹陷处水平位，即为膏肓穴。

31. 神 堂

（1）定位：第5胸椎棘突下凹陷，旁开3寸。

（2）体表点穴方法：体表标志法和骨度分寸法。

（3）体表点穴步骤：先找肩胛下角，与肩胛下角水平相平为第7胸椎，向上数2个棘突为第5胸椎，于棘突下的凹陷处画一水平线，再找肩胛骨内侧，沿肩胛骨内侧缘（按骨度分寸法，距后正中线3寸）向下画一直线，至第5胸椎棘突下凹陷处水平位，即为神堂穴。

32. 魂 门

（1）定位：第9胸椎棘突下凹陷，旁开3寸。

（2）体表点穴方法：体表标志法和骨度分寸法。

（3）体表点穴步骤：先找肩胛下角，与肩胛下角水平相平为第7胸椎，向下数2个棘突为第9胸椎，于棘突下的凹陷处画一水平线，再找肩胛骨内侧，沿肩胛骨内侧缘（按骨度分寸法，距后正中线3寸）向下画一直线，至第9胸椎棘突下凹陷处水平位，即为魂门穴。

33. 阳　纲

（1）定位：第 10 胸椎棘突下凹陷，旁开 3 寸。

（2）体表点穴方法：体表标志法和骨度分寸法。

（3）体表点穴步骤：先找肩胛下角，与肩胛下角水平相平为第 7 胸椎，向下数 3 个棘突为第 10 胸椎，于棘突下的凹陷处画一水平线，再找肩胛骨内侧，沿肩胛骨内侧缘（按骨度分寸法，距后正中线 3 寸）向下画一直线，至第 10 胸椎棘突下凹陷处水平位，即为阳纲穴。

34. 意　舍

（1）定位：第 11 胸椎棘突下凹陷，旁开 3 寸。

（2）体表点穴方法：体表标志法和骨度分寸法。

（3）体表点穴步骤：先找肩胛下角，与肩胛下角水平相平为第 7 胸椎，向下数 4 个棘突为第 11 胸椎，于棘突下的凹陷处画一水平线，再找肩胛骨内侧，沿肩胛骨内侧缘（按骨度分寸法，距后正中线 3 寸）向下画一直线，至第 11 胸椎棘突下凹陷处水平位，即为意舍穴。

35. 胃　仓

（1）定位：第 12 胸椎棘突下凹陷，旁开 3 寸。

（2）体表点穴方法：体表标志法和骨度分寸法。

（3）体表点穴步骤：先找髂嵴，与髂嵴相平的是第 4 腰椎，沿第 4 腰椎棘突向上数 4 个棘突为第 12 胸椎，于棘突下的凹陷处画一水平线，再找肩胛骨内侧，沿肩胛骨内侧缘（按骨度分寸法，距后正中线 3 寸）向下画一直线，至第 12 胸椎棘突下凹陷处水平位，即为胃仓穴。

36. 肓　门

（1）定位：第 1 腰椎棘突下凹陷，旁开 3 寸。

（2）体表点穴方法：体表标志法和骨度分寸法。

（3）体表点穴步骤：先找髂嵴，与髂嵴相平的是第 4 腰椎，沿第 4 腰椎棘突向上数 4 个棘突为第 1 腰椎，于棘突下的凹陷处画一水平线，再找肩胛骨内侧，沿肩胛骨内侧缘（按骨度分寸法，距后正中线 3 寸）向下画一直线，至第 1 腰椎棘突下凹陷处水平位，即为肓门穴。

37. 志　室

（1）定位：第 2 腰椎棘突下凹陷，旁开 3 寸。

（2）体表点穴方法：体表标志法和骨度分寸法。

（3）体表点穴步骤：先找髂嵴，与髂嵴相平的是第 4 腰椎，沿第 4 腰椎棘突向上数 2 个棘突为第 1 腰椎，于棘突下的凹陷处画一水平线，再找肩胛骨内侧，沿肩胛骨内侧缘（按骨度分寸法，距后正中线 3 寸）向下画一直线，至第 2 腰椎棘突下凹陷处水平位，即为志室穴。

38. 秩　边

（1）定位：第4骶椎棘突下旁开3寸。

（2）体表点穴方法：体表标志法和手指同身寸法。

（3）体表点穴步骤：先找臀沟的下缘，以臀沟的下缘为基点向两侧以一夫法量3寸，即为秩边穴。

39. 承　山

（1）定位：腓肠肌两肌腹分开的下端凹处。

（2）体表点穴方法：体表标志法和手指同身寸法。

（3）体表点穴步骤：先找足跟，沿足跟向上直至腓肠肌两肌腹凹陷处；或以足趾蹬地，直接通过目视找腓肠肌两肌腹分开的下端凹处即为承山穴。

40. 飞　扬

（1）定位：昆仑直上7寸，承山穴外下方1寸。

（2）体表点穴方法：体表标志法、骨度分寸法和手指同身寸法。

（3）体表点穴步骤：先定昆仑穴，昆仑穴直上，取外踝尖至腘（骨度分寸为16寸）连线的中点，再向下1寸，即为飞扬穴；或先定承山穴，以承山穴为基点向外以拇指同身寸量1寸，再向下量1寸，即为飞扬穴。

41. 昆　仑

（1）定位：外踝尖与跟腱连线的中点。

（2）体表点穴方法：体表标志法。

（3）体表点穴步骤：先找外踝尖，再找跟腱，两者之间的凹陷即为昆仑穴。

42. 仆　参

（1）定位：昆仑穴直下，跟骨凹陷处，当赤白肉际处。

（2）体表点穴方法：体表标志法。

（3）体表点穴步骤：先定昆仑穴，以指按之向下滑行至跟骨凹陷处，当赤白肉际处即为仆参穴。

43. 申　脉

（1）定位：外踝尖下凹陷处。

（2）体表点穴方法：体表标志法。

（3）体表点穴步骤：先找外踝尖，在外踝尖直下的凹陷处即为申脉穴。

44. 至　阴

（1）定位：足小趾外侧趾甲角旁0.1寸。

（2）体表点穴方法：体表标志法。

（3）体表点穴步骤：足小趾趾甲甲根外侧旁0.1寸。

四、足少阴肾经

（一）足少阴肾经的体表循行

1. 推导分析过程

（1）紧紧扣住"足少阴肾经"这个全名，对其循行进行分析。

（2）起止部位的推导。足少阴为足三阴经中的一条，根据"足之三阴，从足走胸"的原则，因此足少阴经应起于足（具体部位结合原文），止于胸（具体部位结合原文）。

（3）循行线路的推导。足少阴经为足三阴经的一条，主要循行线路应在下肢，根据阴经行于属阴的部位的原则，足少阴应行于下肢内侧；再根据"太阴在前，厥阴在中，少阴在后"的分布规律，足少阴应行于下肢内侧后缘（即沿足跟而上侧）。

（4）脏腑属络的推导。因为是肾经，所以属肾，络膀胱。

2. 结　论

足少阴肾经起于足（足小趾之下），斜走足心，循行于下肢内侧后缘（即沿足跟而上），止于胸，属肾，络膀胱。联系脏腑器官包括肝、肺、心、喉咙、舌。

在胸中与手厥阴心包经相接。

（二）足少阴肾经的腧穴

肾经共27穴，起穴涌泉，止穴俞府。分别为涌泉、然谷、太溪、大钟、水泉、照海、复溜、交信、筑宾、阴谷、横骨、大赫、气穴、四满、中注、肓俞、商曲、石关、阴都、腹通谷、幽门、步廊、神封、灵墟、神藏、彧中、俞府。

（三）足少阴肾经常用的重点腧穴

1. 涌　泉

（1）定位：于足底（不包括足趾）前1/3处，足趾跖屈时呈凹陷处。

（2）体表点穴方法：体表标志法。

（3）体表点穴步骤：在足底，足趾跖屈时前掌呈"人"字凹陷处即为涌泉穴。

2. 然　谷

（1）定位：足舟骨粗隆前下方凹陷处。

（2）体表点穴方法：体表标志法。

（3）体表点穴步骤：先于内踝尖前下方寻找舟骨粗略，在其前下方凹陷处即为然谷穴。

3. 太　溪

（1）定位：内踝尖与跟腱之间的凹陷处。

（2）体表点穴方法：体表标志法。

（3）体表点穴步骤：先找内踝尖，再找跟腱，两者之间的凹陷处即为太溪穴。

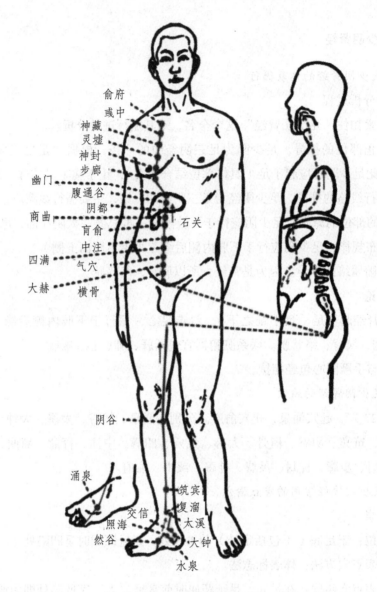

图 11 – 10 足少阴肾经

4. 大　钟

（1）定位：太溪穴下 0.5 寸，当跟腱内侧前缘。

（2）体表点穴方法：体表标志法和手指同身寸法。

（3）体表点穴步骤：先找太溪穴，再向下移动 0.5 寸，与跟腱内侧前缘的交点，即是大钟穴。

5. 照　海

（1）定位：内踝尖下凹陷处。

（2）体表点穴方法：体表标志法。

（3）体表点穴步骤：先找内踝尖，内踝尖直下凹陷处，即是照海穴。

6. 复　溜

（1）定位：太溪穴上2寸，跟腱内侧前缘。

（2）体表点穴方法：体表标志法和骨度分寸法。

（3）体表点穴步骤：先定太溪穴，向上2寸，于跟腱内侧前缘，即为复溜穴。

7. 交　信

（1）定位：太溪穴上2寸，复溜穴前约0.5寸。

（2）体表点穴方法：体表标志法和骨度分寸法。

（3）体表点穴步骤：先定太溪穴，向上2寸，于跟腱内侧前缘前0.5寸，即为交信。

8. 筑　宾

（1）定位：太溪穴与阴谷穴的连线上，太溪上5寸。

（2）体表点穴方法：体表标志法和骨度分寸法。

（3）体表点穴步骤：先定太溪穴，再定阴谷穴，在两者之间的连线，根据内踝尖至膝骨度分寸为13寸，太溪直上5寸，当腓肠肌腹下缘处，即是筑宾穴。

9. 阴　谷

（1）定位：腘横纹内侧凹陷处，当半腱肌和半膜肌之间。

（2）体表点穴方法：体表标志法。

（3）体表点穴步骤：先找腘横纹，在其内侧，以指揣两肌之间，即为阴谷穴。

10. 大　赫

（1）定位：脐下4寸，前正中线旁开0.5寸。

（2）体表点穴方法：体表标志法和骨度分寸法。

（3）体表点穴步骤：先找耻骨联合上缘，以耻骨联合上缘为基点以拇指同身寸量1寸（脐至耻骨联合上缘骨度分寸为5寸），旁开0.5寸，即为大赫穴。

11. 俞　府

（1）定位：锁骨下缘，前正中线旁开2寸。

（2）体表点穴方法：体表标志法和骨度分寸法。

（3）体表点穴步骤：先找锁骨，按锁骨下缘凹陷处，再取乳头至前正中线的中线，两者交点即为俞府穴。

第三节　手厥阴、手少阳、足少阳及足厥阴经络与腧穴

【目的要求】

（1）能够熟练在体表指出厥阴循环层次的四条经脉（手厥阴心包经、手少阳三焦经、足少阳胆经和足厥阴肝经）的循行路线。

（2）掌握四种定穴方法：骨度分寸法、体表标志法、手指同身寸法和简便定穴法。

（3）能够准确、规范地应用上述定穴方法在体表对厥阴循环层次的四条经脉上常用的重点腧穴进行点穴。

【标本教具/仪器试剂】

教学录像、人体穴位模型、计算机人体点穴模型。

【实验方法与技巧】

一、手厥阴心包经

（一）手厥阴心包经的体表循行

1. 推导分析过程

（1）紧紧扣住"手厥阴心包经"这个全名，对其循行进行分析。

（2）起止部位的推导。手厥阴为手三阴经中的一条，根据"手之三阴，从胸走手"的原则，因此手厥阴经应起于胸（具体部位结合原文），止于手（具体部位结合原文）。

（3）循行线路的推导。

手厥阴经为手三阴经的一条，主要循行线路应在上肢，根据阴经行于属阴的部位的原则，手厥阴应行于上肢内侧；再根据"太阴在前，厥阴在中，少阴在后"的分布规律，手厥阴应行于上肢内侧中间。

（4）脏腑属络的推导。因为是心包经，所以属心包，络三焦。

2. 结　论

手厥阴心包经起于胸，体表循行于上肢内侧中间，止于手（中指），属心包，络三焦。联系脏腑器官为膈。

在无名指与手少阳三焦经相接。

（二）手厥阴心包经的腧穴

心包经共9穴，起穴天池，止穴中冲，分别为天池、天泉、曲泽、郄门、间使、内关、大陵、劳宫、中冲。

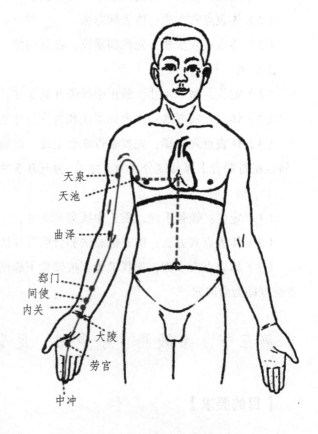

天泉
天池
曲泽
郄门
间使
内关
大陵
劳宫
中冲

图 11 - 11　手厥阴心包经

（三）手厥阴心包经常用的重点腧穴

1. 天 池

（1）定位：在乳头外1寸，第4肋间隙中。

（2）体表点穴方法：体表标志法结合手指同身寸法。

（3）体表点穴步骤：先找乳头，以乳头为基点向外以拇指同身寸量1寸，正当第4肋间。

2. 曲 泽

（1）定位：肘横纹上，肱二头肌腱尺侧凹陷中。

（2）体表点穴方法：体表标志法。

（3）体表点穴步骤：屈肘，先找肱二头肌腱，其尺侧凹陷与肘横纹相交之处即为曲泽穴。

3. 郄 门

（1）定位：大陵与曲泽连线上，腕掌侧横纹上5寸。

（2）体表点穴方法：体表标志法、骨度分寸法和手指同身寸法。

（3）体表点穴步骤：先定大陵穴，再定曲泽穴，在两者间画一连线（骨度分寸为12寸），取其中点，再以拇指同身寸向下量取1寸，即为郄门穴。

4. 间 使

（1）定位：腕掌侧横纹上3寸，掌长肌腱与桡侧腕屈肌腱间。

（2）体表点穴方法：体表标志法和手指同身寸法。

（3）体表点穴步骤：先找腕掌侧横纹，以腕掌侧横纹为基点以横指同身寸法量取3寸；再找掌长肌腱与桡侧腕屈肌腱，屈腕最明显的肌腱即为桡侧腕屈肌腱，在其尺侧相邻即为掌长肌腱，当两筋之间即为间使穴。

5. 内 关

（1）定位：腕掌侧横纹上2寸，掌长肌腱与桡侧腕屈肌腱间。

（2）体表点穴方法：体表标志法和骨度分寸法。

（3）体表点穴步骤：先找腕掌侧横纹，从腕至肘骨度分寸为12寸取1半再三等分即为2寸；再找掌长肌腱与桡侧腕屈肌腱，屈腕最明显的肌腱即为桡侧腕屈肌腱，在其尺侧相邻即为掌长肌腱，当两筋之间即为内关穴。

6. 大 陵

（1）定位：腕掌侧横纹上，掌长肌腱与桡侧腕屈肌腱间。

（2）体表点穴方法：体表标志法。

（3）体表点穴步骤：先找腕掌侧横纹，再找掌长肌腱与桡侧腕屈肌腱，屈腕最明显的肌腱即为桡侧腕屈肌腱，在其尺侧相邻即为掌长肌腱，当两筋之间即为大陵穴。

7. 劳 宫

（1）定位：在第二、三掌骨之间，握拳，中指尖下。

（2）体表点穴方法：体表标志法。

（3）体表点穴步骤：握拳，中指指尖下所点之处即是劳宫穴。

8. 中 冲

（1）定位：中指尖端之中央。

（2）体表点穴方法：体表标志法。

（3）体表点穴步骤：中指尖端之中央。

二、手少阳三焦经

（一）手少阳三焦经的体表循行

1. 推导分析过程

（1）紧紧扣住"手少阳三焦经"这个全名，对其循行进行分析。

（2）起止部位的推导。手少阳为手三阳经中的一条，根据"手之三阳，从手走头"的原则，因此手少阳经应起于手（具体部位结合原文），止于头（具体部位结合原文）。

（3）循行线路的推导。手少阳经为手三阳经的一条，主要循行线路应在上肢，根据阳经行于属阳的部位的原则，手少阳应行于上肢外侧；再根据"阳明在前，少阳在中，太阳在后"的分布规律，手少阳应行于上肢外侧中间。

（4）脏腑属络的推导。因为是三焦经，所以属三焦，络心包。

2. 结 论

手少阳三焦经起于手（无名指），体表循行于上肢外侧中间，止于头（目外眦），属三焦，络心包。联系脏腑器官包括耳、眼（外角）、膈。

在目外眦与足少阳胆经相接。

（二）手少阳三焦经的腧穴

三焦经共 23 穴，起穴关冲，止穴丝竹空，分别为关冲、液门、中渚、阳池、外关、支沟、会宗、三阳络、四渎、天井、清冷渊、消泺、臑会、肩髎、天髎、天牖、翳风、瘈脉、颅息、角孙、耳门、耳和髎、丝竹空。

（三）手少阳三焦经常用的重点腧穴

1. 关 冲

（1）定位：无名指尺侧指甲角旁约 0.1 寸。

（2）体表点穴方法：体表标志法。

（3）体表点穴步骤：无名指指甲甲根尺侧旁 0.1 寸。

2. 中 渚

（1）定位：第四、五掌骨小头后方凹陷处。

（2）体表点穴方法：体表标志法。

（3）体表点穴步骤：微握拳，第四、五掌骨小头后方凹陷处即为中渚穴。

3. 阳　池

（1）定位：腕背侧横纹上，指总伸总肌腱尺侧凹陷中。

（2）体表点穴方法：体表标志法。

（3）体表点穴步骤：手腕背屈，腕背侧横纹与指总伸肌腱形成的尺侧凹陷中。

4. 外　关

（1）定位：腕背侧横纹上2寸，尺骨与桡骨之间。

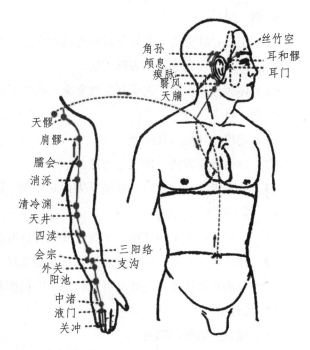

图 11 - 12　手少阳三焦经

（2）体表点穴方法：体表标志法和骨度分寸法。

（3）体表点穴步骤：先找腕背侧横纹，从腕至肘骨度分寸为12寸取1半再三等分即为2寸；再找尺骨和桡骨，当两骨之间即为外关穴。

5. 支　沟

（1）定位：腕背侧横纹上3寸，尺骨与桡骨之间。

（2）体表点穴方法：体表标志法和手指同身寸法。

（3）体表点穴步骤：先找腕背侧横纹，以腕背侧横纹为基点以横指同身寸量3寸，尺骨和桡骨之间即为支沟穴。

6. 肩　髎

（1）定位：肩峰后方凹陷处。

（2）体表点穴方法：体表标志法（活动标志法）。

（3）体表点穴步骤：肩外展平举，在肩峰后方出现的凹陷即为肩髎穴。

7. 天　井

（1）定位：尺骨鹰嘴上1寸凹陷中。

（2）体表点穴方法：体表标志法和手指同身寸法。

（3）体表点穴步骤：屈肘，先找尺骨鹰嘴，从尺骨鹰嘴竖直向上推按约1寸（拇指同身寸），可触及一凹陷处，即为天井穴。

8. 翳　风

（1）定位：乳突前下方与下颌角连线的中点。

（2）体表点穴方法：体表标志法。

（3）体表点穴步骤：先于耳后找乳突，再找下颌角，两者连线的中点即为翳风穴。

9. 角　孙

（1）定位：耳尖入发际处。

（2）体表点穴方法：体表标志法。

（3）体表点穴步骤：以一指平耳尖指向发际，该指尖下即为角孙穴。

10. 耳　门

（1）定位：耳屏上切迹前，下颌骨髁状突后方凹陷处。

（2）体表点穴方法：体表标志法（活动标志法）。

（3）体表点穴步骤：先找耳屏上切迹，以指按其前方，张口出现凹陷处即为耳门穴。

11. 丝竹空

（1）定位：眉梢凹陷处。

（2）体表点穴方法：体表标志法。

（3）体表点穴步骤：以指沿眉毛向眉梢滑动，凹陷处即为丝竹穴。

三、足少阳胆经

（一）足少阳胆经的体表循行

1. 推导分析过程

（1）紧紧扣住"足少阳胆经"这个全名，对其循行进行分析。

（2）起止部位的推导。足少阳为足三阳经中的一条，根据"足之三阳，从头走足"的原则，因此足少阳经应起于头（具体部位结合原文），止于足（具体部位结合原文）。

（3）循行线路的推导。足少阳经为足三阳经的一条，主要循行线路应在下肢，根据阳经行于属阳的部位的原则，足少阳应行于下肢外侧；再根据"阳明在前，少阳在中，太阳在后"的分布规律，足少阳应行于下肢外侧中间。因足少阳经从头走到足，经过躯干，把躯干看做一个整体，依据"阳明在前，少阳在中，太阳在后"的分布规律，足少阳胆经应行于躯干的中间，即胁肋部。

（4）脏腑属络的推导。因为是胆经，所以属胆，络肝。

2. 结　论

足少阳胆经起于头（目外眦），体表循行于躯干的胁肋部，行于下肢外侧中间，止于足（第4趾），属胆，络肝。联系脏腑器官包括耳、目锐眦。

分支至足大趾与足厥阴肝经相接。

（二）足少阳胆经的腧穴

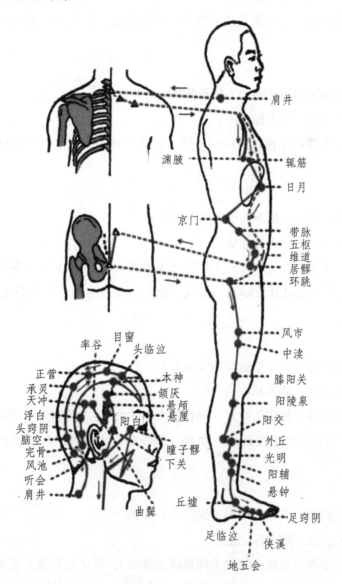

图 11 - 13　足少阳胆经

胆经共 44 个腧穴，起穴瞳子髎，止穴足窍阴，分别为瞳子髎、听会、下关、颔厌、悬颅、悬厘、曲鬓、率谷、天冲、浮白、头窍阴、完骨、本神、阳白、头临泣、目窗、正营、承灵、脑空、风池、肩井、渊腋、辄筋、日月、京门、带脉、五枢、维道、居髎、环跳、风市、中渎、膝阳关、阳陵泉、阳交、外丘、光明、阳辅、悬钟、丘墟、足临泣、地五会、侠溪、足窍阴。

（三）足少阳胆经常用的重点腧穴

1. 瞳子髎

（1）定位：目外眦，目眶骨外凹陷中。

（2）体表点穴方法：体表标志法。

（3）体表点穴步骤：先找眼角外侧边缘，以指按之，沿其向后滑动至目眶骨外凹陷处，即为瞳子髎。

2. 听　会

（1）定位：耳屏屏间切迹前，下颌骨髁状突后方凹陷处。

（2）体表点穴方法：体表标志法。

（3）体表点穴步骤：先找耳屏屏间切迹，以指按其前方，张口出现凹陷处，即为听会穴。

3. 颔　厌

（1）定位：头侧部，头维至曲鬓连线的上 1/4 处。

（2）体表点穴方法：体表标志法。

（3）体表点穴步骤：先定头维穴（同胃经头维穴），再定曲鬓穴（鬓角发际与耳尖水平线的交点），在两穴之间沿发际画一曲线，曲线的上 1/4 处，与发际相交点，即为颔厌穴。

4. 悬　颅

（1）定位：头侧部，头维至曲鬓连线的上 1/2 处。

（2）体表点穴方法：体表标志法。

（3）体表点穴步骤：先定头维穴（同胃经头维穴），再定曲鬓穴（鬓角发际与耳尖水平线的交点），在两穴之间沿发际画一曲线，曲线的上 1/4 处，与发际相交点，即为颔厌穴。

5. 悬　厘

（1）定位：头侧部，头维至曲鬓连线的下 1/4 处。

（2）体表点穴方法：体表标志法。

（3）体表点穴步骤：先定头维穴（同胃经头维穴），再定曲鬓穴（鬓角发际与耳尖水平线的交点），在两穴之间沿发际画一曲线，曲线的下 1/4 处，与发际相交点，即为悬厘穴。

6. 曲　鬓

（1）定位：头侧部，鬓角发际与耳尖水平线的交点。

（2）体表点穴方法：体表标志法。

（3）体表点穴步骤：以一指置于耳尖处，水平指向鬓角发际，两者之间的交点即为曲鬓穴。

7. 率　谷

（1）定位：头侧部，耳尖上 1.5 寸。

（2）体表点穴方法：体表标志法和手指同身寸法。

（3）体表点穴步骤：先找耳尖，以耳尖为基点以拇指同身寸向上量 1 寸，再上移 0.5 寸，即为率谷穴。

8. 阳　白

（1）定位：目正视，瞳孔直上，眉上 1 寸。

（2）体表点穴方法：体表标志法和手指同身寸法。

（3）体表点穴步骤：目正视前方，瞳孔直上，以眉为基点以拇指同身寸向上量 1 寸，即为阳白穴。

9. 头临泣

（1）定位：目正视，瞳孔直上，入发际 0.5 寸。

（2）体表点穴方法：体表标志法和手指同身寸法。

（3）体表点穴步骤：目正视前方，瞳孔直上画一直线，入发际 0.5 寸即是头临泣穴；或取发际前正中线与额角发际的中点向上入发际 0.5 寸，即是头临泣穴。

10. 风　池

（1）定位：在胸锁孔突肌与斜方肌上端之间的凹陷中。

（2）体表点穴方法：体表标志法。

（3）体表点穴步骤：微转头，以手触胸锁乳突肌，沿胸锁乳突肌向上至发际凹陷处，即为胸锁乳突肌和斜方肌的交点，即为风池穴。

11. 肩　井

（1）定位：大椎穴与肩峰连线的中点。

（2）体表点穴方法：体表标志法。

（3）体表点穴步骤：先定大椎穴（低头，颈项部隆起最高处为第 7 颈椎，其下凹陷为大椎穴），再找肩峰（肩上最高点），两者连线的中点为肩井穴。

12. 日　月

（1）定位：第 7 肋间隙，前正中线旁开 4 寸。

（2）体表点穴方法：体表标志法。

（3）体表点穴步骤：先找乳头，定第 4 肋间隙，再向下数 3 个肋间隙，即为日月穴。

13. 带　脉

（1）定位：第 11 肋骨游离端直下与脐相平处。

（2）体表点穴方法：体表标志法。

（3）体表点穴步骤：侧卧，下面伸直，上面腿微曲，手臂上举，先找肋弓，沿肋弓向下找 11 肋，为游离肋，从其游离端垂直向下与脐水平线相交点，即为带脉穴。

14. 环　跳

（1）定位：股骨大转子高点与骶管裂孔连线的外 1/3 与内 2/3 交界处。

（2）体表点穴方法：体表标志法。

（3）体表点穴步骤：侧卧，一腿伸直，上面腿微曲，先于髋关节侧面最高点定股骨大转子最高点，然后于臀沟最下方找骶管裂孔，在两者之间画一连线，连线外 1/3 处即为环跳穴。

15. 风　市

（1）定位：在大腿外侧部的中线上，当腘横纹水平线上 7 寸。

（2）体表点穴方法：简便定穴法。

（3）体表点穴步骤：立正，双手自然下垂时，中指尖端所点之处即为风市穴。

16. 阳陵泉

（1）定位：腓骨小头前下方凹陷处。

（2）体表点穴方法：体表标志法。

（3）体表点穴步骤：屈膝，以指在腘横纹下方向前循按，触及一圆形隆起即为腓骨小头，其前下方的凹陷，即为阳陵泉穴。

17. 光　明

（1）定位：外踝高点上 5 寸，腓骨前缘。

（2）体表点穴方法：体表标志法和骨度分寸法。

（3）体表点穴步骤：先找外踝尖，从膝至外踝尖骨度分寸为 16 寸，先取其一半，再以横指同身寸向下量 3 寸，与腓骨前缘的交点即为光明穴。

18. 悬钟（绝骨）

（1）定位：外踝高点上 3 寸，腓骨前缘。

（2）体表点穴方法：体表标志法和手指同身寸法。

（3）体表点穴步骤：先找外踝尖，以外踝尖为基点以横指同身寸向上量 3 寸，与腓骨前缘的交点即为悬钟（绝骨）。

19. 丘　墟

（1）定位：外踝前下方，舟骨前上方。

（2）体表点穴方法：体表标志法。

（3）体表点穴步骤：在足背，外踝前下方，当趾长伸肌腱的外侧，距跟关节间凹陷处。

20. 足临泣

（1）定位：在第 4、5 跖趾关节后，当小趾伸肌腱外侧。

（2）体表点穴方法：体表标志法。

（3）体表点穴步骤：从 4、5 趾间向后至跖趾关节后方，向外移动至小趾伸肌腱外侧，即为足临泣。

21. 侠　溪

（1）定位：第 4、5 趾缝端。

（2）体表点穴方法：体表标志法。

（3）体表点穴步骤：从4、5趾间向前至趾缝端，即为侠溪穴。

22. 足窍阴

（1）定位：第4趾外侧趾甲角旁0.1寸。

（2）体表点穴方法：体表标志法。

（3）体表点穴步骤：第4趾趾甲甲根外侧0.1寸即为足窍阴穴。

四、足厥阴肝经

（一）足厥阴肝经的体表循行

1. 推导分析过程

（1）紧紧扣住"足厥阴肝经"这个全名，对其循行进行分析。

（2）起止部位的推导。足厥阴为足三阴经中的一条，根据"足之三阴，从足走胸"的原则，因此足厥阴经应起于足（具体部位结合原文），止于胸（具体部位结合原文）。

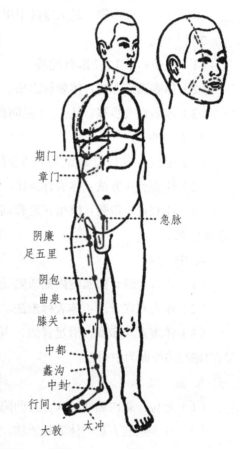

图 11-14　足厥阴肝经

（3）循行线路的推导。足厥阴经为足三阴经的一条，主要循行线路应在下肢，根据阴经行于属阴的部位的原则，足厥阴应行于下肢内侧；再根据"太阴在前，厥阴在中，少阴在后"的分布规律，足厥阴应行于下肢内侧中间。在这里应注意经络循行分布的特别之处，即足厥阴和足太阴在下肢内踝上8寸以下，太阴行于中，厥阴行于前，至内踝上8寸以上，太阴行于前，厥阴行于中。

（4）脏腑属络的推导。因为是肝经，所以属肝，络胆。

2. 结　论

足厥阴肝经起于足（大趾），体表循行于下肢内侧，内踝上8寸以下，厥阴行于前，太阴行于中，至内踝上8寸以上，厥阴行于中，太阴行于前，止于颠顶，属肝，络胆。联系脏腑器官包括胃、肺、阴器、目、唇、膈。

支脉上膈，注入肺中与手太阴肺经相接。

（二）足厥阴肝经的腧穴

肝经共14穴，起穴大敦，止穴期门，分别为大敦、行间、太冲、中封、蠡沟、中都、膝关、曲泉、阴包、足五里、阴廉、急脉、章门、期门。

（三）足厥阴肝经常用的重点腧穴

1. 大　敦

（1）定位：足趾外侧趾甲角旁约 0.1 寸。

（2）体表点穴方法：体表标志法。

（3）体表点穴步骤：足大趾趾甲甲根外侧（小趾侧）0.1 寸即为大敦穴。

2. 行　间

（1）定位：第 1、2 趾趾缝端。

（2）体表点穴方法：体表标志法。

（3）体表点穴步骤：从 1、2 趾间向前至趾缝端，即为行间穴。

3. 太　冲

（1）定位：第 1、2 跖趾关节结合部前方凹陷处。

（2）体表点穴方法：体表标志法。

（3）体表点穴步骤：以指在足背高点处（沿 1、2 趾而上）向下推按，骨前凹陷处，即为太冲穴。

4. 中　封

（1）定位：胫骨前肌腱内侧凹陷处。

（2）体表点穴方法：体表标志法。

（3）体表点穴步骤：沿足背侧，当足内踝前，商丘穴与解溪穴连线之间，胫骨前肌腱的内侧凹陷处即为中封穴。

5. 曲　泉

（1）定位：膝内侧横纹头上方凹陷处。

（2）体表点穴方法：体表标志法。

（3）体表点穴步骤：屈膝，先找膝内侧横纹头，以指按其上方凹陷处即为曲泉。

6. 章　门

（1）定位：第 11 肋游离的下方。

（2）体表点穴方法：体表标志法。

（3）体表点穴步骤：侧卧，一腿伸直，上面腿微曲，手臂上举，先找肋弓，沿肋弓向下找 11 肋，为游离肋，其下端凹陷处即为章门穴。

7. 期　门

（1）定位：第 6 肋间隙前正外线旁开 4 寸。

（2）体表点穴方法：体表标志法。

（3）体表点穴步骤：先找乳头，定第 4 肋间隙，垂直向下数 2 肋，即为期门穴。

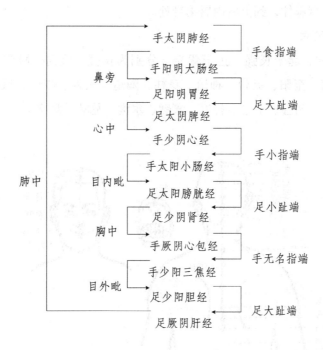

图11-15 十二经脉循行交接示意图

第四节 督脉、任脉及经外奇穴

【目的要求】

（1）能够熟练在体表指出奇经八脉中任脉和督脉的循行路线。

（2）掌握四种定穴方法：骨度分寸法、体表标志法、手指同身寸法和简便定穴法。

（3）能够准确、规范地运用上述定穴方法在体表对奇经八脉中任脉和督脉上常用的重点腧穴进行点穴。

（4）能够准确、规范地运用上述定穴方法在体表对常用的经外奇穴进行点穴。

【标本教具/仪器试剂】

教学录像、人体穴位模型、计算机人体点穴模型。

【实验方法与技巧】

一、督 脉

（一）督脉的体表循行

督脉起于小腹内，下出会阴部，向后行于脊柱的内部，上达项后风府，进入脑内，上行巅顶，沿前额下行鼻柱，到上唇内唇第带处。

（二）督脉的腧穴

督脉共 28 个穴，起于长强，止于龈交，分别为长强、腰俞、腰阳关、命门、悬枢、脊中、中枢、筋缩、至阳、灵台、神道、身柱、陶道、大椎、哑门、风府、脑户、强间、后顶、百会、前顶、囟会、上星、神庭、素髎、水沟、兑端、龈交。

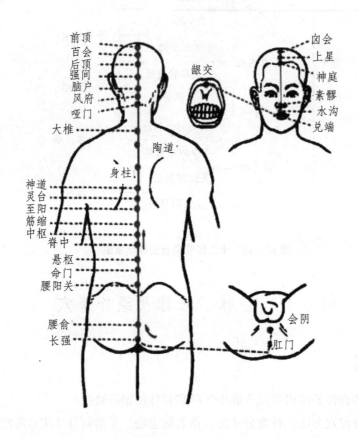

图 11 - 16　督　脉

（三）督脉常用的重点腧穴

1. 长　强

（1）定位：尾骨尖端与肛门之中点。

（2）体表点穴方法：体表标志法。

（3）体表点穴步骤：跪位，以指按臀沟下端向下滑行寻找尾骨尖，其与肛门连线的中点即为长强穴。

2. 腰阳关

（1）定位：第 4 腰椎棘突下凹陷。

（2）体表点穴方法：体表标志法。

（3）体表点穴步骤：先找髂嵴，与髂嵴相平的是第 4 腰椎，棘突下的凹陷即为腰阳关穴。

3. 命　门

（1）定位：第2腰椎棘突下凹陷。

（2）体表点穴方法：体表标志法。

（3）体表点穴步骤：先找髂嵴，与髂嵴相平的是第4腰椎，沿第4腰椎棘突向上数2个棘突为第2腰椎，棘突下的凹陷即为命门穴。

4. 悬　枢

（1）定位：第1腰椎棘突下凹陷。

（2）体表点穴方法：体表标志法。

（3）体表点穴步骤：先找髂嵴，与髂嵴相平的是第4腰椎，沿第4腰椎棘突向上数3个棘突为第1腰椎，棘突下的凹陷即为悬枢穴。

5. 脊　中

（1）定位：第11胸椎棘突下凹陷。

（2）体表点穴方法：体表标志法。

（3）体表点穴步骤：先找肩胛下角，与肩胛下角水平相平为第7胸椎，向下数4个棘突为第11胸椎，棘突下的凹陷即为脊中穴。

6. 中　枢

（1）定位：第10胸椎棘突下凹陷。

（2）体表点穴方法：体表标志法。

（3）体表点穴步骤：先找肩胛下角，与肩胛下角水平相平为第7胸椎，向下数3个棘突为第10胸椎，棘突下的凹陷即为中枢穴。

7. 筋　缩

（1）定位：第9胸椎棘突下凹陷。

（2）体表点穴方法：体表标志法。

（3）体表点穴步骤：先找肩胛下角，与肩胛下角水平相平为第7胸椎，向下数2个棘突为第9胸椎，棘突下的凹陷即为筋缩。

8. 至　阳

（1）定位：第7胸椎棘突下凹陷。

（2）体表点穴方法：体表标志法。

（3）体表点穴步骤：先找肩胛下角，与肩胛下角水平相平为第7胸椎，棘突下的凹陷即为至阳穴。

9. 灵　台

（1）定位：第6胸椎棘突下凹陷。

（2）体表点穴方法：体表标志法。

（3）体表点穴步骤：先找肩胛下角，与肩胛下角水平相平为第 7 胸椎，向上数 1 个棘突为第 6 胸椎，棘突下的凹陷即为灵台穴。

10. 神　道

（1）定位：第 5 胸椎棘突下凹陷。

（2）体表点穴方法：体表标志法。

（3）体表点穴步骤：先找肩胛下角，与肩胛下角水平相平为第 7 胸椎，向上数 2 个棘突为第 5 胸椎，棘突下的凹陷即为神道穴。

11. 身　柱

（1）定位：第 3 胸椎棘突下凹陷。

（2）体表点穴方法：体表标志法。

（3）体表点穴步骤：低头，于隆起最高处定第 7 颈椎，向下数 3 个棘突为第 3 胸椎，棘突下的凹陷处即为身柱穴。

12. 陶　道

（1）定位：第 1 胸椎棘突下凹陷。

（2）体表点穴方法：体表标志法。

（3）体表点穴步骤：低头，于隆起最高处定第 7 颈椎，向下数 1 个棘突为第 1 胸椎，棘突下的凹陷处即为陶道穴。

13. 大　椎

（1）定位：第 7 颈椎棘突下凹陷。

（2）体表点穴方法：体表标志法。

（3）体表点穴步骤：低头，于隆起最高处定第 7 颈椎，棘突下的凹陷处即为大椎穴。

14. 风　府

（1）定位：后发际正中直上 1 寸。

（2）体表点穴方法：体表标志法和手指同身寸法。

（3）体表点穴步骤：先找后发际，以后发际正中为基点，以拇指同身寸向上量 1 寸，即为风府穴。

15. 哑　门

（1）定位：后发际正中直上 0.5 寸。

（2）体表点穴方法：体表标志法和手指同身寸法。

（3）体表点穴步骤：先找后发际，后发际正中直上 0.5 寸，即为哑门穴。

16. 脑　户

（1）定位：后发际正中枕外隆凸上。

（2）体表点穴方法：体表标志法。

（3）体表点穴步骤：以指从后发际正中直上，触及隆起最高处即为脑户穴。

17. 后 顶

（1）定位：后发际正中直上5.5寸。

（2）体表点穴方法：体表标志法和手指同身寸法。

（3）体表点穴步骤：前发际正中至后发际正中骨度分寸为12寸，取其中点，再向后移动0.5寸，即为后顶穴。

18. 百 会

（1）定位：前发际正中直上5寸。

（2）体表点穴方法：简便定穴法。

（3）体表点穴步骤：以两手大拇指按在耳尖上，两中指指尖在头顶相接之处即为百会穴。

19. 前 顶

（1）定位：前发际正中直上3.5寸。

（2）体表点穴方法：体表标志法和骨度分寸法。

（3）体表点穴步骤：前发际正中至后发际正中骨度分寸为12寸，取其一半后再取一半，向后移动0.5寸，即为前顶穴。

20. 上 星

（1）定位：前发际正中直上1寸。

（2）体表点穴方法：体表标志法和手指同身寸法。

（3）体表点穴步骤：先找前发际，以前发际正中为基点以拇指同身寸向后量1寸，即为上星穴。

21. 神 庭

（1）定位：前发际正中直上0.5寸。

（2）体表点穴方法：体表标志法和手指同身寸法。

（3）体表点穴步骤：头部中线入前发际0.5寸处即为神庭穴。

22. 素 髎

（1）定位：鼻尖正中。

（2）体表点穴方法：体表标志法和手指同身寸法。

（3）体表点穴步骤：鼻尖的正中央。

23. 水 沟

（1）定位：在人中沟的上1/3与中1/3交界处。

（2）体表点穴方法：体表标志法和手指同身寸法。

（3）体表点穴步骤：先取人中沟，将其三等分，上1/3与中1/3交点处，即为水沟穴。

二、任 脉

（一）任脉的体表循行

任脉起于小腹内，下出会阴部，向前上行于阴毛部，沿着腹内，向上经过关元等穴，到达咽喉部，再向上行环绕口唇，经达面部，进入目眶下。

（二）任脉的腧穴

任脉共 24 个穴，起于会阴，止于承浆，分别为会阴、曲骨、中极、关元、石门、气海、阴交、神阙、水分、下脘、建里、中脘、上脘、巨阙、鸠尾、中庭、膻中、玉堂、紫宫、华盖、璇玑、天突、廉泉、承浆。

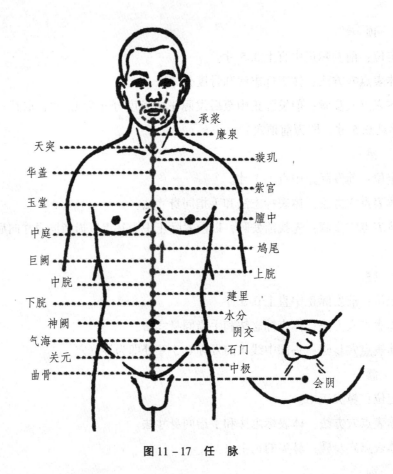

图 11 - 17 任 脉

（三）任脉常用的重点腧穴

1. 会 阴

（1）定位：阴部与肛门之中点。

（2）体表点穴方法：体表标志法。

（3）体表点穴步骤：仰卧，双下肢屈曲，取阴部与肛门之中点即为会阴穴。

2. 曲　骨

（1）定位：耻骨联合上缘中点处。

（2）体表点穴方法：体表标志法。

（3）体表点穴步骤：先找耻骨联合上缘，腹正中线与其交点处即为曲骨穴。

3. 中　极

（1）定位：脐下4寸。

（2）体表点穴方法：体表标志法和手指同身寸法。

（3）体表点穴步骤：先找耻骨联合上缘，以耻骨联合上缘为基点以拇指同身寸向上量1寸，腹正中线上即为中极穴。

4. 关　元

（1）定位：脐下3寸。

（2）体表点穴方法：体表标志法和手指同身寸法。

（3）体表点穴步骤：先找脐，以脐为基点以横指同身寸向下量3寸，腹正中线上即为关元穴。

5. 石　门

（1）定位：脐下2寸。

（2）体表点穴方法：体表标志法和骨度分寸法。

（3）体表点穴步骤：先找脐，从脐至耻骨联合骨度分寸为5寸，取其中点，再向上移动0.5寸，即为石门穴。

6. 气　海

（1）定位：脐下1.5寸。

（2）体表点穴方法：体表标志法、骨度分寸法和手指同身寸法。

（3）体表点穴步骤：先找脐，从脐至耻骨联合骨度分寸为5寸，取其中点，再以拇指同身寸向上量1寸，即为气海穴。

7. 神　阙

（1）定位：脐中央。

（2）体表点穴方法：体表标志法。

（3）体表点穴步骤：脐凹陷中即为神阙穴。

8. 水　分

（1）定位：脐上1寸。

（2）体表点穴方法：体表标志法和手指同身寸法。

（3）体表点穴步骤：先找脐，以脐为基点以拇指同身寸向上量1寸，腹正中线上即为水分穴。

9. 下　脘

（1）定位：脐上2寸。

（2）体表点穴方法：体表标志法和骨度分寸法。

（3）体表点穴步骤：先找脐，再找胸骨下剑突，脐到剑突骨度分寸为8寸，先取一半，再取一半，腹正中线上即为下脘穴。

10. 中　脘

（1）定位：脐上4寸。

（2）体表点穴方法：体表标志法和骨度分寸法。

（3）体表点穴步骤：先找脐，再找胸骨下剑突，脐到剑突骨度分寸为8寸，取其中点，腹正中线上即为中脘穴。

11. 上　脘

（1）定位：脐上5寸。

（2）体表点穴方法：体表标志法、骨度分寸法和手指同身寸法。

（3）体表点穴步骤：先找脐，再找胸骨下剑突，脐到剑突骨度分寸为8寸，取其中点，再以拇指同身寸向上量1寸，腹正中线上即为上脘穴。

12. 巨　阙

（1）定位：脐上6寸。

（2）体表点穴方法：体表标志法、骨度分寸法。

（3）体表点穴步骤：先找胸骨下剑突，再找脐，剑突到脐骨度分寸为8寸，先取一半，再取一半，腹正中线上即为巨阙。

13. 鸠　尾

（1）定位：脐上7寸。

（2）体表点穴方法：体表标志法和手指同身寸法。

（3）体表点穴步骤：先找胸骨下剑突，以剑突为基点向下以拇指同身寸法量1寸，腹正中线上即为鸠尾穴。

14. 膻　中

（1）定位：胸骨中线上，平第4肋间隙。

（2）体表点穴方法：体表标志法。

（3）体表点穴步骤：两乳连线与胸骨中线的交点，即为膻中穴。

15. 天　突

（1）定位：胸骨上窝正中。

（2）体表点穴方法：体表标志法。

（3）体表点穴步骤：胸骨上端凹陷处即为天突穴。

16. 廉　泉

（1）定位：舌骨体上缘的中点。

（2）体表点穴方法：体表标志法。

（3）体表点穴步骤：以指沿喉结向上滑动，到最上端骨上空软凹陷处，即为廉泉穴。

17. 承　浆

（1）定位：颏唇沟的中点。

（2）体表点穴方法：体表标志法。

（3）体表点穴步骤：颏唇沟的中点处即为承浆穴。

三、经外奇穴

（一）经外奇穴简介

经外奇穴是一类不归属于十四经，但又具有一定名称、固定位置和一定主治作用的腧穴，简称奇穴。经外奇穴一般都是在阿是穴的基础上发展而来，分布比较分散，多数不在十四经循行路线上，但与经络系统仍有一定关系。有的经外奇穴并不专指某一部位，而是指一组腧穴，如四神聪、十宣、夹脊等。

（二）常用经外奇穴

1. 四神聪

（1）定位：当百会前、后、左、右各1寸，共4穴。

（2）体表点穴方法：简便定穴法和手指同身寸法。

（3）体表点穴步骤：先定百会穴，再以百会穴为基点以拇指同身寸法向前、后、左、右各1寸，即为四神聪穴。

2. 印　堂

（1）定位：两眉头的中间。

（2）体表点穴方法：体表标志法。

（3）体表点穴步骤：与眉相平，两眉头的中点。

3. 鱼　腰

（1）定位：瞳孔直上眉毛当中。

（2）体表点穴方法：体表标志法。

（3）体表点穴步骤：目正视，瞳孔直上，正当眉中，按之穴下为目眶骨，即为鱼腰穴，是眶外穴。

4. 上　明

（1）定位：眉弓中点，眶上缘下。

（2）体表点穴方法：体表标志法。

（3）体表点穴步骤：目正视，瞳孔直上，眶上缘下，按之穴下为眼球与目眶骨下缘，即为上明穴，是眶内穴。

5. 太　阳

（1）定位：在眉梢与目外眦之间，向后1寸之凹陷处。

（2）体表点穴方法：体表标志法和手指同身寸法。

（3）体表点穴步骤：以指置于眉梢与目外眦之间，向后滑动约拇指同身寸1寸，凹陷处即为太阳穴。

6. 球　后

（1）定位：当眶下缘外1/4与内3/4交界处。

（2）体表点穴方法：体表标志法。

（3）体表点穴步骤：以指从目内眦开始沿眶下缘至目外眦，取其外1/4点处，按之穴下为目眶骨与眼球之间的凹陷，即为球后穴，是眶内穴。

7. 上迎香

（1）定位：当鼻翼软骨与鼻甲的交界处，近鼻唇沟上端处。

（2）体表点穴方法：体表标志法。

（3）体表点穴步骤：微笑时，鼻唇沟最上端，鼻翼软骨与鼻甲的交界处，即为上迎香穴。

8. 金津玉液

（1）定位：当舌系带两侧静脉上，左为金津，右为玉液。

（2）体表点穴方法：体表标志法。

（3）体表点穴步骤：张口，舌卷曲向上，舌系带两侧静脉即为金津玉液，其中左为金津，右为玉液。

9. 牵　正

（1）定位：面颊部，耳垂前0.5~1寸处。

（2）体表点穴方法：体表标志法和手指同身寸法。

（3）体表点穴步骤：以拇指按压于耳垂前，在0.5~1寸间寻找敏感点，即为牵正穴。

10. 安　眠

（1）定位：当翳风穴与风池穴连线的中点。

（2）体表点穴方法：体表标志法。

（3）体表点穴步骤：先定翳风穴，再定风池穴，两者之间连线的中点即为安眠穴。

11. 子　宫

（1）定位：脐下4寸，前正中线旁开3寸。

（2）体表点穴方法：体表标志法和手指同身寸法。

（3）体表点穴步骤：先找耻骨联合上缘，以耻骨联合上缘为基点以拇指同身寸法向上量1寸，再以横指同身寸向两侧移动3寸，即为子宫穴。

12. 定 喘

（1）定位：第7颈椎棘突下旁开0.5寸。

（2）体表点穴方法：体表标志法和手指同身寸法。

（3）体表点穴步骤：低头，于隆起最高处定第7颈椎，其下凹陷处旁开0.5寸，即为定喘穴。

13. 夹 脊

（1）定位：第1胸椎至第5腰椎棘突下，后正中线旁开0.8寸，一侧17穴，左右共34穴。

（2）体表点穴方法：体表标志法和手指同身寸法。

（3）体表点穴步骤：低头，于隆起最高处定第7颈椎，向下数一个棘突即为第1胸椎，依次数至第5腰椎，每一棘突下凹陷，向外旁开0.8寸，左右共34个穴位。

14. 胃管下俞

（1）定位：在8胸椎棘突下，旁开1.5寸。

（2）体表点穴方法：体表标志法和骨度分寸法。

（3）体表点穴步骤：先找肩胛下角，与肩胛下角水平相平为第7胸椎，向下数1个棘突为第8胸椎，于棘突下的凹陷处画一水平线，再找肩胛骨内侧，取肩胛骨内侧缘至后正中线（按骨度分寸法为3寸）的中线，两者的交点即为胃管下俞穴。

15. 腰 眼

（1）定位：当第4腰椎棘突下，旁开3.5寸。

（2）体表点穴方法：体表标志法和骨度分寸法。

（3）体表点穴步骤：先找髂嵴，与髂嵴相平的是第4腰椎，棘突下的凹陷处画一水平线，再找肩胛骨内侧，取肩胛骨内侧缘至后正中线（按骨度分寸法为3寸）的中线，向外移动0.5寸，两者的交点即为腰眼穴。

16. 肩 前

（1）定位：在肩部，腋前皱襞上端与肩髃连线中点。

（2）体表点穴方法：体表标志法。

（3）体表点穴步骤：先找腋前皱襞上端，再定肩髃穴，两者连线中点，即为肩前穴。

第五节　毫针进针方法及基本手法训练

【目的要求】

通过指力的训练，掌握常用的进针法以及行针的基本手法。

【标本教具/仪器试剂】

教学录像、纸垫（即用细草纸或毛边纸折叠成 7~8cm 见方，厚约 2cm 的纸垫，外用棉线扎成"井"字）、毫针（1 寸、1.5 寸）、棉团。

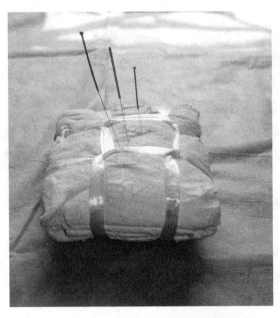

图 11-18　纸垫与毫针

【实验方法与技巧】

一、基本概念

（一）刺　手

在针刺时，将用来持针操作的手，称为"刺手"。刺手的作用为掌握针具，施行手法操作，进针时运指力于针尖，使针顺利刺入皮肤；行针时左右捻转，上下提插和弹刮搓震，以及完成出针时的操作。

（二）押　手

在针刺时，将用来爪切按压所刺部位或辅助针身的手，称为"押手"。押手的作用为固定腧穴的位置，挟持针身协助刺手进针，使针身有所依附而保持垂直，力达针尖，便于进针，减少刺痛，协助调节控制针感。

（三）进针法

进针法是指将针刺入皮肤的操作方法。

（四）行　针

行针也叫运针，是指将针刺入腧穴后，为了使之得气、调节针感和进行补泻而施行的各种刺针手法。行针手法分为基本手法和辅助手法两类。

二、指力练习

（一）持针的方式

通常为持笔式，即以刺手的拇指、示指夹持针柄，拇指指腹与示指相对，中指抵住针身，其状如持毛笔，使针垂直于纸垫。

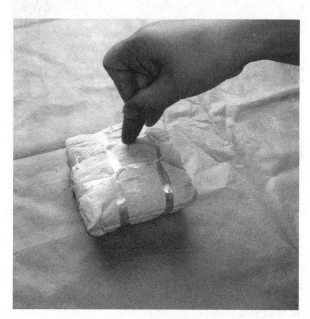

图 11 - 19　持笔式持针法

（二）进针的练习

1. 发力的部位

利用刺手拇指和示指迅速屈伸的力量，使力贯针尖。

2. 进针的训练

从短针开始训练，再用长针。

（1）插入式进针法。刺手以持笔式正确持针，拇指、示指指间关节（包括近端指间关节和远端指间关节）屈曲，中指指腹抵住针身下端，使针垂直于纸垫，针尖距纸垫约1~2mm，拇指、示指指间关节迅速伸直，使力贯针尖，使针尖刺入纸垫2~3mm，针身直立。之后再换一处如前刺之，如此反复训练。

（2）捻转式进针法。刺手以持笔式正确持针，拇指、示指指腹相对捏住针柄，中指指腹抵住针身下端，针尖轻置于纸垫上，拇指、示指迅速捻转向下发力，使力贯针尖，使针尖刺入纸垫2~3mm，针身直立。之后再换一处如前刺之，如此反复训练。

三、常用进针法训练

（一）常用进针法

1. 单手进针法

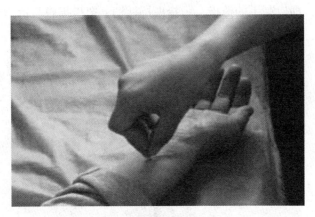

图 11 - 20　单手进针法

（1）操作。右手以持笔式正确持针，拇指、示指指腹相对捏住针柄，中指指腹抵住针身下端将针刺入。

（2）适用针具。适宜于短针的进针。

2. 双手进针法

刺手和押手相互配合进针。

（1）指切进针法。

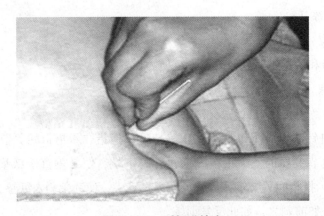

图 11 - 21　爪切进针法

①操作。指切进针法又称爪切进针法，用左手拇指或示指或中指端的爪甲切按在腧穴位置旁，右手持针，紧靠左手指甲面将针刺入。

②适用针具。适宜于中短针的进针。

（2）夹持进针法。

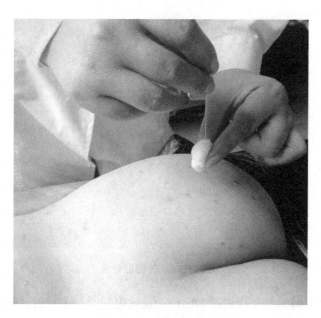

图 11 – 22　夹持进针法

①操作。用左手拇、示二指持捏消毒干棉球，夹住针身下端，将针尖固定在腧穴表面，右手持针柄，使针身垂直，在右手指力下压时，左手拇指、示指同时用力，两手协同将针刺入腧穴。

②适用针具。此法适用于长针的进针。

（3）舒张进针法。

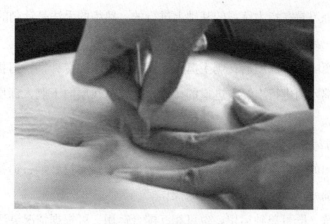

图 11 – 23　舒张进针法

①操作。用左手拇、示指将所刺腧穴部位的皮肤向两侧撑开，使皮肤绷紧，右手持针，使针从左手拇、示二指的中间刺入。

②适用部位。此法主要用于皮肤松弛部位的腧穴。

（4）提捏进针法。

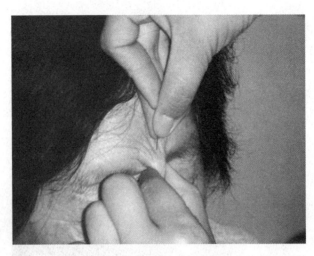

图 11-24　提捏进针法

①操作。用左手拇、示二指将针刺部位的皮肤捏起，右手持针，从捏起部位的上端将针刺入。

②适用部位。此法主要用于皮肉浅薄部位的进针。

（二）进针的要求

尽量做到无痛进针，指力越强，进针速度越快，针尖透皮速度越快，疼痛越小。

四、行针手法的练习

行针手法的练习是在指力练习的基础上进行的，熟练的手法是针刺的必备条件。

（一）提插手法的练习

将针刺入棉团的一定深度后，刺手拇指、示指和中指夹持针柄，拇指指面与示指和中指相对，使针在棉团内进行上、下进退的操作。把针从浅层向下刺入深层为插；由深层向上退到浅层为提。

（二）捻转的练习

将针刺入棉团的一定深度后，刺手拇指、示指和中指夹持针柄，拇指指面与示指和中指相对，进行一前一后的来回旋转捻动的操作。

以上两种手法，既可单独运用，也可相互配合运用，可根据情况灵活运用。

【注意事项】

（1）进针法只是针尖透入皮肤的过程，不要求针尖刺入太深，也不宜刺入太浅。

（2）行针手法练习，注意捻转角度均匀，运用灵活，快慢自如；原处上下提插要深浅适宜，针体垂直无偏斜。

第六节　三棱针、皮肤针操作

【目的要求】

掌握三棱针、皮肤针的正确操作方法。

【标本教具/仪器试剂】

教学录像、三棱针、七星针等。

【实验方法与技巧】

一、三棱针操作方法

（一）持针方法

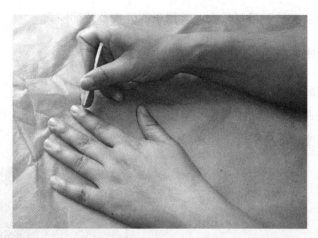

图 11 – 25　持笔式持针法

通常为持笔式，即以刺手的拇指和示指捏住针柄，刺手的中指指腹抵住针身下端。

（二）发力部位

利用手腕翻转的力量，迅速将针刺入。

（三）操作方法

1. 点刺法

（1）概念。用三棱针迅速刺入，随即迅速退出，以取血少许的刺法。

（2）操作步骤。针刺部位消毒，压按针刺部位近心端，使点刺部位充血；持三棱针，迅速点刺，挤压出血，按压针孔止血。

（3）适用部位。多用于肢端放血，如十二井穴、十宣、耳尖等。

2. 散刺法

（1）概念。散刺又叫豹纹刺，是对病变局部围周进行点刺的一种方法。

（2）操作步骤。由病变外缘围周环形向中心点刺。

（3）适用部位。多用于局部淤血、血肿、水肿、顽癣等。

3. 刺络法

（1）概念。点刺络脉放血的一种方法。

（2）操作步骤。在病变或腧穴周围寻找迂曲或扩张的络脉，消毒后，持针刺入。

（3）适用部位。多用于曲泽、委中等穴，治疗急性吐泻、中暑、发热等。

4. 挑刺法

（1）概念。将针身斜倾挑破皮肤，放出血或少量黏液；或再将针身深入 5mm 左右，然后用针尖挑断皮下部分纤维组织的一种刺法。

（2）操作步骤。在挑刺局部消毒后，持针斜刺，使针尖挑破皮肤，挤压使之出血或少量黏液；或针斜刺入皮肤后，再使针身深入 5mm 左右，然后用针尖挑断皮下部分纤维组织。

（3）适用部位。此法刺激量较大，常用于四缝穴及背部腧穴。

二、皮肤针操作方法

（一）持针方法

通常有两种方式，一种为以刺手的拇指、中指和环指握住针柄，示指按住针柄中段，使针头对准叩刺部位，针身平行于针刺部位。

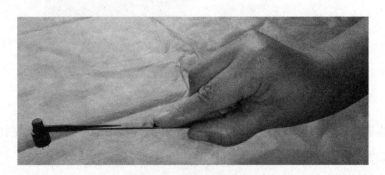

图 11-26　皮肤针持针法 1

一种为以刺手的拇指、示指和中指捏住针柄，针柄抵住手掌，使针头对准叩刺部位，使针身平行于针刺部位。

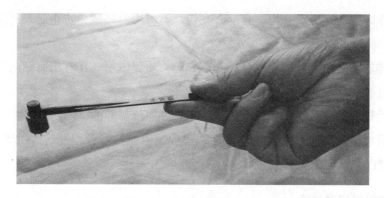

图 11 - 27　皮肤针持针法 2

（二）发力部位

利用手腕的力量。

（三）操作方法

1. 轻　刺

用力稍小，以刺手的拇指、中指和环指握住针柄，示指伸在按针柄中段，针头对准皮肤叩击，运用腕部的弹力，使针尖叩刺皮肤后，立即弹起，如此反复，以皮肤潮红充血为度，患者疼痛感不明显。

2. 重　刺

用力较大，以刺手的拇指、中指和环指握住针柄，示指伸在按针柄中段，针头对准皮肤叩击，运用腕部的弹力，使针尖叩刺皮肤后，立即弹起，如此反复，以皮肤发红，并有出血点为度，患者疼痛感明显。

3. 中　刺

介于轻刺与重刺两者之间，以刺手的拇指、中指和环指握住针柄，示指伸在按针柄中段，针头对准皮肤叩击，运用腕部的弹力，使针尖叩刺皮肤后，立即弹起，如此反复，以局部有较明显潮红，但不出血为度，患者有疼痛感。

（四）叩刺部位和适应范围

1. 叩刺部位

叩刺部位包括经脉循行部位、穴位、病患局部。

2. 皮肤针应用范围

临床多种病症均可应用。

【注意事项】

一、三棱针操作时注意

（1）注意严格消毒，防止感染。

（2）操作时手法宜轻、宜稳、宜准、宜快，不可用力过猛；防止刺入过深创面过大或伤及深部大动脉。

（3）对体弱、贫血、低血压、孕妇和产妇等，均要慎用。凡有出血倾向和血管瘤的患者，不宜使用本法。

（4）三棱针刺激较强，治疗过程中须注意患者体位要舒适，谨防晕针。

（5）每日或隔日治疗1次，1~3次为一疗程；出血量多者，视病情每周1~2次。一般每次出血量以数滴至3~5mL为宜。

二、皮肤针操作时注意

（1）针具要经常检查，注意针尖有无钩毛，针面是否平齐。

（2）叩刺时动作要轻捷，正直无偏斜，避免勾挂，以免加重疼痛。

（3）局部如有溃疡或损伤、急性传染性疾病、急腹症等不宜使用本法。

（4）叩刺时若手法重而出血者，应进行清洁和消毒，防止感染。

第七节　电针操作

【目的要求】

掌握电针的正确操作方法及注意事项。

【标本教具/仪器试剂】

电针仪、一次性毫针、安尔碘（络合碘）、棉签等。

【实验方法与技巧】

一、基本概念

电针是在针刺得气后，在针上通以接近人体生物电的微量电流，利用针和电两种刺激相结合，以防治疾病的一种方法。

二、电针操作方法

（一）配穴方法

与针刺法相同，它是在体针针刺得气的基础上，选用同侧肢体的1~3对穴位接通电流（电针仪），穴位一般选用其中的主穴配相应的辅助穴位。

（二）电针仪操作方法

（1）将输出电位器调到"0"。

（2）按负极接主穴，正极接配穴的原则或不分正负，将一对输出的两个电极分别连在两根毫针上。

（3）打开电源开关，选好波形，调节输出电位旋扭至所需输出电流量，以患者能耐受的强度为宜，一般通电时间在5～20min。

（4）电流的刺激强度的选择。在感觉阈和痛阈之间的电流强度是治疗最适宜的刺激强度，即患者感到麻刺感但无痛感的时候为最佳。

（5）电针仪波形的选择。电针的作用随电流的波形、频率不同而不同。

①密波。频率在50～100次/秒，能降低神经应激功能，先对感觉神经起抑制作用，接着对运动神经也起抑制作用。常用于止痛、镇静、缓解肌肉和血管痉挛、针刺麻醉等。

②疏波。即频率在2～5次/秒，其刺激作用强，能引起肌肉收缩，提高肌肉韧带的张力，对感觉和运动神经的抑制发生较快，常用于治疗各种肌肉、关节、韧带、肌腱的损伤等。

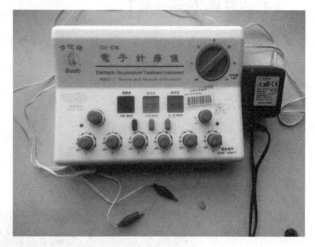

图11-28 电针仪

③疏密波。是疏波、密波交替出现的一种波形，能克服单一波形容易产生适应的缺点，治疗时兴奋效应占优势，能增加代谢，促进气血循环，改善组织营养，消除炎性水肿。

④断续波。是有节律地时断时续自动出现的波形。机体不易产生适应，作用颇强，能提高肌肉组织的兴奋性，对横纹肌有良好的刺激收缩作用。常用于痿症、瘫痪等。

⑤锯齿波。又称呼吸波，其频率接近人体呼吸规律，常用于抢救呼吸衰竭，针灸临床不常用。

【注意事项】

（1）晕针、体质虚弱、精神过敏者应注意电流不宜过大。

（2）电流应从小到大，不可突然增强，以防引起肌肉强烈收缩，造成弯针或折针。

（3）做过温针灸后的毫针，针柄变黑，不导电，输出导线应挟持针体。

（4）心脏病患者，应避免电流回路通过心脏。

（5）一般将同一对输出电极连接在身体的同侧。

（6）在延髓、脊髓部位使用电针时，切勿通电太强，以免发生意外。

（7）孕妇慎用电针。

（8）注意"电针耐受"现象的发生。

第八节　灸法和拔罐法

【目的要求】

熟练掌握艾炷灸、艾条灸及各种拔罐法的正确操作方法。

【标本教具/仪器试剂】

教学录像、清艾条、药艾条、玻璃罐、一次性毫针、95%酒精棉球、持物钳、打火机、安尔碘（络合碘）、棉签、棉布或绵纸。

【实验方法与技巧】

一、灸法的操作

（一）艾炷灸

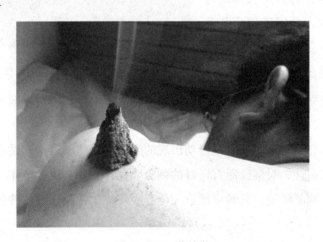

图 11 - 29　艾炷灸

1. 艾炷的制作

将纯净的艾绒放在平板上，用手指搓捏成圆锥状，要求艾炷紧实不松散。

2. 直接灸

将艾炷直接放在皮肤上施灸称直接灸。

（1）无瘢痕灸。将艾炷置于穴位，点燃艾炷尖端，当艾炷燃到 2/5 左右，病人感到灼痛时，即更换艾炷再灸。一般灸 3~5 炷，使局部皮肤充血起红晕为度。

（2）瘢痕灸。又称"化脓灸"，施灸前用大蒜捣汁涂敷施灸部位后，放置艾炷施灸。每炷必须燃尽方可继续加炷施灸，一般灸 5~10 炷。对施灸中的疼痛，可用手在施灸部周围轻轻拍打，以缓解灼疼。

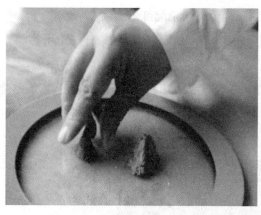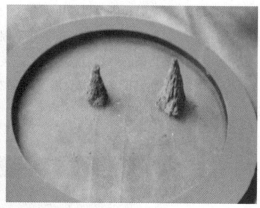

图 11 - 30　艾炷的制作方法

3. 间接灸

间接灸又称隔物灸、间隔灸。艾炷不直接接触皮肤，即在艾炷与皮肤间隔垫药物施灸的一种方法。

（1）隔姜灸。用鲜生姜切成直径 2～3cm，厚 0.2～0.3cm 的薄片，中间以针刺数孔，置于施术处，上面再放艾炷灸之。

隔姜灸有解表散寒、温中止呕的作用，适用于一切虚寒病症。

（2）隔蒜灸。鲜大蒜头切成 0.2～0.3cm 的薄片，中间针穿数孔，上置艾炷放在腧穴或患处施灸。

隔蒜灸有清热、解毒、杀虫的作用。

（3）隔盐灸。以纯净干燥的食盐填敷脐部与脐平，上置艾炷施灸，注意及时更换艾炷。

隔盐灸有温中散寒、扶阳固脱的作用。

（4）隔附子（饼）灸。用附子片或附子饼（用附子粉末和黄酒，做成小硬币大的附子饼，中间以针刺数孔），置于施术处，上面放艾炷灸之。

隔附子（饼）灸有温肾壮阳的作用。

（二）艾卷灸（艾条灸）

1. 持艾条方式

通常为持笔式，即以刺手的拇指、示指和中指夹持艾条，前端悬于施灸部位。

2. 操作方法

（1）悬起灸。

①温和灸。将艾条的一端点燃，对准施灸处，距离 2～3cm 施灸，使

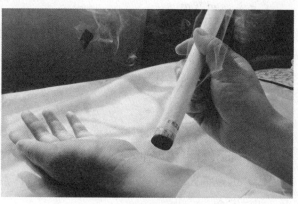

图 11 - 31　持艾条方式

患者局部有温热感而无灼痛。一般每处灸 3 ~ 5min，至皮肤稍起红晕为度。

②雀啄灸。艾条点燃的一端与施灸处不固定距离，而是像鸟雀啄食一样，上下移动。

③回旋灸。将艾条的一端点燃，对准施灸处，距离 2 ~ 3cm 均匀反复地旋转施灸。

（2）实按灸。将药艾条一端点燃，以绵布（3 层）或绵纸（9 层）包裹于艾条燃烧端，直接按压于穴位或病患处。

（三）温针灸

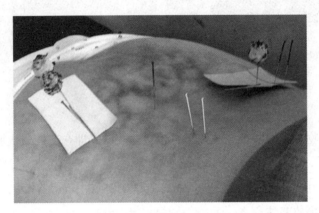

图 11 - 32　温针灸

先针刺得气后，将毫针留在适当深度，先将 2cm 左右长短的艾条于中间扎出一个小洞或将艾条捏松软，套进针柄。从近皮肤端点燃，并在针旁放置纸片，防止烫伤皮肤。

二、拔罐法的操作

（一）基本概念

拔罐法是以罐为工具，利用燃火、抽气等方法排除罐内空气，形成负压，使之吸附于体表的腧穴或病患处，使局部皮肤充血或淤血，以达到防治疾病目的的一种方法。

（二）拔罐的作用

开泄腠理，扶正祛邪，疏通经络，调整气血。

（三）适用范围

外科病症包括各种疾病导致的颈肩腰腿关节疼痛等；内科病症包括感冒、头痛、咳嗽、哮喘、胃脘痛等。

（四）罐的吸附方法

1. 火吸法

（1）闪火法。用止血钳或镊子夹酒精棉球，或者长纸条，点燃后，在罐内停留 3 秒钟或绕 2 ~ 3 圈（注意将火伸入罐底，切勿将火置于罐口，以免将罐口烧热，烫伤皮肤），将火退出，迅速将火罐扣在拔罐部位。此法在临床最为常用，因火罐接触皮肤时罐内没有明火，相对安全。

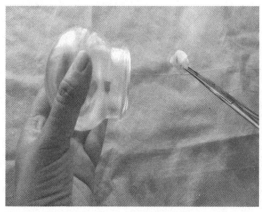

图 11 - 33 闪火法 1

图 11 - 34 闪火法 2

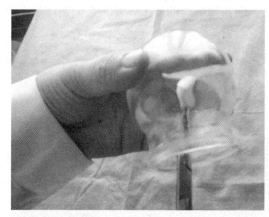

图 11 - 35 闪火法 3

图 11 - 36 闪火法 4

（2）投火法。将易燃的纸片或棉球点燃后投入火罐中，迅速将罐扣在要拔罐的部位。适用于侧面拔罐部位。

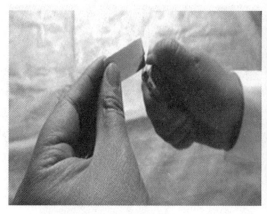

图 11 - 37 投火法 1

图 11 - 38 投火法 2

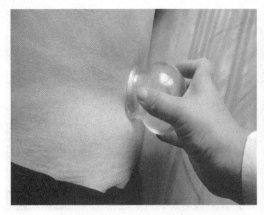

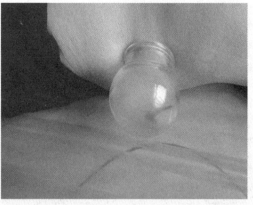

图 11 - 39　投火法 3　　　　　　　　　　　图 11 - 40　投火法 4

（3）贴棉法。用大小适宜的酒精棉球一个，贴在罐内壁的下 1/3 处，点燃棉球后，迅速将罐扣在拔罐部位。

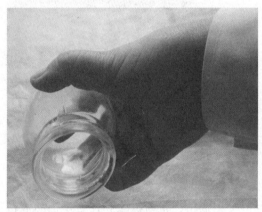

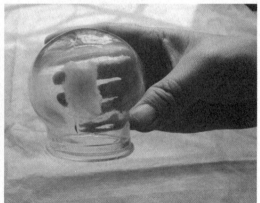

图 11 - 41　贴棉法 1　　　　　　　　　　　图 11 - 42　贴棉法 2

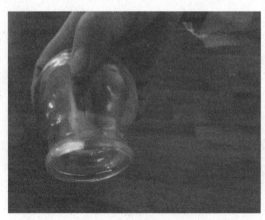

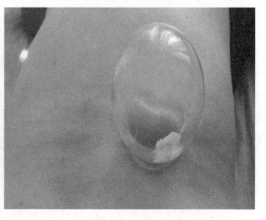

图 11 - 43　贴棉法 3　　　　　　　　　　　图 11 - 44　贴棉法 4

（4）滴酒法。用 95% 的酒精或白酒，滴入罐内 1~3 滴（不宜太多，防止流出烫伤皮肤），沿罐内壁摇匀，用火点燃后，迅速将罐扣在拔罐部位。

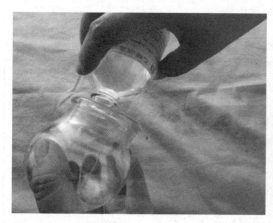

图 11 - 45　滴酒法 1

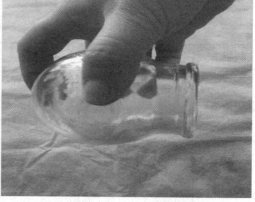

图 11 - 46　滴酒法 2

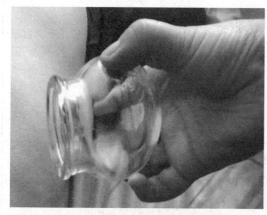

图 11 - 47　滴酒法 3

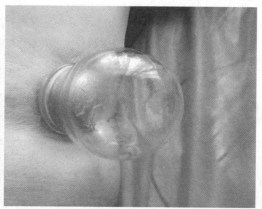

图 11 - 48　滴酒法 4

2. 水吸法

将完好无损的竹罐放入锅内，加水煮沸，用镊子将罐口朝下夹出，迅速用毛巾按紧罐口，再迅速将罐扣在拔罐部位。此法适用于药罐。

3. 抽气法

使用抽气罐及抽气用具，将罐置于拔罐部位，根据病情，决定抽气的多少及罐吸附的松紧。此法适用于家庭使用。

（五）拔罐操作法

1. 各种拔罐法的概念、操作要点及作用与适用症

表 11 - 1　各种拔罐法的概念、操作要点及作用与适用症

拔罐法	概　念	操作要点	作用及适用症
留罐法	罐子吸附在皮肤上后保留 10～15min 再起下	要有一定的吸附力，以防中途脱落；留罐时间不宜过长，防止起泡	镇痛祛寒 各类痛症寒证
走罐法	罐子吸附在皮肤上后用手推动罐子在皮肤上移动	涂抹介质要均匀，罐的吸附力要恰当，移动时应有向下的压力，速度不易过快	活血通络 外感高热，淤血内阻，经络气血运行不畅
闪罐法	罐子吸附在皮肤上后立即起下，如此反复多次	掌握好拔罐和起罐的时机，动作要连贯	祛风解表 外感，麻痹不仁，不宜留罐的患者
刺血拔罐法	先用三棱针或梅花针刺破皮肤再将罐子吸附在皮肤上将血拔出	罐子要吸附在刺出血的部位；要有一定的吸附力	泻实清热 热证实证
留针拔罐法	留针时将罐子拔在以针为中心的部位上	先将酒精棉球缠绕在针柄上，注意与针根保持一定距离，然后点燃酒精棉球，将火罐轻轻扣上。注意罐子吸附的部位要准确，不能碰到针	加强针刺作用

2. 各种拔罐法的具体操作

（1）留罐法。

①充分暴露要拔罐部位。

②以止血钳夹取一块酒精棉球。

③以闪火法迅速将火罐吸附在所要拔罐部位。

④留罐 10min 左右。

（2）走罐法。

①充分暴露走罐部位，用凡士林等润滑油均匀涂于走罐部位。

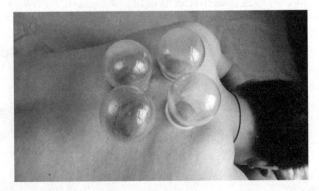

图 11 - 49　留罐法

②以止血钳夹取一块酒精棉球。

③以闪火法迅速将火罐吸附在所要走罐部位，松紧适宜。

④用手推动火罐上下移动，直至皮肤出现罐斑。

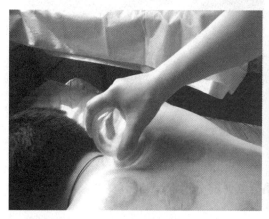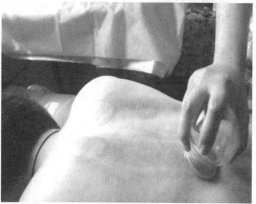

图 11 - 50　走罐法

（3）闪罐法。

①充分暴露闪罐部位。

②以止血钳夹取一块酒精棉球。

③以闪火法迅速将火罐吸附在闪罐部位，火罐刚一吸附上，立即起罐，如此反复，直至闪罐部位皮肤变红。

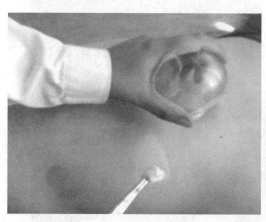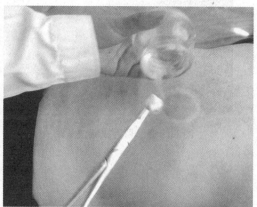

图 11 - 51　闪罐法

（4）刺血拔罐法。

①充分暴露刺血拔罐部位，用棉签蘸取络合碘，充分消毒刺血部位。

②以三棱针或皮肤针将刺血部位点刺或叩刺出血。

③以止血钳夹取一块酒精棉球。

④以闪火法迅速将火罐吸附在出血部位，留罐直至罐中淤血不再增多。

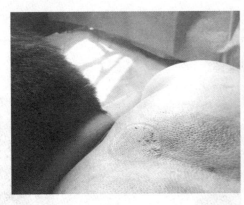
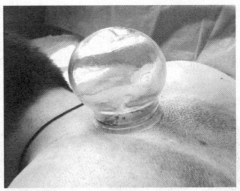

图 11 - 52　刺血拔罐法

（5）留针拔罐法。

①充分暴露留针拔罐部位，用棉签蘸取络合碘，充分消毒针刺部位。

②以毫针常规针刺。

③以止血钳夹取一块酒精棉球。

④将酒精棉球缠绕在针柄上，注意与针根保持一定距离。

⑤点燃棉球，以针为中心，将火罐迅速吸附在皮肤上。

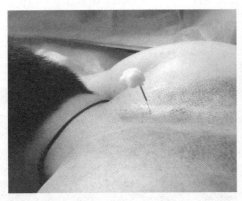
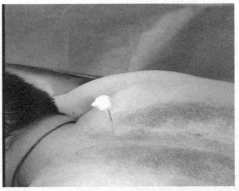

图 11 - 53　留针拔罐法 1　　　　　　图 11 - 54　留针拔罐法 2

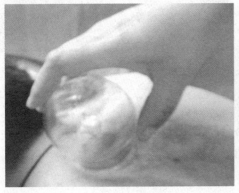
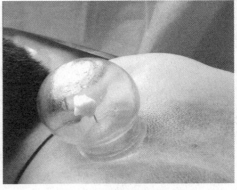

图 11 - 55　留针拔罐法 3　　　　　　图 11 - 56　留针拔罐法 4

【注意事项】

一、施灸的顺序

临床操作一般先灸上部、头部，后灸下部、腹部；先灸头身，后灸四肢。

二、施灸的禁忌

（1）施灸时，应注意安全，防上艾绒脱落，烧损皮肤或衣物。

（2）凡实证、热证及阴虚发热者，不宜用灸法。

（3）颜面五官和大血管的部位不宜施瘢痕灸。

（4）孕妇腹部和腰骶部不宜施灸。

三、灸后的处理

施灸后，局部皮肤出现微红灼热的，属正常现象，无须处理，很快即可自行消失。如因施灸过量，时间过长，局部出现小水泡，注意不擦破，可任其自然吸收。如水泡较大，可用消毒毫针刺破水泡，放出水液，或用注射器抽出水液，再涂以龙胆紫，并以纱布包裹。如行化脓灸者，灸疮化脓期间，要注意适当休息，保持局部清洁，防止污染，可用敷料保护灸疮，待其自然愈合。如因护理不当并发感染，灸疮脓液呈黄绿色或有渗血现象者，可用消炎药膏或玉红膏涂敷。

第十二章　推拿学基本技能

第一节　推拿手法测定仪的使用

【目的要求】

（1）掌握推拿手法测定仪的使用方法。

（2）熟悉推拿手法测定仪的工作原理。

【标本教具/仪器试剂】

TPA – Ⅱ推拿手法参数测定仪（连接电脑）。

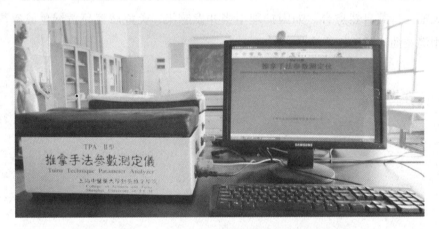

图 12 – 1　TPA – Ⅱ推拿手法参数测定仪

【实验方法与技巧】

一、推拿手法测定仪的工作原理

推拿手法测定仪的工作原理包含两个过程：推拿手法力学信号采集和资料分析管理，即经测力平台将推拿手法作用力信号进行采集并转化成电压信号，经动态电阻应变仪加以放大，再经由转换卡换成数位信号输入电脑，软件将信息资料进行分析和管理，并可以将相应的信息导出和打印。

　　该仪器可用于推拿手法教学中对学生推拿手法信息的采集、存储、分析，供学生练习及教师总结分析和测试使用。

二、操作步骤

　　（1）指导学生进入个人用户操作界面，并输入学生个人信息和手法类型（一指禅推法或𢴃法任选一种）。

　　（2）指导学生在测力平台，按照手法操作要领操作所选手法，时间2min左右。

　　（3）选择回放手法分析结果，指导学生观察三维压力曲线及其他分析资料。

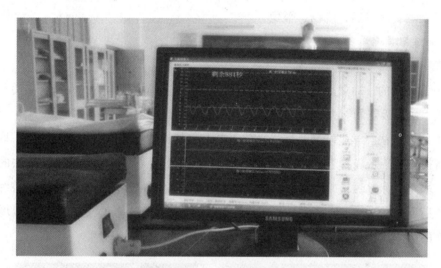

图12-2　参数曲线图

　　（4）指导学生增加或删减资料。

　　（5）通过推拿手法测定仪，对一指禅推法、𢴃法分别进行测试，以了解常用手法的波形。

第二节　摆动类手法

【目的要求】

　　（1）掌握一指禅推法、𢴃法的动作要领。

　　（2）熟悉以上手法技能的训练方法。

【标本教具/仪器试剂】

　　手法训练米袋、推拿手法测定仪。

【实验方法与技巧】

一、一指禅推法

（一）操作要领及要求

（1）着力部位可以为拇指中峰或螺纹面。

（2）沉肩、垂肘、悬腕、指实、掌虚、紧推慢移。

（3）自然着力、端平吸定。

（4）手法频率为120～160次/分。

（5）摆动要求自然、流畅、平稳。

（二）练习步骤

1. 第一阶段——米袋定点练习

（1）练习目的。通过反复练习，熟练动作，掌握正确的发力方式，体会腕关节放松的动作要领，培养吸定的能力。

（2）练习方法。学生端坐，米袋平放于桌上，其长轴与身体平行方向放置。取右手练习时，将拇指置于米袋右上方（米袋右旁中线的上1/3点处），按照一指禅推法的操作要领练习；取左手练习时，拇指着力于相对位置。练习时间可逐渐延长并两手交替练习。待动作熟练后可先在米袋上作双手同步定点练习，再作双手前后交叉定点练习，以增强两手同时操作的协调性。

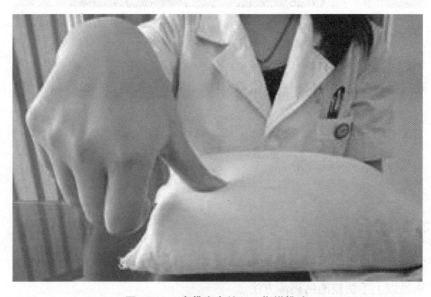

图12-3　米袋定点练习一指禅推法

2. 第二阶段——推拿手法测定仪练习

（1）练习目的。观察和检验手法压力与频率是否均匀一致。

（2）练习方法。启动手法参数测定仪，并进入操作界面输入信息和手法类型，学生取"丁"字步站立，在测力平台上操作一指禅推法，观察并分析测试曲线，指出学生在操作过程中存在的问题。学生练习和修正后可再次进行测定仪测试，比较前后曲线的不同，体会手法差异，有利于纠正手法的偏差。

3. 第三阶段——米袋走线练习

（1）练习目的。经过定点练习手法基本成型后练习，通过该练习使学生能够掌握边摆动边移动的操作方法，并体会紧推慢移的施术特点。

（2）练习方法。学生端坐，米袋平放于桌上，其长轴与身体平行方向放置。取右手练习时，选取米袋右旁中线线路，从下端慢慢推向上端，再从上端慢慢推至下端，如此往返练习；取左手练习时，选取左旁中线练习。待动作熟练后可先在米袋上作双手同步走线练习或双手前后交叉走线练习，以培养沿线操作的能力。

4. 第四阶段——人体定点及走线练习

（1）练习目的。经过完整的米袋练习阶段，手法较为熟练后进行人体练习，通过该练习熟练人体不同穴位及部位的一指禅推法操作，为临床应用奠定基础。

（2）练习方法。将学生进行分组，两人一组，相互配合。

①人体定点练习。选取百会、中脘、双侧足三里等穴，根据选择的穴位位置，要求受术者取坐位或仰卧位，术者则采取相应的站立位或坐位，单手定点操作，练习时间可逐渐延长，并双手交替练习。

②经络的走线练习。由单穴的定点练习过渡到经络的走线练习。选取督脉及膀胱经络。受术者坐位，术者站立其侧后方，沿风府至大椎线路往返操作；受术者俯卧位，术者取坐位于一侧，沿肝俞到肾俞线路往返操作。术者位于受术者左侧时右手操作，位于其右侧时取左手操作，双手交替练习。

二、揉　法

（一）操作要领及要求

（1）沉肩、垂肘、立臂、竖掌。

（2）着力面紧贴治疗部位，不能在治疗面上来回推擦和滑移。

（3）力度和节律要均匀，不能忽快忽慢，时重时轻，或用重力向前硬顶。

（4）在摆动周期之间，术手不要抬起离开治疗部位，以免造成上、下起落的敲击作用。

（5）施术上肢肘关节要高于腕关节，并在腕之内侧、手的掌指与指间关节一直保持自然屈曲的姿势，无任何主动捏拢与伸展的动作。

（6）腕关节的屈伸交替要过度自然，不要引起跳动。

（7）手法频率为 120～160 次/分。

（二）练习步骤

1. 第一阶段——米袋定点练习

（1）练习目的。通过反复练习，熟练动作，掌握正确的发力方式，逐渐加强腕关节屈伸与前臂内外旋转联合动作的协调性。

（2）练习方法。学生站位，上身保持正直并略向前倾，米袋平放于桌上，其长轴与桌边垂直方向放置。将术手第5掌指关节背侧置于米袋长轴的中点处，手掌冠状面与桌面垂直，第5掌骨纵轴与米袋的长轴的交角在35°~45°之间，按照动作要领的要求双手交替反复练习，直至动作协调熟练。单手练习时间可由3min逐渐延长，最后可达到持续动作15min。

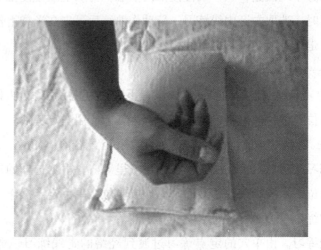

图12-4　滚法的米袋定点练习

2. 第二阶段——推拿手法测定仪练习

（1）练习目的。观察和检验手法压力与频率是否均匀一致。

（2）练习方法。启动手法参数测定仪，并进入操作界面输入信息和手法类型，学生取"丁"字步站立，在测力平台上操作滚法，观察并分析测试曲线，指出学生在操作过程中是否有顶压、冲撞、节律不均匀等问题。学生练习和修正后可再次进行测定仪测试，比较前后曲线的不同，体会手法差异，有利于纠正手法的偏差。

3. 第三阶段——米袋走线练习

（1）练习目的。经过定点练习，手法基本成型后练习。通过该练习使学生能够掌握边滚动边移动的操作方法，并体会紧滚慢移的施术特点。

（2）练习方法。学生一手按上述方法按放在米袋上中轴线的中点处，然后沿中轴线一边滚一边慢慢地向下方移动，到米袋的下端，再慢慢地向米袋上端滚进，如此在米袋的两端反复往返操作练习，并双手交替。

4. 第四阶段——人体定点及走线练习

（1）练习目的。经过完整的米袋练习阶段，手法较为熟练后进行人体练习，通过该练习熟练人体不同穴位及部位的㨰法操作，为临床应用奠定基础。

（2）练习方法。将学生进行分组，两人一组，相互配合。人体定点练习时，选取肩井、脾俞、胃俞、肾俞、大肠俞、环中、殷门、承山、伏兔、足三里等穴，根据穴位的位置选择要求受术者坐位或卧位，术者站立于相应位置，作单手定点操作，练习时间可逐渐延长，双手交替练习。人体走线练习时：

①受术者坐位，术者站立于其左侧后方，用右手沿其左侧巨骨、肩井、曲垣、大杼、风门直至膈俞一线，作右手单向走线练习；左手练习时，取其右侧相应线路。

②受术者俯卧位，术者立其左侧，用右手沿其左侧肝俞至大肠俞一线，由上到下边㨰边走，再由下向上边㨰边走返回肝俞，如此反复单手练习；同时，也可在此线路上指导学生作左右手交替的走线练习，即自上而下时用右手操作，返回时换左手操作，以便形成临床中善用左手的习惯，并提醒学生注意身形与术手的配合。

【注意事项】

（1）摆动类手法练习注意手法操作的周期性和节律性，频率及幅度要求均匀，摆动自然柔和。

（2）注意手形、身形在练习过程中的放松。

（3）注意着力点的吸定。

第三节　摩擦类手法

【目的要求】

（1）掌握摩法、擦法、推法的动作要领。

（2）熟悉以上手法技能的训练方法。

【标本教具/仪器试剂】

手法训练米袋、推拿介质（凡士林或冬青膏）、推拿治疗巾、推拿治疗床。

【实验方法与技巧】

一、摩　法

（一）操作要领及要求

（1）肩关节放松，肘关节自然屈曲，以上肢自身重力为预应力按放在治疗部位。

（2）各式摩法在作圆周摩转时，要求在四周均匀着力，不能一边轻一边重。

（3）操作时仅与皮肤表面发生摩擦，不宜带动皮下组织。

（4）一般操作频率在100~120周/分，指摩法动作宜轻快，而掌摩法宜重缓。

（5）根据着力面不同分为指摩法、鱼际摩法和掌摩法。

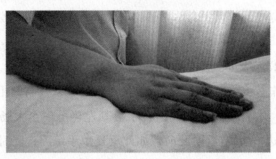

图12-5 摩 法

（二）练习步骤

1. 第一阶段——米袋练习

（1）练习目的。掌握摩法的发力方式，体会该手法均匀柔和的施术特点。

（2）练习方法。学生正坐，将米袋平放于桌上。选择相应的着力点在米袋正中沿圆周线作定位环形摩动，作指摩法、鱼际摩法或掌摩法的定位练习，并双手交替练习。待定位练习熟练后，以各式摩法，由米袋的一端向另一端边摩动边缓慢移动，使运动线路呈螺旋形，双手交替练习。

2. 第二阶段——人体练习

（1）练习目的。熟练摩法的人体操作，并根据人体各部位的形态特征和治疗要求选择合适的着力部位施术。

（2）练习方法。

①面部练习。受术者仰卧位，术者以单手或双手指面着力做指摩法，摩额部（印堂、阳白、太阳等）、面颊部，作定位或移动练习。

②胸肋部练习。受术者仰卧位，术者在其一侧取坐位，取指摩法或鱼际摩法，摩中府、膻中、期门、大包等穴；术者取掌摩法，摩胸及胁肋部，作定位或移动练习。

③腹部练习。受术者仰卧位，术者在右侧取坐位，以右手操作。术者取掌摩法摩腹部，以脐为中心，作顺时针或逆时针方向摩动；术者取指摩法或鱼际摩法摩中脘、神阙、气海、关元等穴。

二、擦 法

（一）操作要领及要求

（1）本法的动作幅度要大，使推擦的距离尽量拉长。

（2）着力面要始终紧贴受术部位的皮肤，用力均匀、适中，不可用重力按压。

（3）术者呼吸自然，切忌屏气。

（4）动作连续不断而有节奏，频率为 100～120 次/分。

（5）受术部位要充分暴露，注意使用介质，以防止擦破皮肤。

（6）擦法以透热为度。

（7）擦法为直线往返运动，直线操作不得歪斜。

（8）根据不同的着力部位分为指擦法、大鱼际擦法、小鱼际擦法和掌擦法。

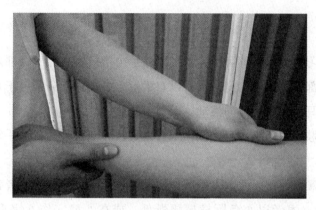

图 12-6　擦　法

（二）练习步骤

1. 第一阶段——米袋练习

（1）练习目的。体会指擦法、大鱼际擦法、小鱼际擦法、掌擦法等各式擦法不同着力的部位的施术特点和发力方式。

（2）练习方法。学生端坐或站立位，米袋置于桌上。

①指擦法练习。术者以示、中、环指指面着力，在米袋上沿中轴线作直线往返擦动，此法操作时，以肘关节为支点前臂主动屈伸，往返距离宜短，双手交替练习。

②大鱼际擦法练习。术者拇指第一掌骨内收，四肢伸直，以大鱼际部位着力，在米袋上沿中轴线作直线往返擦动，双手交替练习。

③小鱼际擦法练习。术者四指并拢，腕部挺直，立掌，以尺侧小鱼际肌腹着力，在米袋上沿中轴线作直线往返擦动，双手交替练习。

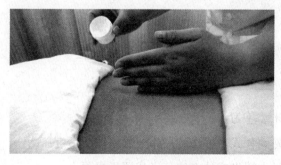

图 12-7　小鱼际擦法

④掌擦法练习。术者四指并拢，以全掌面着力，在米袋上作直线往返擦动，双手交替练习。上述各式手法不宜在米袋上练习过久，防止过久损伤皮肤。术式熟练即可进入人体操作练习阶段。

2. 第二阶段——人体练习

（1）练习目的。熟练擦法操作技巧以及根据人体的部位特征和治疗作用，选择相应擦法进行操作。

（2）练习方法。

①指擦面部练习。受术者仰卧位，术者以双手中指指面着力于鼻部两侧迎香穴，作上下方向擦动，以局部发红透热为度；术者以双手示、中指指面分别置于耳前，双手环指置于耳后，在耳前、耳后作上下方向擦动，以耳部透热为度。

②大鱼际擦上肢练习。受术者坐位，术者以大鱼际部位着力，擦手掌、腕部、前臂及上臂，以透热为度。

③小鱼际擦背腰部练习。受术者俯卧位，术者小鱼际着力，受术者背部督脉和脊柱两侧膀胱经纵向擦动；术者以小鱼际横擦腰骶部，或在八髎穴作八字形分擦，均以透热为度。

④掌擦法练习。受术者正坐，术者以掌擦法向左右方向横擦背部、腰部、骶部，横擦上胸部由锁骨下缘移至平剑突处（若受术者为女性，仅做由天突至膻中的指擦法），自上而下方向横擦腹部，均以透热为度。

三、推 法

（一）操作要领及要求

（1）推法根据着力部位不同分为指平推法（拇指平推法、屈指平推法、三指平推法）、掌平推法、拳平推法、肘平推法、刨平推法。

（2）平推法操作时，着力部位紧贴体表，压力均匀适中，推进移动宜缓慢。

（3）推法单方向直线操作，不可歪斜。指平推移动距离宜短，掌平推、拳平推和肘平推移动距离宜长。

（4）屈指平推法、掌平推法和肘平推法宜顺着肌纤维方向移动，要避开骨性突起。

（5）术者操作时，呼吸自然，不宜屏气。

（6）为防止破皮，可配合使用推拿介质。

（二）练习步骤

1. 第一阶段——米袋练习

（1）练习目的。熟悉各式平推法的操作要领，体会适度压力。

（2）练习方法。学生端坐或站立位，米袋置于桌面上。

①拇指平推练习。学生以拇指指端或螺纹面着力，在米袋中轴线上作短距离的单方向

直线推动；屈指推法练习时，学生屈拇指以拇指的指间关节背侧或偏桡侧着力，或握拳以示、中两指第一指间关节背侧着力，在米袋上作单方向的直线移动；三指平推练习时，学生示、中、环指并拢，以三指的指端着力，在米袋上作单方向的直线移动。双手交替练习。

②掌平推练习。学生以全掌着力，在米袋上作单方向的直线移动，也可双手叠掌协同用力，双手交替或叠掌练习。

③肘平推练习。学生用肘关节的尺骨鹰嘴突起处着力，在米袋上作单方向的直线推动，双手交替练习。在该法操作中指导学生借助上半身的重力，使腰部发力，体会省力原则的应用。

2. 第二阶段——人体练习

（1）练习目的。熟练推法在人体各部位的操作，体会不同部位适度的压力层次，并掌握根据部位特征和治疗要求选择相应的推法。

（2）练习方法。拇指平推法推桥弓练习时，受术者坐位，头略偏向一侧，术者站立于患者侧前方，用拇指自上而下平推该侧桥弓穴，术者右手推受术者左侧桥弓，左手推受术者右侧桥弓，各 5~10 次；屈指推华佗夹脊穴练习时，受术者俯坐，术者站于其体侧，用屈指推法在脊柱两侧华佗夹脊穴，做自上而下的推法，并根据情况可涂以适量介质，双手交替练习；三指平推胸部练习时，受术者仰卧位，术者用三指平推法做由天突到膻中的推法，双手交替练习；掌平推胸腹、胁肋部练习时，受术者仰卧位，术者用掌平推法在胸腹部任脉的天突至关元，或两侧胁肋做由上到下的推法，双手交替练习；脊柱背腰部推法练习时可选择掌平推、拳平推、肘平推，受术者俯卧，术者选用掌平推、拳平推或肘平推由上到下推脊柱两侧，双手交替练习；刨推法的练习可在四肢肌肉丰厚处做由近端到远端或由远端到近端的推法，双手交替。

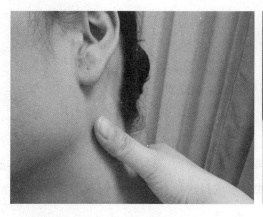

图 12 - 8　拇指平推法

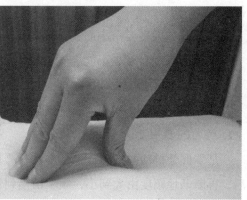

图 12 - 9　三指平推法

【注意事项】

（1）摩擦类手法的练习注意介质的使用。

（2）注意呼吸与手法施用的配合，呼吸自然，切忌屏气。

（3）注意手法操作的方向及作用层次。

第四节　振动类手法

【目的要求】

（1）掌握抖法、振法的动作要领。

（2）熟悉以上手法技能的训练方法。

【标本教具/仪器试剂】

推拿治疗床、推拿治疗巾。

【实验方法与技巧】

一、抖　法

（一）操作要领及要求

（1）操作时动作要连续、轻松，固定患肢的双手不要捏得太紧，否则动作滞涩。

（2）被抖动的肢体要自然伸直、放松，使其处于充分放松状态，不要将抖动的肢体牵拉得太紧。

（3）抖动的幅度要由小而大，频率要快。

（4）术者呼吸自然，不能屏气。

（5）抖上肢频率为 250 次/分左右，抖下肢频率为 100 次/分左右。

（二）练习方法

1. 练习的要领

一是掌握好抖动的方向；二是本法起势抖动幅度要稍大，频率要稍慢，待受术肢体放松后，再渐渐地幅度由大到小，频率由慢到快，形成抖法特有的技术特征。

2. 抖上肢练习

受术者坐位，术者站在其侧方。术者站在其侧前方，双手握腕，将患肢拉直，掌面向下，并牵引前伸 15°、外展 45°，小幅度的上下抖动上肢；术者站在其侧后方，一手扶肩，一手握其手，使患者掌面向外，用握手的手小幅度快速前后抖动上肢。

3. 抖下肢练习

受术者仰卧位，术者站在其足侧，双手握住其患肢小腿下端，将下肢抬离床面 30°，小幅度地上下抖动。

二、振　法

（一）操作要领及要求

（1）振动的频率为 8 ~ 11 次/s

（2）根据着力部位不同分为指振法和掌振法。

（3）本法需长期训练方能运用自如。

（二）练习方法

（1）本法的练习要结合长期的基本功训练，加强术者的身体素质和肌肉力量，进而进行人体穴位和部位的练习。基本功的训练包括基本功法如韦陀献杵之抱球势和上肢做抖臂与甩腕练习。

（2）人体练习时，受术者正坐，术者位于其侧前方，取百会、大椎等穴练习指振法；或受术者仰卧位，术者坐在其右侧，取其中脘、神阙或关元穴练习掌振法。

【注意事项】

（1）振动类手法的练习术者要求精神集中，呼吸调匀，注意意念在本法中的调控作用。

（2）注意功法的练习。

（3）呼吸自然，不得屏气，不可以勉强为之，以免耗伤正气。

第五节　按压类手法

【目的要求】

（1）掌握按法、拿法的动作要领。

（2）熟悉以上手法技能的训练方法。

【标本教具/仪器试剂】

手法训练米袋、推拿治疗床、推拿治疗巾。

【实验方法与技巧】

一、按 法

（一）操作要领与要求

（1）根据不同的着力部位可分为拇指按法、中指按法、掌根按法、掌按法和肘按法。

（2）按压的方向应与治疗面相垂直。

（3）用力要沉稳着实，由轻到重，由浅而深，产生得气感后，术手停留即按而留之，再慢慢将力量撤回，不可突施暴力猛然按压。

（4）双手按压时可借助自身重力来施加压力，即利用外力替代原则，手或臂无须主动用力，故作用力强而省力。

（二）练习方法

1. 练习的要领

按法主要采取人体操作练习，使用时需根据受术部位及受术者个人体质的强弱与耐痛的程度而辩证选择各种按法。其中指按法较轻，掌按法用于腹部，掌根按法用于面积较大，用于肌肉较丰厚的部位，肘按法与双拇指叠按法用于深层组织，双掌叠按法和擅法用于整脊。

2. 练习方法

指按法练习可选择受术者百会、颊车、肩井、肩髃、曲池、合谷、足三里等穴，取拇指按法或中指按法按照施术要领进行操作，双手交替或同时操作，体会手法得气感；受术者俯卧位，取环跳、殷门、肾俞等穴，练习掌根按法和肘按法，并提醒学生注意体会施术的力度，不得暴力按压；受术者仰卧位，取中脘、神阙、关元穴练习掌按法，并注意以全掌着力，按压的力量不能太大，同时手掌要随着患者呼吸而起伏；双掌叠按法练习时，受术者取俯卧位，术者取双掌叠按法沿其脊柱自上而下边按压边移动，反复按压 3～5 次，提醒学生注意移动的速度要缓慢，力量要均匀，用力不能过大，以受术者耐受为度。

二、拿 法

（一）操作要领与要求

（1）各动作环节要协调，腕部要放松，动作柔和、灵活并富于节律。

（2）提拿的劲力要深重，但加力要缓慢柔和而均匀，用力要由轻而重，再由重到轻。

（3）本法的作用部位主要是人体深层的肌腱、韧带、肌束等各种条索状组织，提拿时不要仅夹持表皮，更不能用指甲着力抠掐治疗部位，以免引起疼痛不适。拿后常继以揉摩，以缓和刺激。

（4）各式拿法可顺其筋索、经筋走行方向边拿边移动，也可在局部反复拿揉刺激。

（5）根据用指的多少，可分为二指拿、三指拿、五指拿和握拿法，其中三指拿和五指拿法最为常用。

（二）练习步骤

1. 第一阶段——抓米袋练习

（1）练习目的。增强术者指力。

（2）练习方法。学生取三盘落地势站稳，双臂在前与肩相平，屈肘，前臂掌面朝下，甲手四指在前，拇指在后，用拿法手势将米袋抓住，乙手同势在一侧待发。甲手将米袋放开，待米袋下落至膝关节时，乙手迅速将其抓住拿紧并提起至前臂与肩相平高度，随即再将米袋放开，甲手重复乙手动作，如此反复练习，每次练习1min，以后逐渐延长练习时间。

2. 第二阶段——人体练习

（1）练习目的。在指力增强的基础上，通过人体操作，体会拿法"指紧张、腕放松"的动作要领，加强腕关节灵活性和与指配合的协调性。

（2）练习方法。拿颈项部练习时，受术者坐位，术者立于其一侧，以三指拿法边拿边移动，自上而下从风池拿至项根部，反复3~5遍，双手交替练习；拿肩井练习时，受术者坐位，术者立于其后侧，双手五指拿法拿其双侧肩井（即拿该穴下之斜方肌肌束），双手要一拿一放交替进行，反复5~7遍；拿肱二头肌或肱三头肌束以及小腿腓肠肌肌束时，可以单手五指拿或双手并拢操作，边拿边由一端缓缓移动至另一端，反复操作3~5遍。

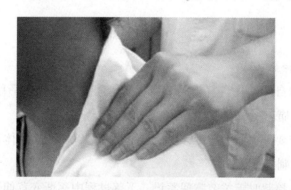

图 12 - 10　单手五指拿法

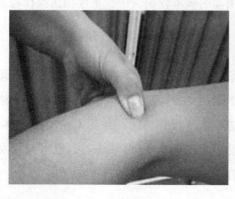

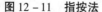

图 12 - 11　指按法

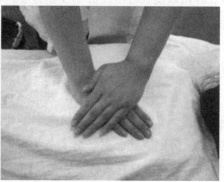

图 12 - 12　双掌叠按法

【注意事项】

（1）按压类手法的练习时，术者要注意用力的方式，用力由轻到重，再由重到轻。不宜施暴力或突然加力。

（2）刺激量要在受术者能耐受的范围内。

第六节　叩击类手法

【目的要求】

（1）掌握拍法、击法的动作要领。

（2）熟悉以上手法技能的训练方法。

【标本教具/仪器试剂】

推拿治疗床、推拿治疗巾。

【实验方法与技巧】

一、拍　法

（一）操作要领和要求

（1）操作时手指自然并拢，掌指关节微屈，指间关节伸直，平稳而有节奏地拍打患部，声音清脆而无疼痛。

（2）拍击时动作要平稳而有节奏，要使整个手掌边缘同时接触体表，患者感觉刺激量渗透而无局部皮肤的刺痛感。

（3）腕部放松，抬起时腕关节掌屈蓄势，下落过程中逐渐变背伸。

（4）轻拍以皮肤轻度发红、发热为度，拍动的频率较快，中、重度拍法操作稳定，一般不超过10次。

（二）练习方法

按照手法的操作要领，可在米袋上进行练习，也可指导学生在自己的大腿等平坦部位练习，体会富有弹性的巧劲拍打，并能逐渐控制手法的力度保持均匀一致。待手法熟练后，再选择腰骶部等面积较大及肌肉丰厚处进行人体操作练习。练习本法时注意体会轻、中、重拍法，分别以腕、肘、肩关节为中心发力而产生。可单掌练习，也可双掌交替操作，双掌同时操作时拍打次数不宜多，同时拍打3次即可。

二、拳背击法

（一）操作要领和要求

（1）击打时，手腕既要保持一定的姿势，又要放松，以一种有控制的弹性力进行叩击。

（2）根据所需击打力的大小，用肩关节或肘关节发力，带动前臂及拳背部击打在治疗部位。

（3）要使整个拳背面同时击落到受术部位体表皮肤，用力均匀而有节律。不可用掌指关节部着力，以免致局部疼痛及损伤。

（4）操作时，用力应果断、快速，击打后拳背立即弹起，叩击的时间要短，手法既有一定的力度，又使受术者感觉缓和舒适。切忌暴力击打，以免造成伤痛。

（5）一个部位每次击打 3~5 次。

（二）练习方法

学生按照正确的操作方法，在米袋上练习，边练习边体会击法"鞭打样动作"的要领，通过训练使手法操作具备弹性的特点，并提醒学生在操作时用力不宜过大，以免训练初期由于上肢僵硬而导致损伤。

术者操作时先抬臂、屈腕，使拳背离开待击部位一定距离，继而上肢相继伸肘，伸腕，以鞭打样动作将拳背击打到治疗部位，务使拳背的弧形凸面与治疗部位的生理前凹相吻合。在大椎穴操作练习时，受术者宜取坐位，颈腰部挺直，术者以竖拳击打；在腰骶部或八髎穴区操作练习时，受术者取坐位或站立位，术者要使拳面向左（右手操作时），用横拳击打。

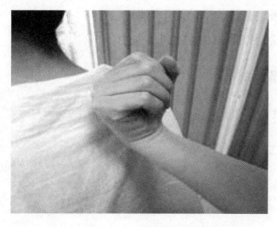

图 12-13　拳背击法

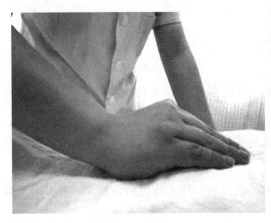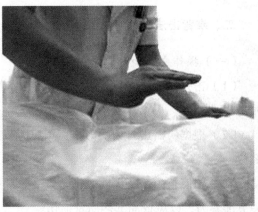

图12-14 拍 法

【注意事项】

（1）叩击类手法操作练习时，用力应果断、快速，击打后术手立即抬起，叩击的时间要短暂。

（2）击打过程中不允许抽拖。

（3）以有控制的弹性力进行叩击，切忌暴力击打。

第七节 运动关节类手法

【目的要求】

（1）掌握摇法、扳法、拔伸法的动作要领。

（2）熟悉上述手法动作结构和技能训练方法。

【标本教具/仪器试剂】

推拿治疗床、推拿治疗巾。

【实验方法与技巧】

一、摇 法

（一）操作要领和要求

（1）本法操作的运动区位为起始位至最大病理位或功能位。

（2）幅度由小到大，速度缓慢均匀。

（3）病理性约束较大时，应先行软组织放松手法，再行本法治疗。

（4）操作时一般一手为制动手，一手为动作手，两手配合要协调。

（二）练习方法

1. 练习要领

本类手法在技能训练时，首先要取正施术者和受术者的体位，以便于发力及确保动作流畅进行。其次，动作时要注意双手的配合协调、流畅，注意握点准确。

2. 练习内容

训练时常用部位包括颈椎摇法、肩关节摇法以及髋关节摇法。

（1）环转摇颈法。受术者正坐，术者立于其侧后方，一手握颏部，另一手握住枕部或顶骨上方。术者双手反向用力引导其头颈作由左向右或由右向左的反复环转运动，摇动颈椎。操作时应嘱受术者睁开双眼，以免头晕。

（2）托肘环转摇肩法。受术者正坐，术者站在其一侧，固定手按压在其肩关节近肩峰处，动作手手掌托握住其肘部，将受术者前臂放在自己的前臂上。操作时动作手将其上臂由前向后，或由后向前反复环转摇动肩关节。

（3）单侧环转摇髋关节法。受术者仰卧，屈髋90°并自然屈膝，术者站在其患侧，一手握住其患膝上方，另一手握住其小腿下端或托握住其足跟。操作时，双手同时用力，推运患肢由内向外或由外向内环转，如此反复内外环转摇动髋关节。

二、扳　法

（一）操作要领和要求

（1）本法操作要求双手握点准确、控制力好。

（2）顺应关节的生理功能，不能超越正常的生理范围。

（3）动作应分阶段进行，先做屈伸或旋转摇法，达到最大阻力即"扳机点"时瞬间发力。

（4）突发的扳动要干脆利落，时机要准，力度适当，收力及时，不可使用暴力或蛮力。

（5）不强求关节弹响。

（6）扳动时术者双手配合协调准确。

（7）每次扳动时只能选择一个运动轴所限定的方向施术。

（8）使用扳法前应先施以松解类手法放松肌肉，提高手法的成功率与安全性。

（二）练习方法

1. 练习要领

正确选择术者和受术者各种扳法时所取的体位，抓握部位要准确；注意杠杆、力矩、力偶、力的替代等各项运动生物力学省力原理的运用；细心体会并熟练掌握确定"扳机点"的方法及手下的感觉；注意瞬间扳动时的方向与幅度的控制方法与要领。

2. 练习内容

训练时常有部位包括颈椎旋转扳法、侧卧位腰椎旋转扳法、肩关节扳法等。

（1）颈椎旋转扳法练习。受术者正坐、头略向前屈15°左右；向左侧旋扳时，术者站在其左侧后方，向右侧旋扳时，术者站在其右侧后方，一手托握其下颌部，一手抵握至其枕外隆凸或顶骨侧面最高点。术者双手先轻轻用力将其头部沿颈椎垂直轴方向左右旋转摇动，待其放松后，术者双手再反向用力将其头部向左或向右选装至其病理位或功能位后之"扳机点"后，顺势用一个瞬间快速而有控制的推冲力，使颈椎的旋转幅度再扩大5°～10°，然后再将其头部回旋至起始位，左右各一次。提醒学生此法在操作时一定要在略低头位下进行，禁止在仰头位下进行。

（2）侧卧位腰椎旋转扳法练习。受术者取侧卧位，在下下肢伸直，在上下肢屈髋屈膝，将内踝处放在下腿膝内侧上方，并将在上面的手放在身后，下面的手自然放在身体前侧。术者站在其腰部前侧或后侧，用甲手抵握住其肩前部，乙手按抵住髂骨翼最高点或大转子最高点。甲手将其肩部向其身后方向推转，乙手将其髂骨朝腹侧方向推转，至"扳机点"后，再双手瞬时、反向、同步发力，使腰椎快速越过次阻力点，旋转幅度再扩大5°～10°。

三、拔伸法

（一）操作要领和要求

（1）本法操作要求双手握点、受术者及受术关节的预备姿势、体位要准确。

（2）对需用大力牵引的拔伸手法，操作时忌蛮力、死力，充分利用省力原则。

（3）在大力牵引时，要注意对握力点部位与邻近组织的保护，不要死力抠掐，以免损伤皮肤、神经。

（4）关节上下的一对拔伸力应该大小相等，方向相反，同步协调完成。

（5）拔伸时用力要由轻到重，缓缓加力，在拔伸的定点稍作停留，再将力慢慢收回。

（二）练习方法

1. 练习要领

（1）充分理解本法的操作原理。

（2）练习双手抓握的方法与正确的着力点。

（3）掌握省力原则。

（4）练习缓慢持续发力的方式。

（5）细心体会手下牵动关节时的感觉。

2. 练习内容

训练时常用部位包括颈椎拔伸法、踝关节拔伸法等。

（1）坐位颈椎拔伸法。受术者端坐，颈肩部放松；术者在其正后方，两足分开与肩同宽，站稳，用双臂前1/3处按压在其两侧肩峰处，双手拇指在后抵按住其耳后乳突与枕骨隆突之下方，掌指在其耳前捧握住其左右下颌体之侧下方。动作时，先将受术者的头部向前后、左右各方向轻轻摇动，待其颈项部肌肉基本放松后，将颈椎保持在略向前倾位置，以保证颈椎合理的牵引角度。接着，术者双手用力夹持其头部两侧，两臂向下压肩，使其头部获得一向上的牵引力，以完成对颈椎的拔伸牵引。持续牵引10余秒后缓缓将力撤回。

（2）仰卧位颈椎拔伸法。受术者仰卧，去枕，头顶与床沿对齐。术者在其头侧取坐位，两足分开踏稳，用双膝顶住两侧床腿，上身略向前倾，腰背挺直。一手在下，垫在受术者的枕部下方并将其托住，另一手在床上，托握住受术者的颏部。先使受术者头部向各方向摇动，待其颈项部肌肉放松后，术者的双手分别将受术者的枕部及颏部用力握固，两上肢伸直，由腰背发力，使上身向后仰，并带动两手将受术者的身体在床面上滑行移动，使肩部至床沿为止，完成对颈椎的牵引。持续牵引10余秒后缓缓将力撤回。上述两种颈椎拔伸法操作时，应提醒学生注意，手法牵引力在发力与结束过程中要持续而缓和，不能突然猛拉，也不能戛然而止，中间不可以停顿，以免引发患者眩晕、血压波动等不良反应。

（3）踝关节拔伸法。受术者仰卧，下肢自然伸直。术者站在其足侧，甲手握住其第1跖趾关节内侧，乙手托握住患足之足跟。术者先用甲手将患足推向背伸，乙手同时顺势将其足跟向下拉伸，并将其持续保持，接着甲手用力向下将足拉向跖屈，即可使踝关节受力，拉宽其关节间隙。提醒学生本法应用骨杠杆原理获得省力的效果，不要双手同时向下牵拉足部，此法费力而无效。

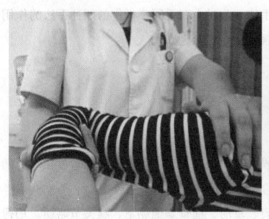
图 12-15　托肘环转摇肩法

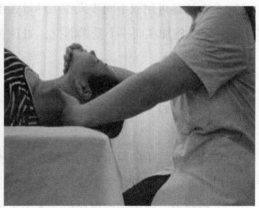
图 12-16　仰卧位颈椎拔伸法

【注意事项】

（1）遵循运动关节类手法的施用原则，在人体的生理活动范围内进行操作。

（2）掌握手法的发力方式，遵循省力原则，运用巧力寸劲，切忌蛮力、暴力。

第八节　复合类手法

【目的要求】

（1）掌握推摩法、按揉法、搓摇法等复合手法的动作要领。

（2）熟悉上述手法的动作结构和技能训练方法。

【标本教具/仪器试剂】

推拿治疗床、推拿治疗巾。

【实验方法与技巧】

一、操作要领及要求

（1）本类手法可用一只手的一个着力点操作，此时的受术部位可同时受到两种单式手法的合成刺激，如按揉法、掐揉法等。

（2）本类手法亦可用一只手的两个着力点，在受术者体表的两个邻近的部位同时施术。此时，术手的一个着力点在作一种单式手法，另一个着力点同时进行另一种单式手法的操作，如推摩法等。

（3）本法还可用双手同步操作一种单式手法，此时由双手同步操作的两种手法的作用应力，一定是施加在同一个受术部位，如搓摇法等。

二、练习方法

（一）推摩法

1. 练习要领

（1）本法以一手的两个着力部位来进行操作，拇指着力于治疗穴位，四指放在起辅助治疗作用的部位。操作时要兼顾两个着力点的动作配合与协调，手腕放松。

（2）操作时，术者一般取坐位，术手沉肩、垂肘，前臂掌面朝下，腕关节略屈。用拇指螺纹面或偏峰着力于治疗穴位，用同一手的四指掌面贴附在一侧的治疗部位上。拇指按照一指禅推法或偏峰推法的动作结构操作，同时带动四指掌面在一侧的治疗部位上摩动。

2. 练习内容

人体定点练习时，可选择推中脘，摩梁门；推脐中，摩天枢、大横；推关元，摩水道；推身柱，摩肺俞；推神道，摩心俞；推至阳，摩膈俞；推命门，摩肾俞；推百会，摩少阳；推膻中，摩胸旁等。人体走线练习时，可选择自上而下反复推任脉，摩胃经进行操作练习。

（二）按揉法

1. 练习要领

（1）本法操作时兼有按法和揉法的动作结构，回旋揉动的幅度宜小而匀速，使作用力深透而集中。用力重实而缓和，刺激量控制在中等以内，不宜过重。

（2）施术时，术手着力部位在受术穴位或部位先轻后重、由浅入深地向下按压的同时，作小幅度的回旋揉动，并带动受术皮肤一起环转，使之产生内摩擦，待得气后，稍作停留按揉3~10秒钟，在逐渐边按揉边由深层返回至浅层，如此反复操作，即为按揉。

2. 练习内容

本法练习主要为人体操作练习。取风府、风池、合谷穴练习单指按揉法；取腰眼、足三里穴练习叠指按揉法；取中脘、神阙穴练习掌按揉法；取命门、肾俞或八髎穴练习叠掌按揉法；取伏兔穴练习掌根按揉法；取下关、颊车穴练习大鱼际按揉法；取环跳或腰骶部夹脊穴练习肘按揉法。

（三）㨰摇法

1. 练习要领

本法是软组织类手法和作用于骨关节类手法的复合手法，操作时两手一㨰一摇同步操作，使受术关节受到两种手法的复合刺激，故动作时注意双手操作的同步协调；操作时务使受术关节放松，摇动幅度由小到大，缓缓进行，频率保持在120~160次/分；术者自然呼吸，不得屏气。

2. 练习内容

在基本掌握㨰法与摇法动作的操作要领后，按㨰摇法的动作结构反复练习，练习部位包括肩关节外展㨰摇法、颈椎屈伸㨰摇法、腰骶关节后伸㨰摇法、髋关节前后外展内收㨰摇法。

【注意事项】

（1）此类手法操作时，注意遵循手法成分中每一种单式手法的操作要领。

（2）注意加强两种单式手法同时运用的灵活性的训练。

第九节 推拿操作常规

【目的要求】

（1）掌握人体各部的推拿操作常规及综合练习方法。

（2）熟悉一指禅推拿、㨰法推拿及内功推拿流派的人体操作常规。

（3）了解被操作部位的骨性标志以及肌肉、肌腱等软组织的弹性、张力等不同情况；了解被操作关节形态、功能活动情况。

【标本教具/仪器试剂】

推拿治疗床、推拿治疗巾、推拿介质（凡士林、冬青膏）。

【实验方法与技巧】

将各单种手法（包括各种单式手法、复合手法、复式手法）在其所适应的人体部位、穴位及经络进行定点、定位、循经操作练习。根据人体各种部位的形态结构特点及经络、穴位配伍规律，选择适用于该部操作的多种手法，按一定的路线与次序，编排组合成一组手法操作的常规套路，进行综合练习，内容包括流派手法操作及各部人体操作常规练习。具体流程如下：

一、单种手法在人体定点、定位及循经操作练习

二、流派手法人体操作常规练习

（1）一指禅推拿人体各部操作常规。

（2）㨰法推拿人体各部操作常规。

（3）内功推拿人体各部操作常规。

三、人体各部人体操作常规综合练习

（1）头面颈项部。

（2）腰背部。

（3）胸腹部。

（4）肩及上肢部。

（5）髋及下肢部。

【注意事项】

（1）术者注意精神状态、身形及操作体位。

（2）注意按照正确的流程顺序进行练习。

（3）注意操作手法的规范性。

第十节　轻重手法推拿家兔内关穴的镇痛作用观察

【目的要求】

（1）观察推拿手法作用于内关穴对家兔痛阈的影响，并探讨轻重手法在影响家兔痛阈方面有无差别，以及对痛阈影响的时间关系。

（2）熟悉家兔痛阈测定方法。

【标本教具/仪器试剂】

痛阈测定仪、重 2.5kg 左右家兔（雌雄不限）、兔箱。

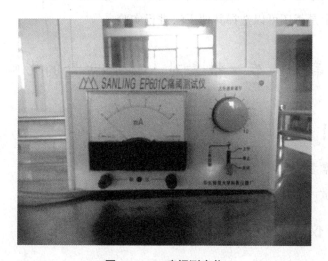

图 12 - 17　痛阈测定仪

【实验方法与技巧】

一、实验原理

当刺激强度达到某一临界水平，受试者首次报告痛，此时的刺激强度称痛阈。一个递增的阈上痛刺激，导致痛的主观体验不断增加，最终使受试者无法忍受，此时的刺激强度称耐痛阈。在家兔耳廓部行钾离子透入，测量其首次甩头时的电流强度，是一种常用的实验性测痛方法。广泛的临床实践证明，推拿手法治疗在临床应用中具有明显止痛作用，动物实验也表明推拿可明显提高动物的痛阈。

二、实验步骤

（1）将家兔按照轻手法按压及重手法按压平均分为两组，并进行记录。

（2）基础痛阈测定。测痛时，将家兔固定于兔箱内，头、前肢能自由活动，待动物安静后，以钾离子透入法测定家兔耳廓痛阈，记录其首次甩头时的电流强度，每隔 5min 测量一次，并记录每次电流强度，将三次平均值作为家兔基础痛阈。

（3）施以推拿手法。分别对家兔施以轻、重手法，推拿家兔内关穴，轻手法组施按揉法 10min，频率 100 次/分钟左右；重手法组取点按法 5min，频率 3 次/分钟。

（4）测痛阈。测定时间分别为推拿手法结束即刻、5min、10min、15min，分别测定并记录。

（5）整理实验记录，形成实验报告，并讨论分析实验结果。

【注意事项】

（1）在痛阈测定过程当中，反复测痛可能导致一定误差。

（2）启发学生是否还可以选择其他手法进行实验。

第十一节　推拿对人体肺活量的影响

【目的要求】

（1）观察推拿手法对人体肺活量的影响。

（2）熟悉肺量计测肺活量的使用方法。

【标本教具/仪器试剂】

肺量计。

【实验方法与技巧】

一、实验原理

临床实践和动物实验表明，推拿对肺功能具有良性调节作用，并具有降低呼吸道通气阻力、提高肺活量的作用。肺俞穴位于足太阳膀胱经上，为肺的背俞穴，中府位于手太阴肺经上，为肺之募穴，俞募配穴法，可治疗肺系疾患。本实验通过按揉作用于健康人肺俞穴、中府穴，观察其对肺通气量的影响，验证推拿对肺通气量的调节作用。

二、实验步骤

（1）将学生分为 3 人 1 组，1 人为受术者，1 人为施术者，1 人做测试记录工作。

（2）基础肺通气量测定。受术者静坐休息 10min 后，由测试者对其进行肺活量的测试、记录。

（3）推拿操作。受试者坐位，术者用拇指按揉法按揉受术者双侧中府及肺腧穴，力量以受试者能耐受且产生酸胀感为度，频率在 100 次/分钟左右，每穴各操作 1min。

（4）操作结束后立即再次由测试者对其进行肺活量测试并记录。

（5）指导学生变换角色，继续进行实验，并记录数值。

（6）比较前后数值变化并形成实验报告，并讨论推拿手法操作对肺活量的影响。

【注意事项】

（1）由于不同的施术者手法上存在差异，可能导致实验结果存在一定误差。

（2）启发学生是否还可以选择其他穴位或其他手法进行实验。

第十三章　基础护理学基本技能

第一节　无菌技术基本操作

【目的要求】

掌握无菌技术基本操作方法。

【标本教具/仪器试剂】

治疗盘、无菌持物钳、碘酊、酒精、棉签、无菌治疗碗、无菌缸、无菌贮槽、无菌手套、生理盐水、纱布、棉球、治疗巾、启瓶器。

【实验方法与技巧】

一、无菌持物钳的使用

将容器盖打开，持钳上端1/3，垂直闭合取出；用时保持钳端向下，用后钳端闭合放回，松开轴节，关闭容器盖。

二、无菌包的使用

查对名称、灭菌日期、灭菌指示胶带；解带开包，用无菌持物钳取物；包内物品未用完，按原折痕包裹；用后注明开包日期及时间（24h内有效）。

三、铺无菌盘

备清洁干燥治疗盘，取无菌巾，捏住巾一端外面两角，抖开铺于治疗盘上；上层折成扇形，无菌面向上；放入无菌物，覆盖，边缘反折（24h内有效）。

四、无菌容器的使用

开盖，内面朝上；手持无盖容器托住底部，无菌钳取物；用毕盖严，注明打开日期及时间（24h 内有效）。

五、取用无菌溶液

查瓶签、药的质量；开启瓶盖，翻起瓶塞，拉出瓶塞；瓶签向上倒溶液冲洗瓶口，原处倒液；塞瓶塞，酒精消毒，盖严；注明开瓶时间（24h 内有效）。

六、戴、脱无菌手套

查灭菌日期、灭菌指示胶带、号码；打开手套袋，取滑石粉擦手；取手套（持反折部分），戴手套；用毕，手套翻转脱下（勿使手套外面触及皮肤）。

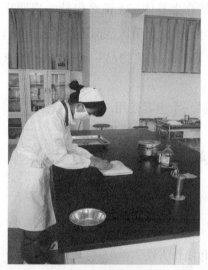

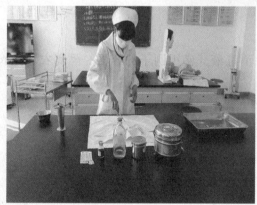
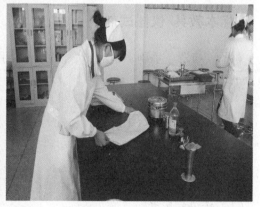

图 13－1　无菌包的使用

【注意事项】

（1）无菌操作的环境要清洁、宽敞，无菌操作前 30min 通风，停止清扫地面，减少人群流动，避免尘埃飞扬。

（2）工作人员的穿戴要规范，帽子应遮住头发，口罩须盖住口鼻，修剪指甲，洗手，必要时穿无菌衣，戴无菌手套。

（3）无菌物品与非无菌物品要分别放置，且有明显标志。无菌包外需标明物品名称、灭菌日期，粘贴化学指示胶带，并按失效期先后顺序摆放。无菌包在未污染的情况下，有效期为7d，过期或受潮应重新灭菌。无菌物品疑有或已被污染，不得继续使用，应予更换或重新灭菌，以免发生交叉感染。

（4）进行无菌操作时，必须明确无菌物品、无菌区与有菌区的概念，凡没有戴无菌手套进行无菌操作时，如输液、注射等，手不得触及无菌区或跨越无菌区；凡戴着无菌手套进行无菌操作时，如导尿、穿刺等，手不得触及有菌物品及有菌区。

（5）进行无菌操作时，操作者身体与无菌区保持一定距离（约20 cm），手臂保持在自己腰部水平以上或桌面以上，面向无菌区，但不可朝无菌区谈笑、咳嗽、打喷嚏。夹取无菌物品，必须使用无菌持物钳，无菌物品一经取出，即使未用也不得再放回无菌容器内。

（6）一份无菌物品只能供一个患者使用一次。

第二节　隔离技术操作

【目的要求】

掌握隔离技术的适应证和操作方法。

【标本教具/仪器试剂】

帽子、口罩、手刷、小毛巾、洗手液、手消毒液、盛用刷子的容器、隔离衣、挂衣架、夹子。

【实验方法与技巧】

一、适应证

（1）传染病患者。
（2）高度易感人群。

二、操作方法

（一）口罩的使用

洗手后戴口罩（遮住口鼻）；用后将污染面向内折叠，手不可触及污染面；置胸前小口袋或小塑料袋内。

（二）帽子的使用

帽子应遮住全部头发。

（三）刷　手

用刷子蘸洗手液；刷手顺序为前臂、腕部、手背、手掌、手指、指缝、指甲；同法刷对侧；清水洗净，毛巾擦干。

（四）穿隔离衣

工作衣帽穿戴整齐；洗手，戴口罩，取下手表，卷袖过肘；手持衣领取下隔离衣；穿衣袖；系领口；系袖口；对背襟；系腰带，在胸前打结。

（五）脱隔离衣

解腰带；解袖口，内掖衣袖；刷手，消毒手；解领口；脱衣袖；脱衣，对衣领、衣边（清洁面向外），提衣领挂回衣架。

（六）整　理

用物的处理按传染病污物处理。

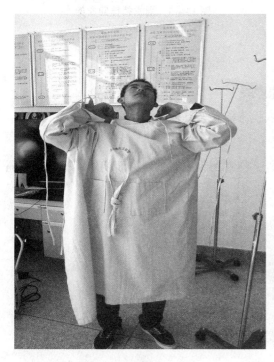

图 13 - 2　解领口

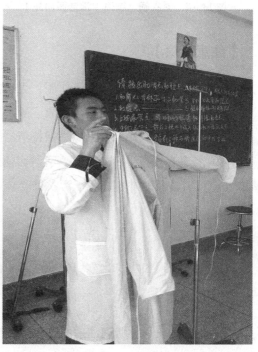

图 13 - 3　脱衣袖

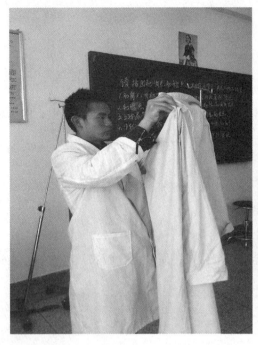
图 13 - 4 对衣领、衣边（清洁面向外）

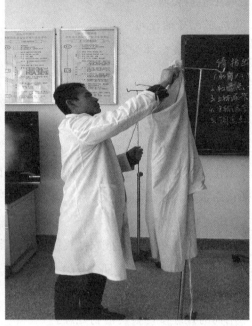
图 13 - 5 提衣领挂回衣架

【注意事项】

（1）隔离衣的长度须遮盖工作服，无破损。

（2）消毒手时，不能沾湿隔离衣，隔离衣也不能触及其他物品。

（3）隔离衣的衣领和内面始终保持清洁。

（4）隔离衣挂在半污染区时，清洁面朝外；挂在污染区时，污染面朝外；不再穿的隔离衣，应将清洁面朝外卷好置于污衣袋。

第三节　皮内、皮下、肌肉注射

【目的要求】

掌握皮内、皮下、肌肉注射的适应证和操作方法。

【标本教具/仪器试剂】

注射盘内备无菌持物镊、2% 碘酊、75% 酒精、砂轮、棉签、弯盘、一次性注射器、快速手消毒液或消毒小毛巾、污物缸、医嘱用药。

【实验方法与技巧】

一、适应证

（一）皮内注射

各种药物的过敏试验；局部麻醉的先驱步骤。

（二）皮下注射

不宜口服给药时；预防接种；局部麻醉用药。

（三）肌肉注射

不宜经其他途径给药时；注射刺激性较强或药量较大药物。

二、操作方法

（一）注射前准备

注射器吸药，排气后放置于弯盘中；备齐用物至床旁，三查七对；协助病人取舒适体位；选择注射部位，消毒皮肤，左手绷紧皮肤，右手持注射器。

（二）注　射

1. 皮内注射

注射部位前臂掌侧下段，以5°角进针，进针深度在表皮与真皮之间；左手拇指固定针栓，推药液0.1mL成皮丘、拔针，不可按压；20min后观察反应，记录结果。

2. 皮下注射

注射部位在上臂三角肌下缘，以30°~40°角进针，进针深度达皮下；抽动活塞，见无回血固定针栓，注入药液；注射毕，干棉签按压针眼，拔针。

3. 肌肉注射

注射部位在臀大肌或臀中肌、臀小肌，以90°角进针，进针深度达肌层；抽动活塞，见无回血固定针栓，注入药液；注射毕，干棉签按压针眼，拔针。

4. 注射后处理

注射后整理病床单，清理用物归还原处。

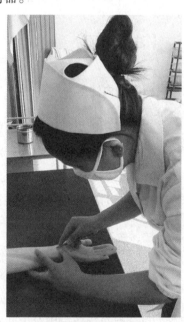

图13-6　皮下注射

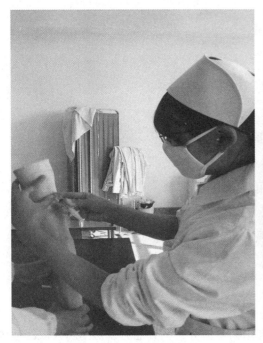 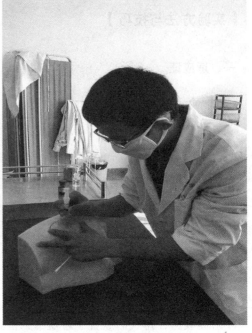

图 13-7　皮内注射　　　　　　　　　　图 13-8　肌肉注射

【注意事项】

一、皮内注射

（1）忌用碘类消毒剂，以免影响观察效果。

（2）针尖斜面必须全部进入皮内，以免漏药。

（3）嘱患者保护皮丘。

（4）及时观察皮丘效果。

二、皮下注射

（1）持针时右手示指固定针栓，但不能接触针柄，以免污染。

（2）针头刺入角度不宜超过 45°，以免刺入肌层。

（3）尽量避免应用对皮肤有刺激作用的药物作皮下注射。

（4）经常注射者应更换部位，要建立轮流交替注射的计划，这样可达到在有限的注射部位吸收最大的药量的效果。

（5）注射少于 1mL 的药液时，必须用 1mL 注射器抽吸药液，以保持注入药液的剂量准确无误。

三、肌肉注射

（1）切勿把针梗全部刺入，以防针梗从根部折断。

（2）两种药液同时注射时，要注意配伍禁忌。

（3）需长期作肌肉注射者，注射部位应交替更换，避免硬结的发生。

（4）两岁以下婴幼儿不宜选用臀大肌注射，因有损伤坐骨神经的危险；幼儿在未能独自走路前，其臀部肌肉发育不好，应选用臀中肌、臀小肌处注射。

第四节　静脉注射

【目的要求】

掌握静脉输液的适应证和操作方法。

【标本教具/仪器试剂】

注射盘内备无菌持物镊、2%碘酊、75%酒精、砂轮、棉签、弯盘、胶布、一次性注射器、快速手消毒液或消毒小毛巾，另备压脉带、小垫枕、污物缸、医嘱用药。

【实验方法与技巧】

一、适应证

（1）注入药液、输血或输液、静脉营养治疗。

（2）诊断性检查。

（3）采集血标本。

二、操作方法

（一）操作者准备

衣帽整齐，洗手，戴口罩。

（二）注射前准备

输液器吸药、排气，放置于弯盘中；备齐用物至床旁，三查七对；协助病人取舒适体位。

（三）注　射

选择合适的静脉，在穿刺部位肢体下垫一垫枕，距穿刺点上方6cm处扎止血带，嘱病人握拳；消毒穿刺部位皮肤；左手拇指绷紧并固定皮肤，右手持注射器，针尖斜面向上与皮肤成 15°~30° 角进针，见回血再进针少许（0.5~1cm）；松开压脉带，嘱病人松拳，固定针头，注入药液；注射毕，用干棉签按压针眼，拔针。

（四）注射后处理

注射后整理病床单，用物归还原处。

【注意事项】

（1）选择粗、直、弹性好、不易滑动、易固定的静脉，避开关节和静脉瓣。

（2）扎止血带松紧要适中。

（3）嘱患者握拳的力量要适中。

（4）如需长期静脉给药者，为了保护血管，应有次序地由下向上、由远到近选择血管进行注射。

（5）注意穿刺时角度的变换。

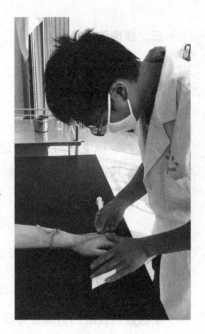

图 13-9　静脉注射

第五节　密闭式静脉输液

【目的要求】

掌握密闭式静脉输液的适应证和操作方法。

【标本教具/仪器试剂】

注射盘内备无菌持物镊、2% 碘酊、75% 酒精、砂轮、棉签、弯盘、输液贴、快速手消毒液或消毒小毛巾、污物缸；另备压脉带、小垫枕、启瓶器、网套、一次性输液器、一次性注射器、药液、输液卡、输液架。

【实验方法与技巧】

一、适应证

（1）需经静脉途径输注药物者。

（2）需要进行静脉营养的患者。

（3）注入造影剂进行检查。

（4）血容量不足，需要输注血液的患者。

二、操作方法

（一）操作者准备

操作者衣帽整齐，洗手，戴口罩。

（二）治疗室准备

核对药物，检查药液；贴输液卡，套网套；撬铝盖中心部分，常规消毒瓶塞；加入药液，插输液器。

（三）床旁操作

查对病人姓名、床号、药液；向病人解释，嘱其排便；挂输液瓶和输液卡；排气，夹紧调节夹；选静脉，扎止血带；嘱病人握拳，常规消毒皮肤；再次排气，关闭调节夹；穿刺，见回血再进针少许；松带、松拳、松调节夹；进针处盖无菌输液贴，胶布固定。

（四）穿刺后处理

穿刺完毕，调滴速，一般成人 40～60gtt/min；儿童 20～40gtt/min；记录输液卡，内容包括时间、滴数、局部情况、签名等。

整理病床单位，整理用物。

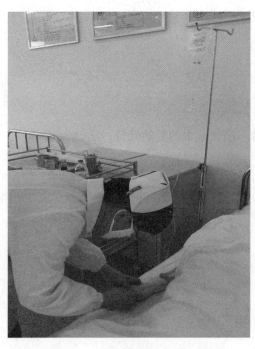
图 13-10　选静脉、扎止血带

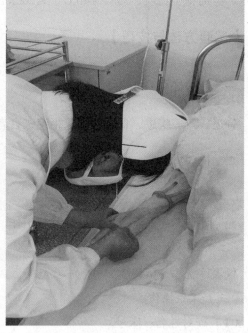
图 13-11　穿　刺

【注意事项】

（1）严格遵守无菌操作规程。

（2）严格执行查对制度。

（3）排除输液器及针头内空气，防止发生空气栓塞。

（4）穿刺时注意角度的变换。

（5）嘱病人不可随意调节滴速。

（6）密切观察有无输液、输血反应。

第六节　鼻　饲

【目的要求】

掌握鼻饲的适应证和操作方法。

【标本教具/仪器试剂】

治疗盘内备治疗碗（内盛生理盐水）、压舌板、镊子、胃管、50mL 注射器、纱布块、治疗巾、弯盘、石蜡油、棉签、胶布、橡皮圈、别针、听诊器、手电筒、止血钳。另备温开水、鼻饲物（流质，38℃~40℃，≤200mL/次）。

【实验方法与技巧】

一、适应证

昏迷、口腔疾患、食管狭窄、拒绝进食者、病情危重的婴幼儿等。

二、操作方法

（一）操作前准备

充分评估，向患者或家属做好解释工作。

（二）操作者准备

仪表、洗手、戴口罩。

（三）床边操作

（1）查对姓名、床号。

（2）患者取坐位、半坐位或右侧卧位，颌下铺巾，置弯盘。

（3）检查、清洁鼻腔。

（4）量长度（耳垂到鼻尖至剑突），并作标记，石蜡油润管（前端10~20cm）。

（5）插管。

①清醒患者。从一侧鼻孔插入约15cm，指导患者做吞咽动作，深呼吸，随动作迅速

送管至预定长度。

②昏迷患者。去枕仰卧位，从一侧鼻孔插管至15cm，左手将病人头部托起，使下颌靠近胸骨柄，右手插管至预定长度。

（6）判断鼻饲管位置。

①抽：用注射器抽吸（是否有胃液抽出）。

②看：把胃管末端置于水中，如有气泡逸出，则提示鼻饲管插入呼吸道，需重新插管。

③听：听诊器置于胃部，注入10～20mL空气，闻及气过水声则提示鼻饲管已到位。

（7）将鼻饲管用胶布固定于鼻翼、颊部。

（8）灌食。先注温开水湿管，然后注入饮食（速度适宜），注入完毕注温开水冲管；抬高胃管，纱布包扎管口，别针固定于枕边；处理食具。

（9）整理病床单位、用物。

（10）记录时间、灌食量、食物种类、反应等。

（11）拔管时，颌下置弯盘，夹紧胃管末端，拔管。清洁患者面部，整理用物。

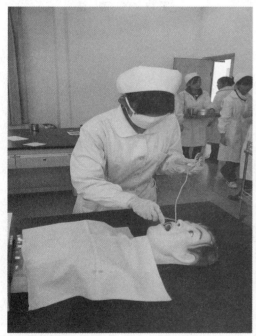

图13-12 插 管

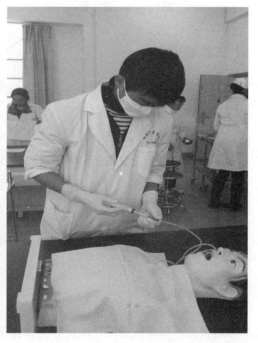

图13-13 灌 食

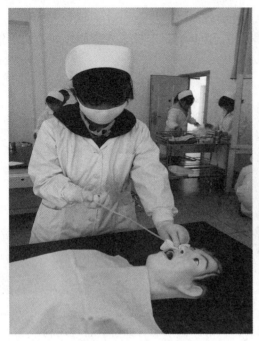

图 13 - 14 拔 管

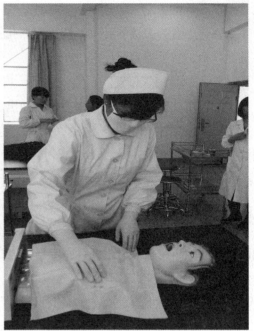

图 13 - 15 清 洁

【注意事项】

（1）取得患者及家属的理解和配合，注意动作轻柔。

（2）每次灌注前需确认鼻饲管在胃内。

（3）注意给药时的处理。

（4）每次鼻饲量 < 200mL，间隔时间 > 2h，注入食物温度 38℃ 左右。

（5）长期鼻饲者每天行口腔护理，每周更换胃管。

第七节 大量不保留灌肠

【目的要求】

掌握大量不保留灌肠的适应证和操作方法。

【标本教具/仪器试剂】

治疗盘内备灌肠筒一套、弯盘、肛管（或一次性肛管）、血管钳、棉签、一次性手套、润滑剂、卫生纸、橡胶单、治疗巾、水温计；便盆及便盆巾、输液架、屏风；灌肠溶液：0.1% ~ 0.2% 肥皂液 500 ~ 1000mL。

【实验方法与技巧】

一、适应证

（1）便秘、肠胀气患者。

（2）肠道手术，检查和分娩前准备。

（3）中毒患者。

（4）高热患者。

二、操作方法

（一）操作前准备

充分评估，向患者或家属做好解释工作。嘱患者排空小便。

（二）操作者准备

操作者仪表端庄，洗手，戴口罩。

（三）治疗室准备

（1）核对床号、姓名、灌肠液名称、浓度、剂量。

（2）配液。大量筒内备温水，取20%肥皂液2.5~5mL于灌肠筒，倒入温水（水温39℃~41℃）至500mL。

（四）床边操作

（1）查对床号、姓名、灌肠液名称。

（2）关闭门窗，屏风遮挡，调节室温。

（3）患者取左侧屈膝卧位，臀部移至床沿，臀下垫橡胶单和治疗巾，脱裤至膝部，弯盘置臀旁。

（4）挂灌肠筒，液面距肛门40~60cm。

（5）连接肛管，润滑肛管，排气并夹管。

（6）嘱病人深呼吸，分开臀部，将肛管插入直肠7~10cm。

（7）松钳灌液，手固定肛管，观察液体流入情况，患者是否有腹胀或便意，是否有脉速、腹痛、气急等。

（8）灌毕拔管，以止血钳夹紧肛管用卫生纸拔出，分离肛管置弯盘内，擦净肛门。患者平卧，嘱其忍耐5~10min后排便。床旁置卫生纸、呼叫器。

（9）撤橡胶单、治疗巾。妥善清理用物，归还原位。

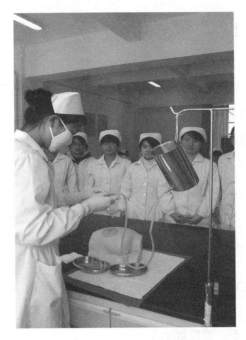

图 13 – 16　润滑肛管

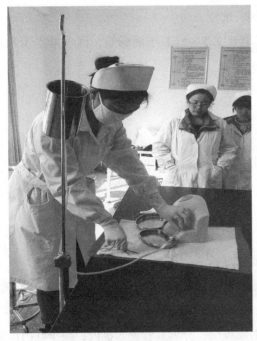

图 13 – 17　松钳灌液

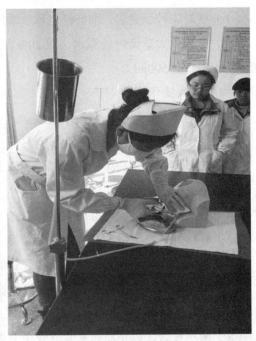

图 13 – 18　灌毕拔管

【注意事项】

（1）妊娠、急腹症、严重心血管疾病等禁忌灌肠。

（2）伤寒病人灌肠时液体量不得超过 500mL，压力宜低（液面距肛门不得超过

30cm）。

（3）肝昏迷病人灌肠禁用肥皂水，以减少氨的产生和吸收；心衰和水钠潴留病人禁用生理盐水灌肠。

（4）准确掌握灌肠溶液的温度、浓度、流速、压力和液量。

（5）降温灌肠可用28℃~32℃等渗盐水，或用4℃等渗盐水，液体要保留30min再排便，排便后30min测量体温并记录。

（6）灌肠时病人如有腹胀或便意时，应嘱病人作深呼吸，放松腹部肌肉，并降低灌肠筒的高度以减慢流速或暂停灌肠，以减轻不适。

（7）灌肠过程中应随时注意观察患者病情变化，如出现脉速、面色苍白、冷汗、剧烈腹痛、心慌气急时，应立即停止灌肠并及时与医生联系，采取急救措施。

第八节 导尿术

【目的要求】

掌握导尿术的适应证、禁忌证和操作方法。

【标本教具/仪器试剂】

导尿包，持物钳，无菌引流袋，0.1%新洁尔灭消毒液，无菌石蜡油，棉布及便盆。

【实验方法与技巧】

一、适应证

（1）无菌法取尿标本作检查或作尿细菌学检查。

（2）解除尿潴留。

（3）测定膀胱内残余尿量。

（4）测定膀胱容量和膀胱内压力改变，测定膀胱对冷热刺激的感觉及膀胱本体觉。

（5）行膀胱注水试验，鉴别膀胱破裂。

（6）注入对比剂，进行膀胱造影检查。

（7）危重病人观察尿量变化。

（8）产科手术前的常规导尿。大型手术中持续引流膀胱，防止膀胱过度充盈及观察尿量。

（9）进行下尿路动力学检查。

（10）膀胱内药物灌注或膀胱冲洗。

（11）探测尿道是否狭窄，了解少尿或无尿原因。

二、禁忌证

急性尿道炎、急性前列腺炎、急性副睾炎、月经期。

三、操作方法

（1）患者取仰卧位，屈髋屈膝，大腿外展及外旋，臀下垫胶布单及棉片。

（2）术者戴帽子及口罩，解开导尿包外层包布。以持物钳打开导尿包内层包布，并夹取无菌钳一把，夹棉球，用1/1 000 新洁尔灭消毒液消毒外阴部。男性病人从尿道口开始，而后周围皮肤，应翻卷包皮消毒；女性病人按前庭、小阴唇、大阴唇、阴阜、大腿内侧1/2、臀部、肛周及肛门的顺序消毒，即以尿道口为中心，以由内而外、自上而下的顺序消毒。

（3）术者戴无菌手套，从导尿包中取无菌孔巾铺于已消毒好的外阴部。

（4）取无菌弯盘置于会阴部无菌巾上，将无菌导尿管末端置于弯盘中，前端涂无菌石蜡油。女性患者，以左手拇指及示指分开小阴唇（注意以无菌纱布缠绕手指），显露尿道口；男性患者，以无菌纱布缠绕阴茎后，用左手环指及中指夹持阴茎，用拇指及示指分开尿道口，右手持无菌钳夹住导尿管前端轻轻插入尿道。

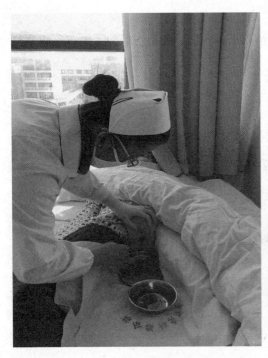

图 13 - 19　消毒外阴

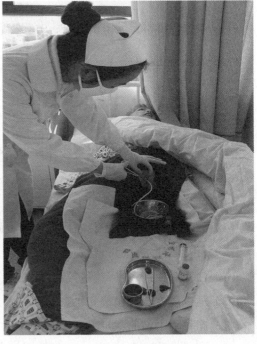

图 13 - 20　插入导尿管

（5）插管至有尿液自导尿管流出后，将导尿管缓慢拉出至刚好无尿液滴出时，再将导尿管向膀胱内送入 2~2.5cm 为宜。

（6）如需留尿培养，应接取中段尿于无菌试管内。

（7）导尿完毕，缓慢抽出导尿管。

（8）若需留置导尿管，应用胶布将导尿管妥善固定。若为气囊导尿管，应以无菌生理盐水或注气 4~5mL 将气囊充起。

【注意事项】

（1）严格执行无菌技术及消毒制度，防止医源性感染。导尿管一经污染或拔出均不得再使用。

（2）插入、拔出导尿管时，动作要轻、慢、稳，切勿用力过重，以免损伤尿道黏膜。

（3）对膀胱高度膨胀又极度虚弱的病人，第一次导尿量不可超过 1 000mL，以防大量放尿，导致腹腔内压突然降低，大量血液滞留于腹腔血管内，造成血压下降，产生虚脱，亦可因膀胱突然减压，导致膀胱黏膜急剧充血，引起尿血。

第九节　吸　痰

【目的要求】

掌握吸痰的适应证和操作方法。

【标本教具/仪器试剂】

电动吸引器、一次性吸痰管、有盖罐、弯盘、无菌纱布、无菌血管钳或镊子、生理盐水、溶液瓶（内盛消毒液，置于床栏处）、压舌板、张口器等。

【实验方法与技巧】

一、适应证

（1）长期卧床、危重患者。

（2）年老体弱、新生儿、昏迷、麻醉未清醒前、气管切开等。

（3）各种原因导致呼吸道分泌物无法自行排出者。

（4）预防肺不张、坠积性肺炎等肺部感染。

二、操作方法

（1）对患者进行评估并做好解释工作。

（2）备齐用物至患者床旁，核对患者床号、姓名，并进行环境准备。

（3）接通电源，打开开关，检查吸引器性能，调节负压。

（4）检查患者口、鼻腔有无异物，取下活动义齿。

（5）使患者头部转向一侧，面向操作者。

（6）连接吸痰管，试吸少量生理盐水。

（7）一手反折吸痰导管末端，另一手用无菌血管钳（镊）持吸痰管前端，插入口咽部（10～15cm），然后放松导管末端，先吸口咽部分泌物，再吸气管内分泌物。

（8）退出吸痰管时，用生理盐水抽吸。

（9）观察气道是否通畅；患者的反应，如面色、呼吸、心率、血压等；吸出液的色、质、量。

（10）拭净患者脸部分泌物，协助其取舒适体位，整理床单。

（11）整理用物：吸痰管重新消毒，一次性吸痰管使用后按医疗废物处理，吸痰的玻璃接管插入盛有消毒液的溶液瓶中浸泡。

（12）洗手后作记录。

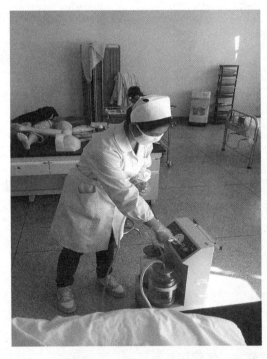

图13-21　检查、调节吸引器

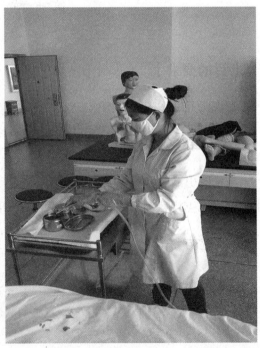

图13-22　连接吸痰管试吸

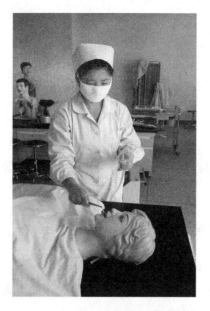

图 13 - 23　进行吸痰操作

【注意事项】

（1）严格无菌操作，避免污染。

（2）吸痰管型号适当，粗细硬软适宜。

（3）动作轻、稳，不宜插入过深，以引起剧烈咳嗽。

（4）吸引过口、鼻分泌物的吸痰管禁进入气道。

（5）一次吸痰时间不超过 15s，更换吸痰管时两次吸痰之间给予吸氧。

（6）吸引过程中注意观察痰液性状、量及呼吸改善情况。

（7）痰液黏稠者可配合扣背、雾化吸入。

第十节　给　氧

【目的要求】

掌握给氧的适应证和操作方法。

【标本教具/仪器试剂】

氧气筒及氧气压力表装置、一次性鼻导管、小药杯（内盛冷开水）、弯盘、纱布、棉签、扳手、吸氧记录单。

【实验方法与技巧】

一、适应证

（1）低氧血症。

（2）组织缺氧。

（3）心肺功能不全，如心衰、气胸、肺气肿、气体栓塞等。

（4）预防性给氧。

二、操作方法（双侧鼻导管给氧法）

（1）操作前仪表端庄，衣帽整齐。

（2）备齐用物至患者床旁，核对患者床号、姓名，向患者做好解释工作。

（3）用湿棉签清洁患者双侧鼻腔。

（4）将鼻导管与湿化瓶的出口相连接。

（5）调节氧流量。

（6）湿润鼻导管。

（7）将鼻导管插入患者双侧鼻孔 1cm。

（8）将导管环绕患者耳部向下放置，根据情况调整松紧度。

（9）记录给氧时间、氧流量、患者反应。

（10）观察缺氧症状、实验室指标、氧气装置是否通畅、有无漏气、有无出现氧疗副作用。

（11）给氧结束，先取下鼻导管。

（12）安置患者于舒适体位。

（13）关氧气筒总开关，放出余氧后，关流量开关后卸表。

【注意事项】

（1）严格遵守操作规程，切实做好防火、防油、防热、防震。

（2）持续吸氧患者鼻导管每日更换 2 次，双侧鼻孔交替插管，以减少对鼻黏膜的刺激和压迫，及时清理鼻腔分泌物，保证有效吸氧。

（3）使用氧气时，应先调节流量后应用，停用时应先拔出鼻导管，再关闭氧气开关。

（4）氧气筒内氧气切勿用尽，至少保 $5kg/cm^2$ 压强，以防外界空气或杂质进入，再灌入氧气时引起爆炸。

（5）对已用完的氧气筒，应悬挂"空"的标志，避免急救时搬错而耽误抢救。

（6）用氧过程中，准确评估患者生命体征，判断用氧效果，做到安全用氧。

第十一节 洗 胃

【目的要求】

掌握洗胃的适应证与操作方法。

【标本教具/仪器试剂】

全自动洗胃机、电动吸引器、无菌洗胃包、橡胶单、治疗巾、压舌板、弯盘、棉签、50mL 注射器、听诊器、手电筒、液状石蜡、胶布；必要时备张口器、牙垫、舌钳。

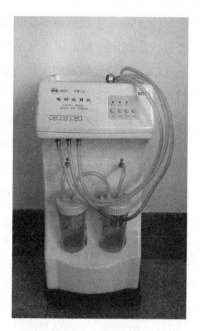

图 13 - 24 电动洗胃机

【实验方法与技巧】

一、适应证

（1）中毒的抢救。

（2）胃黏膜水肿。

（3）某些手术或检查前的准备。

二、操作方法

（1）操作前仪表端庄，衣帽整齐。

（2）核对姓名、床号，结合患者的具体情况做好解释工作。

（3）操作前洗胃机应先通电，检查机器功能是否完好，并连接药管、胃管、污水管。

（4）插胃管。用液状石蜡润滑胃管前端，约为插入长度的 1/3。插入长度为前额发际至剑突的距离，由口腔插入需 55～60cm。

（5）检测胃管的位置。通过抽吸胃液、听气过水声、胃管末端置于盛水的治疗碗中是否有气泡逸出三种检测方法确定胃管确实在胃内，固定胃管，用胶布固定。

（6）准备洗胃液，将已配好的洗胃液倒入水桶内，药管的另一端放入洗胃液桶内，污水管的另一端放入空水桶内，胃管的另一端与已插好的患者胃管相连，调节药量流速。

（7）按"手吸"键，吸出胃内容物，吸出物送检；再按"自动"键，机器即开始对胃进行自动冲洗，直至洗出液澄清无味为止。

（8）洗胃过程中，随时注意洗出液的性质、颜色、气味、量及患者面色、脉搏、呼吸和血压的变化。

（9）洗毕，返折胃管，拔出，冲洗各管腔，关闭并清洁洗胃机。

【注意事项】

（1）急性中毒清醒者应迅速口服催吐剂，必要时进行洗胃；昏迷病人洗胃时，应去枕平卧，头偏向一侧，防止分泌物误吸而引起窒息。

（2）毒物性质不明时，先选用温开水或等渗盐水洗胃，待毒物检验后再予相应的拮抗剂。

（3）洗胃液温度25℃~38℃，每次灌洗量300~500mL，需反复灌洗。

（4）灌入量与洗出量应基本相等。

（5）严格掌握洗胃的禁忌证。强腐蚀性毒物中毒时，禁止洗胃，以免穿孔。

（6）幽门梗阻病人应在饭后4~6h或空腹时洗胃，并记录胃内潴留量以了解梗阻情况。

（7）洗胃过程中密切观察病情变化，配合抢救。

第十四章　妇产科护理学基本技能

第一节　骨盆外测量

【目的要求】

（1）重点掌握骨盆外测量的径线、起止点及正常值。

（2）掌握骨盆外测量的方法及其临床意义。

【标本教具/仪器试剂】

示教模型、骨盆测量器。

【实验方法与技巧】

通过骨盆外测量，可以了解产道情况，以判断胎儿能否经阴道分娩。操作方法如下：

（1）操作前充分评估，做好解释工作以取得合作，嘱孕妇排空小便。

（2）将用物携至床旁，屏风遮挡。

（3）协助孕妇平卧于检查床，暴露腹部。

（4）开始测量。

①测量髂棘间径。孕妇取伸腿仰卧位，测量两侧髂前上棘外缘的距离，正常值为 23～26cm。

②测量髂嵴间径。孕妇取伸腿仰卧位，测量两侧髂嵴外缘最宽的距离，正常值为 25～28cm。

③测量骶耻外径。孕妇取左侧卧位，右腿伸直，左腿屈曲，测量第5腰椎棘突下凹陷处（相当于腰骶部米氏菱形窝的上角）至耻骨联合上缘中点的距离，正常值为18～20cm。

④测量坐骨结节间径。又称出口横径。孕妇取仰卧位，两腿屈曲，双手抱膝，测量两侧坐骨结节内侧缘之间的距离，正常值为 8.5～9.5cm，平均值为9cm。如出口横径 <8cm，应测量出口后矢状径（坐骨结节间径中点至骶尖），正常值为9cm。出口横径与出口后矢状径之和 >15cm，一般足月胎儿可以娩出。

④耻骨弓角度。孕妇取仰卧位，两腿屈曲，检查者戴手套，两拇指尖斜着对拢，放于耻骨联合下缘，左右两拇指平放在耻骨降支的上面，测量两拇指之间的角度即为耻骨弓角度。正常为90°，小于80°为异常。

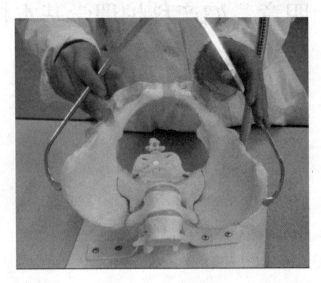

图 14 – 1　骨盆外测量

【注意事项】

（1）保护孕妇的隐私。

（2）操作过程中动作要轻柔，注意保暖。

（3）测量要准确。

第二节　四步触诊法

【目的要求】

（1）重点掌握四步触诊法的具体步骤及方法。

（2）熟悉检查体位、四步触诊法的目的。

【标本教具/仪器试剂】

产科检查模拟人、产科检查床。

【实验方法与技巧】

一、四步触诊法的临床意义

（1）通过四步触诊法检查子宫大小，判断孕周，估计胎儿大小。

（2）检查胎产式、胎先露、胎方位。

（3）检查胎先露是否衔接。

二、操作步骤

（1）检查者洗手，修剪指甲，温暖双手。

（2）操作前充分评估，做好解释工作以取得合作，嘱孕妇排空小便。

（3）将用物携至床旁，协助孕妇平卧于检查床，两腿屈曲，屏风遮挡。

（4）检查分四步进行，做前三步检查时，检查者站于孕妇右侧并面对孕妇；做第四步检查手法时，检查者则面对孕妇足端。

①第一步触诊。

a. 目的。测量子宫底高度，以确定孕周，确定子宫底的胎儿部分。

b. 方法。检查者双手置于子宫底部，检查子宫外形并测得子宫底的高度，估计胎儿大小与妊娠月份是否相符。然后以双手指腹相对轻推，判断子宫底部的胎儿部分，若为胎头则硬而圆，有浮球感，若为臀，则软而宽，形状略不规则。

②第二步触诊。

a. 目的。确定子宫两侧壁胎儿部分（即胎背、肢体）、子宫形态、软硬及羊水是否过多等。

b. 方法。检查者双手分别置于腹部左右两侧，一手固定，另一手轻轻深按检查，两手交替，分辨胎背及胎儿四肢的位置。平坦饱满者为胎背，确定胎背是向前、向侧或向后；高低不平，有活动结节感者为胎儿肢体部分。

③第三步触诊。

a. 目的。确定胎先露部（即横产式或纵产式，胎产式先露部是头还是臀）及衔接情况。

b. 方法。检查者右手拇指与其他四指分开，置于耻骨联合上方，握住先露部，确定先露部是头还是臀。并左右推动以确定是否衔接。如先露部仍高浮，表示尚未入盆，如已衔接，则先露部不能被推动。

④第四步触诊。

a. 目的。再次确定先露部衔接程度。

b. 方法。检查者面对孕妇足端，两手分别置于先露部两侧，向下深压，进一步确定胎先露及其入盆程度，如胎先露已衔接，头、臀难于鉴别时，可作肛门检查，以协助诊断。若遇先露部难以鉴别，可行 B 超检查以协助诊断。

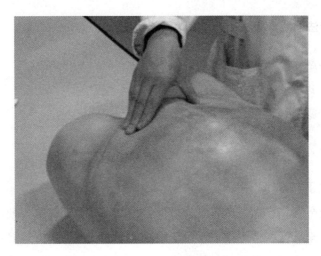

图 14 - 2　检查胎先露部位

【注意事项】

（1）操作过程中动作要轻柔，注意保暖。

（2）准确判断胎先露部分。

第三节　接　产

【目的要求】

（1）重点掌握接产步骤。

（2）掌握接生要领，人工破膜、会阴切开的方法，脐带绕颈处理及脐带处理。

（3）熟悉接产准备。

【标本教具/仪器试剂】

接生示教模型、产包、新生儿睡床、无菌手套、接产衣、消毒液等。

【实验方法与技巧】

一、接产的临床意义

（1）通过接产使产妇正确使用腹压，积极参与、控制分娩过程，在分娩过程中得到科学的指导和保护。

（2）使胎儿顺利通过产道。

（3）使产妇平安顺利度过分娩。

（4）使产妇和新生儿的健康得到保护。

二、操作步骤

（一）接产前准备

接产前充分评估，做好解释工作以取得合作，保护产妇自尊。将用物携至产床旁。

（二）接产准备

1. 产妇准备

初产妇宫口开全或经产妇宫口扩张到4cm时，应将其送入产房做好接产准备。

（1）将一次性纸巾垫于产妇臀下，协助产妇脱裤并取膀胱截石位，充分暴露会阴。按会阴擦洗顺序擦洗外阴部，做好皮肤准备。

（2）会阴清洁消毒。先用清水清除外阴部的血迹和黏液、肛周的粪便，然后用肥皂水液清洁外阴，顺序是小阴唇、大阴唇、阴阜、阴蒂、大腿内上1/3、会阴及肛门周围，然后用温开水冲去肥皂，再用碘伏消毒，顺序同上。为防止冲洗液流入阴道，应用消毒干纱球盖住阴道外口，冲洗完毕移去便盆，用消毒干纱球按以上顺序擦干外阴，铺消毒巾于臀下。

2. 物品准备

（1）打开产包，检查包内用物，按需要添加物品如麻醉用物、新生儿吸管、产钳。

（2）新生儿睡床应根据季节加放毛毯、热水袋，如为早产婴儿，应准备好温箱。

3. 助产士准备

助产士按手术要求刷手、消毒、穿接产衣、戴无菌手套，铺消毒单，套腿套并固定。肛门处用双层无菌巾遮挡。

（三）接 产

1. 破 膜

胎膜未破者，接产时行人工破膜。

2. 接产要领

保护会阴，协助胎头俯屈，让胎头的最小径线（枕下前囟径）在宫缩间歇时缓慢通过阴道口，正确地娩出胎肩，同时保护好会阴。

3. 会阴切开的指征和方法

（1）会阴切开的指征。会阴过紧、会阴体过长、胎儿过大、手术助产等应行会阴切开术。

（2）会阴切开有两种方法。

①会阴侧切术。

左手示指、中指伸入胎先露和阴道侧后壁之间，以保护胎儿并指示切口的位置。右手持剪刀自会阴后联合处向左下方与正中线成 45°～60°（会阴越膨隆角度越大），于宫缩时剪开皮肤及阴道黏膜，一般长约 3～5cm。应注意阴道黏膜与皮肤切口长度一致。然后用纱布压迫止血，并结扎小动脉止血。

②会阴正中切开术。

消毒后沿会阴后联合中线垂直切开约 2～3cm。此法出血少，易缝合，但分娩过程中应注意避免会阴切口延长，造成会阴重度撕伤。其他步骤同侧切。

4. 脐带绕颈处理

胎头娩出后，接产者应立即检查有无脐带绕颈，如果绕颈较松，用手将脐带顺颈肩推下，或从头部脱出。如缠绕较紧或缠绕 2 周以上，则用 2 把止血钳将脐带夹住，从中间剪断。注意不要损伤胎儿皮肤，脐带松解后，再助肩娩出。

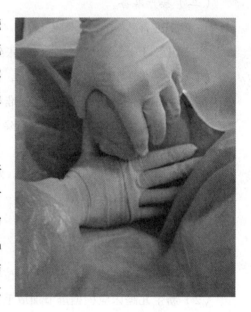

5. 脐带处理

如无脐带绕颈，则在胎儿娩出后 1～2min 内断扎脐带，距脐带根部 15～20cm 处用两把血管钳钳夹，在两钳之间剪断脐带。母体端放入弯盘，胎儿端用 75% 的酒精擦脐根周围，在距脐根 0.5cm 处用粗丝线结扎第一道，再距脐根 1～1.5cm 处结扎第二道。注意既要达到结扎止血的目的，又不能将脐带扎断。在第二道接扎线外 0.5cm 处剪断。

图 14-3　胎头娩出

挤净断面上的脐血，用 2.5% 碘酒及 75% 酒精消毒，用纱布包扎。

6. 产后处理

协助胎盘娩出，并检查胎盘胎膜是否完整，仔细检查软产道有无裂伤，如有裂伤，给予缝合。

【注意事项】

（1）操作过程中动作要轻柔，保护好产妇会阴，协助产妇分娩，避免在操作过程中导致产伤，严格执行无菌操作，注意保暖。

（2）人工破膜时应在宫缩间歇期进行，破口要小，流速要慢。

（3）胎儿娩出后做好脐带的结扎、消毒处理，预防感染。

第四节　双合诊

【实验目的要求】

（1）掌握双合诊检查的方法、步骤、注意事项。

（2）熟悉双合诊检查的体位。

【标本教具/仪器试剂】

妇科检查示教模型、妇科检查床、一次性纸垫、大小棉签、无菌手套、消毒液、石蜡油或肥皂水、生理盐水、屏风等。

【实验方法与技巧】

通过双合诊检查，可以明确不同性质的生殖器官及盆腔内疾病（阴道、宫颈、子宫、输卵管、卵巢及周边组织等）。

一、操作前准备

（1）操作前评估患者，向其解释以取得合作，嘱患者排空小便。

（2）将用物携至床旁，屏风遮挡。

（3）协助患者取膀胱截石位，将一次性纸垫垫于患者臀下。

（4）协助患者脱裤，充分暴露会阴部，分泌物多时应先予外阴擦洗。

二、操作步骤

（1）检查者站立在患者两腿之间并面对患者。

（2）右手戴无菌手套，示指和拇指涂润滑剂，通过阴道口沿后壁进入阴道内。

（3）检查阴道通畅度和深度，有无横隔和纵隔、肿块、结节及阴道壁情况。

（4）触诊宫颈大小、形态、硬度及宫颈外口情况，观察有无接触性出血、有无宫颈举摆痛（向上、向两侧拨动宫颈，患者感到疼痛为宫颈举摆痛，多见于盆腔器官病变）。注意宫颈外口的位置，若宫颈外口朝后，宫体多为前倾；宫颈外口朝前，宫体多为后倾。

（5）检查子宫方法。将阴道内两指移至宫颈后方，腹部手掌心向下，手指平放在病人腹部平脐处，当阴道内手指向上向前方抬举宫颈时，腹部手指向下、向后按压腹壁，并逐渐移向耻骨联合部。通过内外手相互配合，扪清子宫的大小、位置、形态、活动度、软硬度、有无压痛。正常子宫大小为 8cm×5cm×3cm 或 7cm×4cm×2cm。

（6）检查附件方法。将阴道内两指由宫颈后方移至一侧穹隆部，另一手自同侧下腹壁髂嵴水平开始按压腹壁，与阴道内手指相互配合以触摸该侧卵巢，了解输卵管有无肿块、压痛、增厚，注意肿块大小、位置、形状、软硬度、活动度及子宫的关系、有无压痛。正常卵巢偶尔可扪及，大小 4cm×2cm×1cm，可活动，触之有酸胀感。正常输卵管多不能触及。

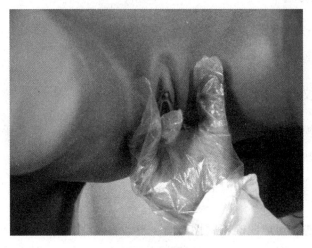

图 14 - 4　阴道检查

【注意事项】

（1）关心体贴病人，态度严肃，语言亲切，检查前向病人做好解释工作，检查时仔细认真，动作轻柔，注意保护病人隐私。

（2）检查前 24h 内勿作阴道冲洗，检查前排空膀胱。

（3）检查物品每人一套，做好消毒隔离，防止交叉感染。

（4）正常月经期应避免检查，如为异常出血则必须检查。检查前应消毒外阴，并使用无菌手套及器械，以防发生感染。

（5）未婚妇女一般仅限于直肠—腹部诊，禁作双合诊和阴道窥器检查。如确有检查必要时，应在其家属及本人同意后方可用示指放入阴道扪诊。

（6）男性医生作妇科检查时要有女性医务人员在场。

第十五章　儿科护理学基本技能

第一节　小儿头皮静脉输液

【目的要求】

掌握小儿头皮静脉输液的操作方法。

【标本教具/仪器试剂】

婴儿头皮静脉穿刺模型、泡镊筒、血管钳、镊子、治疗盘、弯盘、换药碗、10mL注射器、输液器、消毒液、棉签、胶布、硅胶管头皮针、输液架、10%葡萄糖或生理盐水、开瓶器、网套、剃刀、毛刷、治疗巾等。

【实验方法与技巧】

小儿头皮静脉输液可使药物快速进入体内，是增加体液、营养，排出毒素，维持体内电解质平衡等的重要治疗手段。操作步骤如下：

（1）将输液架带至床旁，携用物置床旁。

（2）再次核对药液、床号、姓名，无误后将输液瓶挂于输液架上，排气。

（3）患儿仰卧或侧卧位，头垫小枕头，必要时全身约束患儿。

（4）如选择穿刺部位在发际内，应先用肥皂水涂擦后剃净毛发。固定头部，消毒皮肤。

（5）用注射器接头皮针，排出气体。

（6）一手绷紧血管两端皮肤，另一手持针沿静脉向心方向平行进针见回血推液体少许，无异常，胶布固定。

（7）取下注射器连接输液器，按医嘱调节滴速，长胶布固定。

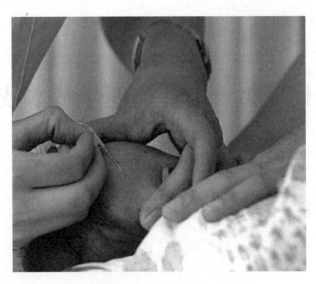

图 15 - 1　头皮静脉穿刺

【注意事项】

（1）严格执行查对制度和无菌技术操作原则，注意配伍禁忌。

（2）穿刺中注意观察患儿的面色和一般情况。

（3）小儿头皮静脉通透性高，输液时间长、输入高渗液体容易外渗，应密切观察输液是否通畅、有无局部红肿。

（4）穿刺到动脉，回血鲜红，或推进液体后血管发白，应立即拔针，压迫局部，重新穿刺。

第二节　婴幼儿灌肠

【目的要求】

掌握婴幼儿灌肠的操作方法。

【标本教具/仪器试剂】

灌肠筒、肛管、血管钳、中单、治疗巾、弯盘、棉签、量杯、水温计、润滑剂、卫生纸、便盆、尿布、灌肠液（根据医嘱）。

【实验方法与技巧】

婴幼儿灌肠可刺激肠壁，促进肠蠕动，排出粪便。此外尚可用于降温。操作方法如下：

（1）用物携至床旁，挂灌肠筒于输液架上，灌肠筒底距离床褥30～40cm。

（2）患儿仰卧，置便盆于臀下。

（3）连接肛管并润滑前端，排尽管内气体。夹紧橡胶管，将肛管插入直肠，婴儿插入2.5～4cm，儿童插入5～7cm，然后固定。

（4）松开橡胶管，使灌肠液缓缓流入，同时观察患儿情况和液面下降速度。

（5）灌毕，夹紧肛管，轻轻拔出放入弯盘。协助排便，擦净臀部，取出便盆。

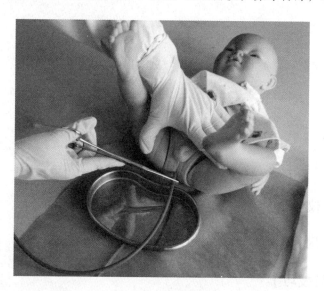

图15－2　婴儿灌肠

【注意事项】

（1）根据小儿年龄选择肛管规格和灌肠液量。

（2）灌肠中注意保暖，流速宜慢，防虚脱。

（3）降温灌肠液体应保留30min后再排出，排便后30min再测体温并记录。

第十六章　五官科护理学基本技能

第一节　视力检查

【目的要求】

通过学生之间相互检查，掌握远视力及近视力检查的方法。

【标本教具/仪器试剂】

对数视力表、国际标准视力表、视杆、遮眼板、视标指示棒。

【实验方法与技巧】

视力检查可了解视网膜黄斑中心凹的视觉敏锐度，并辅助眼科疾病的诊断。操作方法如下：

一、检查前准备

调整远视力表高度（1.0 行与受检者的眼睛等高），受检者距离视力表 5m。如果采用平面镜反射法，检查距离可缩短一半。

二、远视力检查方法

（一）视力在 0.1 以上检查方法

两眼分别进行，先右后左；先查裸眼视力，后查矫正视力；检查时用消毒遮眼板遮盖眼睛。检查用的指示杆杆尖端漆成黑色，每个视标分辨时间不超过 2～3s，检查时从上至下，把能辨认的最小视标一行字号记录下来。如能辨认的最小一行视标为 0.8 这一行时，则记录为 0.8；当这一行视标不能全部看清，则可用加减法表示，如 0.8 只看清 4 个记录为 0.7 +4 或 0.8 −4。

（二）5m 处不能辨认 0.1 检查方法

嘱受检者向前靠近视力表，直到能认出第一行视标为止，记录距离，计算视力公式：

视力 = d（受检者与视力表间的距离）/5 × 0.1；或视力 = 受检者与视力表间的距离（m）× 0.02。

（三）低视力检查法

当视力低于 0.01，应作如下检查。

1. 眼前手指检查法

患者背光而坐，检查者手指向光线，指间距离与指粗相同，由 1m 远处移向被检眼，记录能辨认手指数的最远距离。如在 30cm 能数出手指，则视力为"指数/30cm"。

2. 手动检查法

眼前数指检查仍不能辨认者，背光而坐，检查者将手掌由远至近在受检者眼前摆动，记下能辨认的最远距离。如眼前 20cm 处能辨认手动，记录为手动/20cm。

3. 光感检查法

在暗室内用遮眼板遮盖患者健眼，不得露光。检查者手持小灯光或手电光测试患者能否辨认灯光，如能辨认则记录为"光感/（距离）"，否则记为"无光感"。

4. 光定位检查法

有光感者，可进一步检查光定位，大致判断视网膜功能。检查时，严格用遮眼板遮盖健眼，不得露光。患眼注视正前方，眼和头部保持不动。检查者将点状光源在受检者眼前 1m 处，分别检查上、下、左、右、左上、左下、右上、右下及中央 9 个方向。判断正确时记录为"＋"，反之为"－"，并标明鼻侧及颞侧。

三、近视力表检查法

在充足的照明下，距离为 30cm，也可移近距离检查，以看清为限度，但须同时记录实际距离。记录方法同远视力表检查法（加减法）。

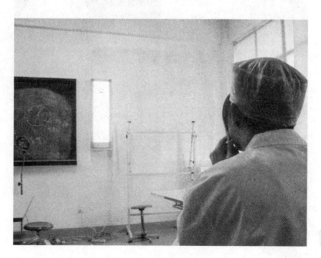

图 16 - 1　远视力检查

【注意事项】

（1）检查应在光线充足的环境下进行。

（2）检查时避免压迫眼球。

第二节　色觉检查

【目的要求】

通过学生之间相互检查，掌握色觉检查方法，能判断检查结果。

【标本教具/仪器试剂】

色觉检查图谱。

【实验方法与技巧】

色觉图谱法检查，是判断辨色能力是否正常的一种简便、有效的方法。检查应在充足的自然光线下进行，如受检者屈光不正，应戴眼镜，距色觉检查图谱 0.5m，双眼同时看图，要求在 5s 内辨认出图谱内容。

结果判断按每图的说明判断其正常、色盲、色弱。

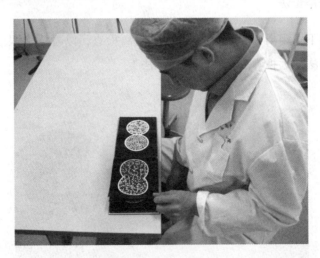

图 16 - 2　色觉图谱检查

【注意事项】

检查时避免阳光直射。

第三节　滴眼药水

【目的要求】

掌握滴眼药水的正确方法。

【标本教具/仪器试剂】

滴眼液、消毒棉球或棉签、快速手消毒剂、污物缸。

【实验方法与技巧】

滴眼药水常用于检查、诊断及防治及眼部疾病。操作方法如下：

（1）患者取仰卧位或坐位，头略向后仰，双眼向上注视。

（2）查对眼别，用棉签拭去患眼分泌物。

（3）一手以手指或棉签分开病人下眼睑，并固定于眶骨下缘。另一手持眼药瓶，将眼液点入下穹隆结膜囊内，同时用手指将上睑轻轻提起，使药液在结膜囊内弥散。

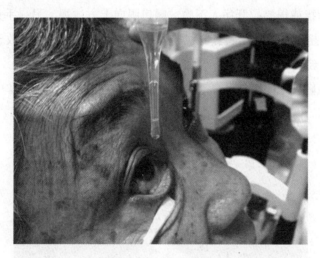

图 16-3　滴眼药水

【注意事项】

（1）滴眼药水前必须洗净双手，防止交叉感染。

（2）滴药时，滴管口距眼部 2~3cm，注意滴管口或药水瓶口不要触及眼睑、睫毛或手指，以免污染。

（3）滴药时勿压迫眼球。滴阿托品类药物时，应压迫泪囊区 2~3min；同时滴数种药液时，先滴刺激性弱的药物；眼药水与眼药膏同时使用时，先滴眼药水后涂眼膏。

（4）操作过程中，动作轻巧、熟练，关心体贴病人。

第四节　涂眼药膏

【目的要求】

掌握涂眼药膏的正确方法。

【标本教具/仪器试剂】

眼药膏、消毒圆头玻璃棒、消毒棉球或棉签、快速手消毒剂、污物缸。

【实验方法与技巧】

涂眼药膏可使药物停留眼内时间较长，延长药效，以到达消炎、镇痛、扩瞳或缩瞳等目的；亦用于术后或眼外伤等需要包眼的患者。操作方法如下：

（1）患者取仰卧位或坐位，头略向后仰。

（2）查对眼别，用棉签拭去患眼分泌物。

（3）用一手示指或棉签拉开病人下睑，嘱患眼向上方注视。另一手先将眼膏挤去一小段，然后再将眼膏挤入下穹隆结膜囊内；或用玻璃棒蘸眼膏少许，平放于下穹隆部，嘱患者闭眼，同时转动玻璃棒，依水平方向抽出。

（4）用棉球轻轻按摩眼睑3min，使眼药膏散开，拭去外溢眼药膏。

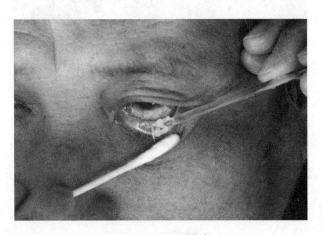

图16-4　涂眼药膏

【注意事项】

（1）涂眼药膏前必须洗净双手，以免交叉感染。

（2）软管口不可触及眼睑及睫毛。

（3）每眼各用一根玻璃棒，用前检查玻璃棒有无破损，注意不要将睫毛连同玻璃棒一同卷入结膜囊内。

（4）如系外伤、角膜溃疡、内眼手术后，涂眼药膏后禁止按摩。

第五节　结膜囊冲洗

【目的要求】

掌握结膜囊冲洗的正确方法。

【标本教具/仪器试剂】

冲洗用吊瓶及洗眼壶、注射器、冲洗针头、受水器、消毒棉球、棉签、洗眼液、消毒眼垫。

【实验方法与技巧】

结膜囊冲洗可清除结膜囊内的分泌物或异物，保持结膜囊清洁。用于眼部化学伤时，可清除及中和化学物质。眼部手术前，亦常规行结膜囊冲洗清洁消毒。操作方法如下：

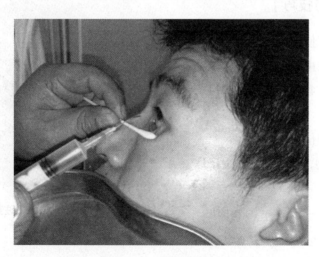

图16-5　冲洗结膜囊

（1）患者取坐位头稍后仰或仰卧位，头偏向一侧，受水器紧贴患眼侧颊部或颞侧。

（2）擦净分泌物及眼膏，一手分开上、下眼睑，另一手持冲洗管或注射器先冲洗眼睑皮肤，再冲洗结膜囊，冲洗时嘱患者转动眼球。然后翻转上眼睑冲洗上穹隆部，冲洗下穹隆部时嘱病人向上注视。

（3）冲洗完毕，用棉球拭净眼睑及颊部水滴，根据需要使用滴眼液或眼垫。

【注意事项】

（1）冲洗时眼壶距眼 2~3cm；冲洗液不可直接冲在角膜上，也不可进入健眼。

（2）冬天冲洗液适当加温；化学伤冲洗应充分暴露上下穹隆部，并且反复多次冲洗，冲洗时间不少于 10min。

（3）有眼球穿通伤及较深的角膜溃疡者禁忌冲洗。

第六节　球结膜下注射

【目的要求】

掌握球结膜下注射的正确方法。

【标本教具/仪器试剂】

注射器、针头、注射药物、1% 地卡因溶液、消毒棉球或棉签、纱布眼垫、胶布、抗生素眼膏。

【实验方法与技巧】

结膜下注射可使药物集中于球结膜下，易于进入眼内组织，直接作用于眼部病变部位，收效迅速。操作方法如下：

（1）病人取坐位或仰卧位。

（2）查对眼别，药物名称、用药剂量。

（3）用 0.5%~1% 丁卡因表面麻醉 2 次，每次间隔 2~3min。

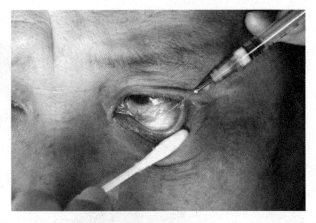

图 16-6　结膜下注射

（4）一手分开上、下眼睑，不合作者可用开睑器开睑。另一手持注射器，颞下方注射时嘱病人向上方注视，颞上方注射嘱病人向下方注视，针头平行刺入结膜下，缓缓注入药物，可见结膜呈水泡样隆起。注射完毕涂抗生素眼膏包封。

【注意事项】

（1）进针时针头斜面向上，避开血管。

（2）进针点距离角膜缘 5~6mm，注射针头勿指向角膜。多次注射需更换注射部位。

（3）注射量一般为 0.1~0.5mL，最多不超过 1mL。

第七节　鼻腔检查

【目的要求】

通过相互观看，熟悉前鼻镜检查方法及头位，并能正确描述鼻腔内的主要结构（鼻中隔、鼻黏膜、鼻甲、鼻道）。

【标本教具/仪器试剂】

前鼻镜、蛇形灯、额镜、卷棉子、1% 麻黄碱生理盐水。

【实验方法与技巧】

一、检查前准备

戴镜，对光；调节双球状关节的松紧，使镜面既能灵活转动而又可置于任何位置上均不松滑下坠为度；然后调节额带圈，使之适合检查者头围的大小。

二、检查顺序

（1）额镜戴于头部后，将双球状关节拉直，镜面正对检查者平视的左眼或右眼，远近适宜。

（2）检查者一手持前鼻镜，另一手扶持受检者的面颊部或头顶部调整其头位。

（3）将前鼻镜从鼻腔底平行伸入鼻前庭，然后将前鼻镜的两叶轻轻地上下张开，抬起鼻翼，扩大前鼻孔，顺序观察下鼻甲、下鼻道、中鼻甲、中鼻道。

（4）检查过程中可视需要将受检者的头部左右转动，以便详查鼻腔内壁和外壁。正常鼻黏膜呈淡红色，光滑，湿润。

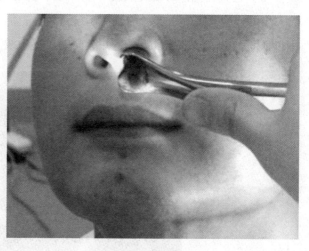

图 16-7　前鼻镜检查

检查中注意鼻腔有无异物、息肉或肿瘤；鼻甲有无充血、水肿、肥大、干燥及萎缩等。中鼻甲有无息肉样变，鼻道中有无分泌物积聚，并注意分泌物之性质；鼻中隔有无偏曲或鼻棘、穿孔及其位置、有无出血点、血管曲张、糜烂、溃疡、黏膜肥厚等。

【注意事项】

如鼻甲肿胀或肥大,可用1%麻黄碱生理盐水收敛鼻黏膜。

第八节 口咽检查

【目的要求】

(1)通过相互观看后,熟悉口咽部检查方法。

(2)描述口咽部主要结构(舌体、软腭、硬腭、悬雍垂、扁桃体、咽后壁等)。

【标本教具/仪器试剂】

蛇形灯、额镜、压舌板。

【实验方法与技巧】

(1)检查者与受检者对坐。受检者张口,平静呼吸。检查者先调整额镜对光,使焦点光线能照射到口腔内。

(2)检查者用压舌板轻压受检者舌的前2/3部分,观察口唇,口腔黏膜,舌体,软、硬腭,悬雍垂,扁桃体,咽后壁。

(3)检查扁桃体时嘱病人发"啊"音,并注意观察其大小、形态。临床上腭扁桃体的大小可分为三度。Ⅰ度:扁桃体超过舌腭弓,但不超过咽腭弓;Ⅱ度:扁桃体遮盖咽腭弓;Ⅲ度:扁桃体超过咽腭弓,并突向咽后壁中线。

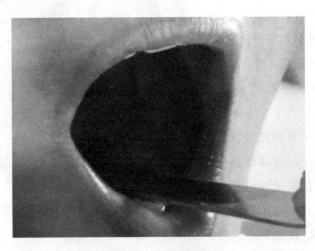

图16-8 口咽检查

【注意事项】

检查时应注意隐窝口处有无分泌物，有无扁桃体异物或新生物等。

第九节 耳镜检查

【目的要求】

（1）通过示教，同学相互观看后，熟悉普通耳镜、电耳镜的使用方法。

（2）掌握耳镜检查法的主要观察内容及检查顺序，熟悉外耳道解剖特点、正常鼓膜标志、光锥消失的临床意义。

【标本教具/仪器试剂】

蛇形灯、额镜、普通耳镜、电耳镜。

【实验方法与技巧】

一、普通耳镜检查法

检查时，根据外耳道的宽窄选用口径适当的耳镜。

（一）双手检查法

检查者左手牵拉耳廓使外耳道变直，右手将耳镜轻轻置入外耳道内，使耳镜前端抵达软骨部即可，注意勿超过软骨部和骨部的交界处，以免引起疼痛。耳镜管轴方向应与外耳道长轴一致，否则将不能窥见鼓膜。

（二）单手检查法

检查左耳时，左手拇指及示指持耳镜，先以中指从耳甲艇处将耳廓向后上方推压，随后即将耳镜置于外耳道内。

二、电耳镜检查法

电耳镜是自带光源和放大镜的耳镜，借此可仔细观察鼓膜，发现肉眼不能觉察的细微病变。检查外耳道和鼓膜时，首先应注意外耳道内有无耵聍栓塞、异物；外耳道皮肤是否红肿，有无疖肿、新生物、瘘口、狭窄、骨段后上壁塌陷等；外耳道有脓液时，须观察其性状和气味，并将脓液彻底洗净，拭干，以便窥清鼓膜。

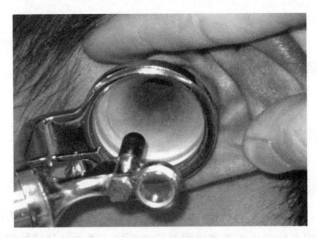

图 16 - 9   电耳镜检查

【注意事项】

（1）无论采用上述何种方式，欲看鼓膜的全貌，必须按需要稍稍变换受试者的头位。

（2）如耳道狭小或炎症肿胀时，可使用漏斗状耳镜撑开外耳道。

第十节　音叉试验检查

【目的要求】

通过示教，同学相互检查，熟悉音叉试验中的林纳、韦伯、施瓦巴赫三种测试方法。

【标本教具/仪器试剂】

音叉一套。

【实验方法与技巧】

一、林纳（任内）试验（骨气导比较试验）

将振动的音叉柄端置于受检者一侧乳突部相当于鼓窦处（骨导），受试者听不见音叉声音时立即将叉臂置于距受试耳外耳道 1cm 处（气导），此时若又能听到，说明气导大于骨导，为阳性，记作 RT（＋）；若不能闻及，则先测气导，再测骨导，再次比较骨导与气导的时间，若骨导大于气导，为阴性，记作 RT（－）；气导与骨导相等记作 RT（±）。RT（＋）为正常或感音神经性耳聋；RT（－）为传导性聋；RT（±）为中度传导性聋或混合型聋。

二、韦伯试验（比较受试者两耳骨导听力）

取 C256 或 512 音叉，敲击后将振动的音叉柄端紧压颅面中线任何一点（多为前额），请受试者辨别音叉声偏向于何侧。记录：以"→"示抽偏向的耳别，"="示两侧相等。偏向耳聋较重侧，示病耳为传导性聋；偏向健侧示病耳为感音神经性聋。

三、施瓦巴赫试验（比较受试者与正常人的骨导听力）

先试正常人骨导听力，当其不再闻及音叉声时，迅速将音叉移至受试者耳鼓突区测试（骨导）；然后按同法先测受试者，后移至正常人。记录：ST（+）为受试者骨导延长；ST（-）为受试者骨导缩短；ST（±）为两者相似。ST（+）为传导性聋；ST（-）为感音神经性聋；ST（±）为正常。

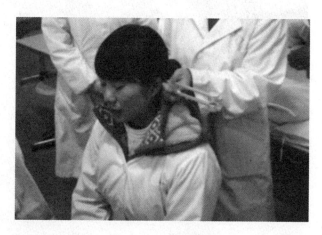

图 16 – 10 音叉检查

【注意事项】

检查必须在安静的环境下进行，最好是专门的听力检查室，避免外界因素干扰，影响检查结果。

第十一节 外耳道滴药

【目的要求】

掌握外耳道滴药的正确方法。

【标本教具/仪器试剂】

滴耳液、消毒干棉球。

【实验方法与技巧】

外耳道滴药是软化叮咛、治疗耳道及中耳疾病等的重要手段。操作方法如下：

（1）协助患者取侧卧或坐位，头侧向健侧，患耳向上。

（2）成人向后上方牵拉，小儿向后下方将耳道拉直。

（3）将药液顺耳道后壁滴入2~3滴，并用手指反复轻按耳屏数次，使药液充分浴耳。

（4）保持体位3~4min后，外耳道口塞入干棉球以免药液流出。

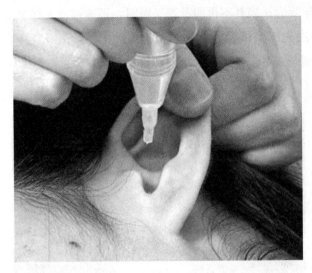

图16-11　外耳道滴药

【注意事项】

（1）滴药前必须先将外耳道脓液洗净。

（2）药液温度应接近体温，不宜太热或太凉，以免引起迷路刺激症状。

（3）如滴叮咛软化液，滴入液量要多，滴药后可能有耳塞、胀闷感等不适。

第十二节　外耳道冲洗

【目的要求】

掌握外耳道冲洗的正确方法。

【标本教具/仪器试剂】

额镜、弯盘、治疗碗、装有细塑料管的橡皮球、温冲洗液、纱布、消毒干棉球。

【实验方法与技巧】

外耳道冲洗可冲出外耳道的叮咛和表皮栓，保持外耳道清洁，也可用于冲出外耳道小异物。操作方法如下：

（1）协助病人取坐位，嘱其将弯盘置于患耳耳垂下方，紧贴皮肤，头稍向患侧倾斜。

（2）一手向后上方牵拉耳廓（小儿向后下方），另一手持装有生理盐水的冲洗皮球，将冲洗头对准外耳道后上壁方向冲洗，使水沿外耳道后上壁进入耳道深部，借回流力量冲出叮咛或异物。

（3）冲洗完毕，用纱布擦干耳廓，用棉签擦净耳道内残留冲洗液，物品归位。

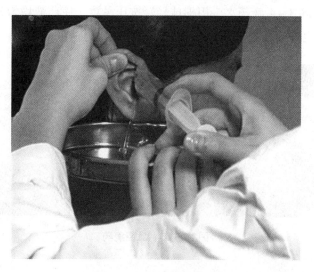

图 16 - 12　外耳道冲洗

【注意事项】

（1）坚硬而大的叮咛、尖锐的异物、中耳炎鼓膜穿孔、急性中耳炎、急性外耳道炎等不宜行耳道冲洗。

（2）冲洗液温度应接近体温，以免引起迷路刺激症状。

（3）冲洗时不可对准鼓膜，用力不宜过大。冲洗过程中病人出现头晕、恶心、呕吐或突然耳部疼痛，应立即停止冲洗。

第十三节　鼻腔滴药

【目的要求】

掌握鼻腔滴药的正确方法。

【标本教具/仪器试剂】

滴鼻液、消毒干棉球或纸巾。

【实验方法与技巧】

鼻腔滴药具有保持鼻腔润滑、防止干燥结痂、保持引流通畅等局部治疗作用。操作方法如下：

（1）嘱病人轻轻擤出鼻涕（鼻内有填塞物则不擤）。

（2）病人仰卧位，肩下垫枕头或头悬于床头，头低肩高，头部与身体成直角。

（3）每侧鼻腔滴3～4滴药水，用棉球轻轻按压鼻翼，使药液均匀分布在鼻黏膜上。

（4）保持原位2～3min后坐起，用棉球或纸巾擦去外流的药液。

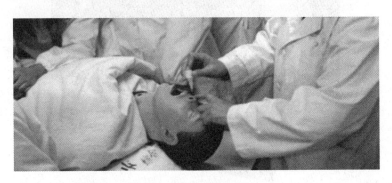

图16-13　鼻腔滴药

【注意事项】

（1）滴药时滴管口或瓶口勿触及鼻孔，以免污染。

（2）体位要正确，滴药时勿吞咽，以免药物进入咽喉部引起不适。

第十四节　鼻腔冲洗

【目的要求】

掌握鼻腔冲洗的正确方法。

【标本教具/仪器试剂】

灌洗桶、橡皮管、橄榄式接头、温生理盐水1 000～1 500mL、输液架、脸盆、纱布。

【实验方法与技巧】

鼻腔冲洗可清洁鼻腔，湿润黏膜，减轻臭味，促进黏膜功能恢复。操作方法如下：

（1）协助病人取坐位，头向前倾。

（2）将盛有温生理盐水的灌洗桶挂在距病人头部高 50cm 处，关闭输液夹。

（3）橄榄头与橡皮管连接，嘱病人一手将橄榄头固定于一侧前鼻孔，张口呼吸，头偏向对侧，打开输液夹，使桶内冲洗液缓缓流入鼻腔。盐水经前鼻孔流向后鼻孔，再经另一侧鼻腔和口腔流出。同法冲洗另一侧鼻腔。

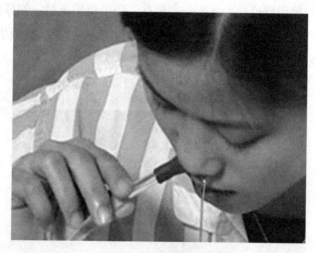

图 16－14　鼻腔冲洗

【注意事项】

（1）鼻腔有急性炎症及出血时禁止冲洗，以免炎症扩散。

（2）灌洗桶不宜太高，以免压力过大引起并发症。

（3）水温宜接近体温，不可过冷或过热。

（4）冲洗时勿与患者交谈，以免发生呛咳。

第十五节　鼻腔负压置换

【目的要求】

掌握鼻腔负压置换的操作方法。

【标本教具/仪器试剂】

负压吸引器、橄榄式接头、呋麻滴鼻液、治疗碗（内盛清水）、棉球。

【实验方法与技巧】

鼻腔负压置换是利用负压吸出鼻腔及窦腔内分泌物，形成窦腔负压，使药液进入窦腔的一种治疗方法。操作方法如下：

（1）嘱病人擤出鼻涕。

（2）病人仰卧位，肩下垫枕头，头向后仰使头与身体成直角。

（3）两侧鼻腔各滴入呋麻液4~5滴，用棉球按压鼻翼，使药液均匀分布，保持体位1~2min。

（4）将橄榄头与吸引器连接，塞入一侧鼻孔，用手指按压另一侧鼻孔，嘱病人连续发"开、开、开"声，使软腭上提，关闭鼻咽腔。开动吸引器，反复吸引鼻腔，每次吸引1~2s，重复6~8次。一侧吸净后，同法吸引另一侧鼻腔。

（5）吸引完毕，用呋麻滴鼻液滴鼻，休息1~2min后起床。

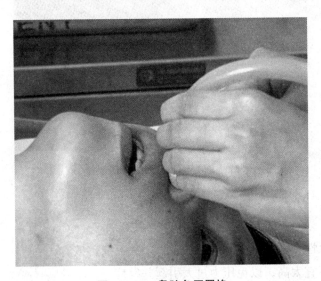

图16-15　鼻腔负压置换

【注意事项】

（1）本治疗禁用于鼻腔急性炎症、高血压等。

（2）吸引器压力不可过大，抽吸时间不宜过长，以免引起鼻出血。

参考文献

［1］段振离．西医诊断学基础［M］．北京：中国中医药出版社，2003．

［2］陈灏珠．实用内科学［M］．北京：人民卫生出版社，2005．

［3］王一山．实用重症监护治疗学［M］．上海：上海科学技术文献出版社，2000．

［4］杨岚，马跃美．临床基本操作技术［M］．北京：人民卫生出版社，2007．

［5］石美鑫．实用外科学［M］．北京：人民卫生出版社，2005．

［6］司徒仪．中西医结合妇产科学［M］．北京：科学出版社，2008．

［7］张玉珍．中医妇科学［M］．北京：中国中医药出版社，2007．

［8］汪受传．中医儿科学［M］．北京：中国中医药出版社，2007．

［9］王雪峰．中西医结合儿科学［M］．北京：中国中医药出版社，2005．

［10］王和鸣．中医骨伤科学基础［M］．上海：上海科学技术出版社，1996．

［11］刘家琦．实用眼科学［M］．北京：人民卫生出版社，2005．

［12］段俊国．中西医结合眼科学［M］．北京：中国中医药出版社，2005．

［13］黄选兆，汪吉宝．实用耳鼻咽喉科学［M］．北京：人民卫生出版社，2005．

［14］田道法．中西医结合耳鼻咽喉科学［M］．北京：中国中医药出版社，2005．

［15］朱文锋．中医诊断学［M］．北京：中国中医药出版社，2004．

［16］周仲瑛．中医内科学［M］．北京：中国中医药出版社，2007．

［17］彭楚湘．刺法灸法学［M］．北京：中国中医药出版社，2006．

［18］陈寿康，胡伯虎，张兆发．针刺手法 100 种［M］．北京：中国医药科技出版社，1988．

［19］王之虹．推拿手法学［M］．北京：人民卫生出版社，2001．

［20］王国才．推拿手法学［M］．北京：中国中医药出版社，2007．

［21］武永利，王英絮．推拿对人体肺活量影响实验观察［J］．按摩与导引，1995（2）．

［22］刘小红．点按肺腧结合拢唇呼气在慢性阻塞性肺病中的临床研究［J］．按摩与导引，2005，21（6）．

［23］张绯洁．推拿内关穴对家兔痛阈的影响［J］．上海中医药杂志，1993（2）．

［24］李小寒．基础护理学［M］．北京：人民卫生出版社，2007．

［25］郑修霞．妇产科护理学［M］．北京：人民卫生出版社，2005.

［26］夏海鸥．妇产科护理学［M］．北京：人民卫生出版社，2001.

［27］杨敏，成守珍．中华妇产科护理"三基"训练手册［M］．济南：山东科学技术出版社，2006.

［28］崔焱．儿科护理学［M］．北京：人民卫生出版社，2006.

［29］丁淑华，席淑新．五官科护理学［M］．北京：中国中医药出版社，2005.

［30］葛坚．眼科学［M］．北京：高等教育出版社，2004.

［31］李学佩．耳鼻咽喉科学［M］．北京：北京大学医学出版社，2003.

主编简介

张宏，男，汉族，1963 年 3 月出生，云南中医学院教授、主任医师、硕士研究生导师。长期从事中西医结合内科急危重症的医疗、教学、科研工作，在内科、急诊领域有丰富的临床经验。讲授的"中医急诊学""中西医结合急诊医学"等课程，教学效果良好，深受学生及同行好评，多次获各级各类"先进工作者""优秀教师"表彰。2004 年作为访问学者赴日本富山中央病院进修学习；2005 年至今担任"中西医结合传染病学"主讲教师；2006 年至今担任云南中医学院临床医学院临床技能综合模拟实验教学中心主任。从业以来，先后有专业学术论文 40 余篇发表于内科、急诊的专业杂志，多篇论文参加国内外学术会议交流。现主持云南省重点教育科研两项，主持完成院级重点科研四项。2008 年主持的课题"新型中医临床人才实践技能培养模式改革和创新"（排名第二）获云南省人民政府教学成果二等奖、云南中医学院高等教育教学成果一等奖。